Haug

Magga Corts ist HP, Osteopathin und Dipl.-Sportwissenschaftlerin. Die ehemalige Leistungssportlerin im Kanurennsport war zunächst langjährig in der Sporttherapie, betrieblichen Gesundheitsförderung und Arbeitsmedizin tätig. Seit 1999 praktiziert sie jetzt in eigener Praxis für Naturheilkunde und Osteopathie in Köln. Sie ist Schulleiterin und Dozentin des ACON-Collegs. Mitherausgeberin der DHZ – Deutsche Heilpraktiker Zeitschrift und Autorin des Fachbuchs „Diagnoseleitfaden Osteopathie" (Haug; 2011).

Ina ter Harmsel ist HP, Osteopathin und Physiotherapeutin B. Sc. Sie hat seit 1989 eine eigene Heilpraktikerpraxis mit Schwerpunkt Osteopathie/Chiropraktik und Podo-Posturaltherapie in Warendorf. Gründungsmitglied, Schulleiterin und Dozentin des ACON-Collegs. Autorin verschiedener Fachartikel über Podo-Posturaltherapie, Chiropraktik, Osteopathie und Ortho-Molekulartherapie.

Magga Corts, Ina ter Harmsel

Sportosteopathie

Myofasziale Ketten bei Überlastungssyndromen

76 Abbildungen

Karl F. Haug Verlag · Stuttgart

Bibliografische Information der Deutschen Nationalbibliothek

Die Deutsche Nationalbibliothek verzeichnet diese Publikation in der Deutschen Nationalbibliografie; detaillierte bibliografische Daten sind im Internet über http://dnb.d-nb.de abrufbar.

Anschrift der Autorinnen:

Magga Corts
Naturheilpraxis
Elisenstr. 1
50667 Köln

Ina ter Harmsel
Naturheilpraxis
Feldstr. 2
48231 Warendorf

Oswald-Hesse-Str. 50, 70469 Stuttgart

Unsere Homepage: www.haug-verlag.de

Printed in Germany

Zeichnungen: Andrea Schnitzler, Innsbruck
Umschlaggestaltung: Thieme Verlagsgruppe
Umschlaggrafik: Andrea Schnitzler, Innsbruck
Satz: SOMMER media GmbH & Co. KG, Feuchtwangen
gesetzt in Arbortext APP-Desktop 9.1 Unicode M180
Druck: Grafisches Centrum Cuno, 39240 Calbe

ISBN 978-3-8304-7399-2 1 2 3 4 5 6

Auch erhältlich als E-Book:
eISBN (PDF) 978-3-8304-7680-1
eISBN (ePub) 978-3-8304-7681-8

Wichtiger Hinweis: Wie jede Wissenschaft ist die Medizin ständigen Entwicklungen unterworfen. Forschung und klinische Erfahrung erweitern unsere Erkenntnisse, insbesondere was Behandlung und medikamentöse Therapie anbelangt. Soweit in diesem Werk eine Dosierung oder eine Applikation erwähnt wird, darf der Leser zwar darauf vertrauen, dass Autoren, Herausgeber und Verlag große Sorgfalt darauf verwandt haben, dass diese Angabe dem Wissensstand bei Fertigstellung des Werkes entspricht. Für Angaben über Dosierungsanweisungen und Applikationsformen kann vom Verlag jedoch keine Gewähr übernommen werden. Jeder Benutzer ist angehalten, durch sorgfältige Prüfung der Beipackzettel der verwendeten Präparate und gegebenenfalls nach Konsultation eines Spezialisten festzustellen, ob die dort gegebene Empfehlung für Dosierungen oder die Beachtung von Kontraindikationen gegenüber der Angabe in diesem Buch abweicht. Eine solche Prüfung ist besonders wichtig bei selten verwendeten Präparaten oder solchen, die neu auf den Markt gebracht worden sind. Jede Dosierung oder Applikation erfolgt auf eigene Gefahr des Benutzers. Autoren und Verlag appellieren an jeden Benutzer, ihm etwa auffallende Ungenauigkeiten dem Verlag mitzuteilen.

Geleitwort

Schon seit Jahrhunderten hat es weltweit Versuche gegeben, körperliche Beschwerden mit verschiedenen Techniken „von Hand“ zu lindern. Aufgrund dieser langen Tradition sind diese Techniken zunächst mündlich an die nächste Generation weitergegeben worden.

In Amerika entwickelte sich hieraus die Osteopathie und Chiropraktik. **Andrew Taylor Still** (1828–1917) ging davon aus, dass z. B. Zirkulationsstörungen (Lymphe, Blut) durch anatomische Dysfunktionen hervorgerufen werden und entsprechend behandelt werden können. Er nannte seine Methode Osteopathie.

Begründer der Chiropraktik war **Daniel David Palmer** (1845–1913). Wo die amerikanische Chiropraktik sich hauptsächlich auf die Behandlung der Wirbelsäule konzentrierte, behandelte die Osteopathie schon damals auch die Gelenke der Extremitäten und Weichteilgewebe.

Für den deutschsprachigen Raum sind im Zusammenhang mit der Chiropraktik und Osteopathie u. a. zwei Personen zu nennen.

Über Pastor **Gustav A. Zimmer** kamen die Chiropraktik und Osteopathie nach Deutschland. Gustav A. Zimmer, der 1869 in Schlesien (Krachen) geboren wurde, lebte eine Zeit lang in den USA. Nach Deutschland zurückgekehrt, eröffnete er eine Einrichtung für die Chiropraktik- und Osteopathieausbildung in Dresden. Teilnehmer waren vorwiegend Heilpraktiker. Die Integration von amerikanischen und europäischen Techniken war geboren und wurde seitdem immer weiter entwickelt. 1939 verstarb Gustav A. Zimmer. Er war wahrscheinlich der Erste, der über die chiropraktische und osteopathische Arbeit in deutscher Sprache schrieb. Es liegen zahlreiche Veröffentlichungen vor. Einige Titel wurden im Dritten Reich von den Nationalsozialisten verboten.

Der Nürnberger **Willi Schmidt**, der als Heilpraktiker schon 1938 Fachfortbildungen für Kollegen anbot, nahm nach dem 2. Weltkrieg den Lehrbetrieb für Chiropraktik und Osteopathie (1951) wieder auf. Die Arbeitsgemeinschaft Deutscher Chiropraktoren und Osteopathen (ACON) in der Deutschen Heilpraktikerschaft (DH) leitete Willi Schmidt ab 1959. Dazu gehörten auch Arbeitskreise in den Landesverbänden und ein jährlich stattfindender Kongress zur Fachfortbildung in Bad Homburg. Von 1959 bis 1971 sind zahlreiche Schriften zur Fortbildung erschienen, u. a. ein Referat zum Thema „Osteopathie in ganzheitlicher Schau“.

Auch heute ist die ACON e. V. bundesweit über Arbeitskreise organisiert und führt eine eigene Ausbildungseinrichtung, das ACON-Colleg. In Bad Kissingen findet jährlich der Fachfortbildungskongress statt. Diese Vereinigung für Chiropraktik und Osteopathie besteht somit schon seit über 50 Jahren.

Aus dieser Tradition heraus setzen wir uns für die Weiterentwicklung der naturheilkundlichen Verfahren, insbesondere der Osteopathie, Chiropraktik und Injektionstherapie ein. Das ACON-Colleg war ein logischer Schritt, um unseren jungen Kollegen eine gezielte Weiterbildung anbieten zu können.

Duisburg, im Januar 2013
Christian Blumbach
1. Vorsitzender ACON e. V.

Vorwort

Wir haben uns gefragt, ob es sinnvoll ist, das Thema Sport und Osteopathie als Themenkomplex „Sportosteopathie“ zusammenzufassen. Ist es, gerade unter dem Aspekt der systemischen Behandlungsweise, von Interesse, einen solchen „Spezialbereich“ zu gestalten?

Wir haben diese Fragen mit Ja beantwortet, da gerade die sportliche Bewegung wesentliche Aspekte einer spezifischen physiologischen und dynamischen Beanspruchung des Körpers beinhaltet. Das muss in die Diagnostik und in die Behandlungsstrategie eingebunden werden.

In diesem Buch liegt der Schwerpunkt auf der praktischen Umsetzbarkeit, wobei die sporttheoretischen Hintergründe zur Trainings- und Bewegungslehre, Biomechanik und Sportmedizin berücksichtigt werden. Dieser konzeptionelle Ansatz ist Grundlage für die Anwendung der vorgestellten Tests und Behandlungsperspektiven.

Die Sportosteopathie ist eine präventive, im Training und Wettkampf begleitende und insbesondere bei Überlastungssyndromen rehabilitative Behandlungsmethode. Es gilt zu verhindern, dass es zu Adhäsionen, Verkürzungen und Bewegungseinschränkungen im verletzten Gewebe kommt. Behandelt werden die lokale Verletzung **und** die in der Peripherie beteiligten Strukturen.

Die Sportosteopathie bietet sich in der Nachsorge während des Heilungsprozesses von Akutverletzungen als Ergänzung an und erfolgt unter präventiver Zielsetzung. Das hat sich in unserer langjährigen Praxistätigkeit immer wieder bestätigt.

Hoch komplexe Bewegungen können nur in Teilsequenzen analysiert werden. Es existiert bis heute keine Messmethode, mit der alle Parameter (Kraft, Ausdauer, Koordination) zur Bewegungsausführung in ihrer Gesamtheit gleichzeitig erfasst werden. Unser Ansatz bezieht sich auf die Basisbewegungen im Bereich Koordination und Beweglichkeit. These: Sind Basisbewegungen gestört, kann die sportliche Bewegung in ihrer Effizienz beeinträchtigt sein und/oder Spätfolgen durch Verletzungen (Überlastungssyndrome) hervorrufen.

Grundlage des vorgestellten Modells ist, dass neben der Funktionalität des Nervensystems die mechanischen Kräfte der Bewegung v. a. über das fasziale System den Körper als Ganzes beanspruchen. Als Bezug dienen die von Tom Myers beschriebenen Anatomy Trains, die die statischen anatomischen Zuglinien beschreiben. Diese haben wir auf die dynamische Bewegungsausführung übertragen und sprechen im Weiteren von myofaszialen Wirkungsketten.

Wir stellen in Ergänzung der bekannten osteopathischen Untersuchungsmethoden praxisnahe Tests zur Analyse von Basisbewegungen mit Schwerpunkt Beweglichkeit und Koordination vor.

Neben der Behandlung können notwendige Übungen in das Trainingsprogramm des Sportlers integriert werden. Hier ist eine enge Zusammenarbeit und Abstimmung mit den Betreuern des Sportlers (Trainer, Coach, Sportmediziner u. a.) erforderlich.

Unser Dank gilt Frau Monika Grübener vom Haug Verlag in Stuttgart. Ohne ihren besonderen Einsatz hätten wir dieses Buchprojekt nicht so zügig umsetzen können. Dank auch an unsere Redakteurin Frau Stefanie Teichert für ihre Unterstützung und die sehr hilfreichen Anregungen. Danken möchten wir auch unseren Familien für ihren Rat und ihre Hilfe.

Köln und Warendorf, im Oktober 2012
Magga Corts
Ina ter Harmsel

Inhaltsverzeichnis

1 Einleitung

Wo liegen die Unterschiede zwischen der Sportosteopathie und der osteopathischen Behandlung von Schmerzsyndromen?
Die Sportosteopathie ist ein komplexes Themengefüge, das sich mit den besonderen körperlichen Beanspruchungen sportlicher Bewegung auseinandersetzt.

In der Osteopathie geht man davon aus, dass jeder Muskel Teil eines Fasziennetzes ist, das den gesamten Körper erfasst, sowohl an der Oberfläche als auch bis tief in den Körper hinein. Damit wirken der Muskel und die von ihm bewegten Gelenke sowohl in bestimmungsgemäßer Kraftrichtung über Ursprung und Ansatz als auch auf das Fasziensystem (myofasziale Wirkungskette).

Zahlreiche osteopathische Tests erfassen in unterschiedlichen Dimensionen den menschlichen Körper. Teilweise finden die Tests im Rahmen von Einzelbewegungen statt (z. B. der Ilium-Test, Bein-Hüftbeugung im Stand und Bewertung der Iliumbewegung), teilweise ohne Bewegung im Stand, Sitzen oder Liegen.

Für den Anwendungsbereich im Sport stellt sich nun die Frage: Wie kann die Analyse myofaszialer Wirkungsketten in einer Bewegung umgesetzt werden, um Fehlerquellen in der sportlichen Bewegungsausführung aufzudecken?

Welche Form der Bewegung muss getestet werden, um typische sportspezifische Überlastungssyndrome erklären zu können, die die Grundlage für den Behandlungsansatz darstellen?
Genau an dieser Fragestellung setzt dieses Buch an.

Aus der praktischen Tätigkeit heraus haben sich Vorgehensweisen bewährt, die zu diesem Untersuchungskonzept geführt haben. Um die Komplexität dieses Themas strukturiert zu präsentieren, wird neben der Testbeschreibung und den Bewertungskriterien auf das myofasziale Wirkungskettenmodell in Anlehnung an Myers (2010) zurückgegriffen. Dabei handelt es sich um spezifizierte Zug- beziehungsweise Kraftlinien. Da dies ein Modell ist, können nur Teilaspekte des dreidimensional wirkenden und vielfältig miteinander verbundenen Fasziennetzes berücksichtigt werden.

Die Sportosteopathie kann eingesetzt werden in der Prävention, als Unterstützung im Training, in Wettkampfphasen und im Rahmen der Rehabilitation.

Die myofaszialen Wirkungsketten (bestehend aus muskulären, faszialen und skelettalen Anteilen) sind wesentliche Systeme der menschlichen Körperstabilität, -bewegung und -elastizität. Die Myologie ist definiert als Muskellehre; die Faszie als faserreiche Bindegewebslage, die dreidimensional im gesamten Körper vorhanden ist. Sie stehen mit jeder Dimension des menschlichen Körpers (parietal, viszeral, kraniosakral) in Verbindung und sind damit bei der sportlichen Bewegung von großer Bedeutung.

In der Sportwissenschaft wird häufig ein Teil des faszialen Wirkungsmechanismus betrachtet, z. B. bei der Beurteilung der Sprungkraftleistung. Dieser Bereich wird als „Effect of Prestretch" bezeichnet. Bei einem beidbeinigen Absprung aus dem Stand wird durch die Dehnung bei der Ausholbewegung zur Sprungbewegung passive Energie in den elastischen Strukturen gespeichert, die beim Absprung in der Regel zu einer höheren Sprunghöhe führt.

Aus osteopathischer Sicht ist eine Ganzkörperbetrachtung entscheidend. Es wird nicht isoliert die Ausholbewegung als „Effect of Prestretch" gesehen, sondern das gesamte myofasziale System des Körpers einbezogen.

Muskelfunktionen werden in der Sportosteopathie nicht separat in Form von Flexion, Adduktion etc. eingeteilt, sondern als kinetische Kettenreaktion unter Beteiligung von Gelenkstrukturen und Faszien verstanden. In der Sportosteopathie wird nicht ein einzelner Muskel analysiert und untersucht, wie er ein bestimmtes Gelenk bewegt. Sondern bei der kinetischen Muskelketten(re)aktion betrachtet man alle an der Bewegung beteiligten Gelenke, Faszien und Muskeln.

Warum wird der gesamte Körper betrachtet?
Ein Beispiel: Wenn man stolpert, steuert der Körper nicht nur Füße, Knie und Hüfte, um wieder zu einer koordinierten Gangbewegung zu kommen. Vielmehr wird das zentrale Nervensystem (ZNS)

versuchen, durch zusätzliche Koordination von Armbewegungen, Körperspannung bis hin zur Kopfhaltung, die Bewegung wieder zu kontrollieren. Dass selbst die Kopfhaltung eine Rolle spielt, hat nicht nur mit der visuellen Kontrolle über die Augen zu tun, sondern auch damit, dass das Gleichgewicht nur wieder erreicht werden kann, wenn sämtliche Hebelkräfte, elastischen Züge und muskulären Spannungen/Entspannungen eingesetzt werden.

Körpergleichgewicht und Schwerkraft bedingen sich gegenseitig.

Grundsätzliches: Da der menschliche Körper ständig der Schwerkraft unterliegt, muss der aufrechte Körper seine Gewichtskraft im Gleichgewicht halten. Wird diese aus dem Lot verlagert, führt das zu einer veränderten statischen Belastung des Körpers. Durch steuernde neurophysiologische Prozesse muss die Körperhaltung ständig an diese vertikale Kraftgröße im Sinne des Gesamtkörpergleichgewichts mit möglichst minimalem Energieverbrauch (Gesetz der Ökonomie) angepasst werden. Diese sind u.a. auf Informationen von den verschiedenen Proprio-, Intero- und Exterozeptoren angewiesen. Die Funktionalität des gesamten Nervensystems ist von größter Bedeutung.

Bezogen auf eine Bewegung wird die Situation noch komplexer: Je uneingeschränkter das Zusammenspiel der myofaszialen Wirkungsketten ist, desto geringer ist der Energieaufwand für die bestehende Körperhaltung bzw. geplante Bewegung.

Kommt es zu Dysfunktionen im parietalen, faszialen, viszeralen und/oder kraniosakralen Bereich, können die Wirkungsketten im Körper nicht optimal zum Einsatz kommen. Sie können sogar unphysiologisch sein. Der Einfluss der Psyche und der mentalen Verfassung sei, obwohl von größter Bedeutung, hier nur am Rande erwähnt. Das führt zu Dysbalancen – auch im stoffwechseltechnischen Sinne –, zu strukturellen Überbelastungen und schlimmstenfalls zu strukturellen Defekten, denn Struktur und Funktion bedingen sich gegenseitig.

Im Stand, Sitz und in der Bewegung geht es für den Körper also stets um den permanenten Ausgleich eines kontrollierten Ungleichgewichts. Dazu nutzt der Körper sein eigenes Tragwerksystem (myofasziale Wirkungsketten), in dem die beteiligten Strukturen durch Druck und Zug (Spannung) den gesamten Körper stabilisieren, aber gleichzeitig Bewegung möglich machen.

Ein besonderes Merkmal des menschlichen Körpers ist nicht nur seine Statik, sondern die Bewegung durch willkürliche und unwillkürliche Steuerung. Automatisierte Bewegungsprogramme sind z.B. im Kleinhirn gespeichert. Im Sport werden spezialisierte Bewegungen gelernt, trainiert und perfektioniert. Das heißt, hier findet auf Basis von Bewegungsvorstellung eine komplexe Bewegung des menschlichen Körpers statt, die in Einzelbereichen gesteuert werden muss.

Körperliche Beanspruchung erfordert die Bereitstellung von Energie. Selbst im Schlaf braucht der Körper Energie, um die Vitalfunktionen aufrechtzuhalten. Bewegung erfordert allerdings einen angepassten spezifischen Stoffwechsel. Für den Marathonlauf muss die Energie anders bereitgestellt werden als für den 100-Meter-Sprint. Deshalb muss die Herzfrequenz, je nach Belastung, reguliert werden. Die Blutzirkulation wird angepasst, Organaktivitäten werden je nach Belastung aktiviert oder gehemmt, die Konzentration wird fokussiert etc. Die Aufzählung kann man beliebig fortsetzen.

! Beachte: Es ist ein Hauptanliegen der Sportosteopathie, die (sportliche) Bewegung zu erfassen, typische Überlastungsbereiche zu analysieren und über Behandlung und Übungen das individuelle ganzheitliche Wirkungssystem zu harmonisieren.

Ziel ist das Erreichen einer sportartspezifischen Bewegung, die effektiv ausgeführt wird und bei der Überlastungsschäden durch Fehlbelastung vermieden werden. Darüber hinaus fließen Aspekte der Stoffwechseloptimierung, der Ernährung und das Funktionstraining von Basisbewegungen mit in die osteopathische Behandlung ein.

Beispiel: Bei einem Tennisspieler wird die schmerzende Schulter lokal behandelt. Was aber ist zu tun, wenn aufgrund einer unangemessenen muskulären Anspannung des Hüftbeugemuskels bei der Aufschlagbewegung ein unphysiologischer Zug über die Beckenstellung entsteht, der zu einer ständigen Reizung der Insertion des großen und kleinen Brustmuskels führt, diese dann wiederum die funktionelle Bewegung des Schultergelenks nachteilig beeinflusst und schließlich ein Schmerzsyndrom nach sich zieht, da die Gelenkphysiologie verändert ist?

Die lokale Behandlung kann dann zwar das Symptom berücksichtigen, aber nicht die Ursache behandeln (Beckenfehlstellung).

Die Sportosteopathie sucht Antworten auf Fragen, die im Fall des Tennisspielers lauten könnten:

- Welche myofasziale Wirkungskette ist gestört. Und wenn ja, an welcher Stelle?
- Was führt bei diesem Tennisspieler zur muskulären Verspannung des Hüftbeugemuskels (z. B. metabolische Übersäuerung, verminderte Muskelelastizität durch Trainingsfehler)?
- Sind dies individuelle Fehlbelastungen bei der Bewegung (akute Gelenkblockaden)? Liegt eine Organproblematik vor (fasziale Adhäsion einzelner Organe)? Ist die Abstimmung des Sportgeräts (z. B. das Schlägergewicht) überprüft worden?
- Wie sind die momentanen Trainingsinhalte ausgestaltet?

Grundsätzlich gilt, dass es bisher kein Verfahren gibt, welches die menschliche Bewegung in ihrer Gesamtheit erfassen kann. Deshalb stellen wir hier eine Bewegungstestreihe vor, bei der wesentliche Elemente der myofaszialen Wirkungsketten auf ihre Funktionalität, insbesondere der Beweglichkeit, überprüft werden.

Die vorgeschlagene Bewegungstestreihe ist als Ergänzung der leistungsdiagnostischen Testverfahren aus der Sportmedizin und Trainingswissenschaft zu verstehen. Diese hier im Einzelnen aufzuführen, würde den Rahmen dieses Buches sprengen. Weiterführende Literatur zu diesem Thema ist im Anhang zu finden (▶ **S. 145**).

Es werden folgenden Aspekte behandelt:

- Erklärungsansatz der myofaszialen Wirkungsketten – ein Modell
- systemische Muskelkettenwirkung bei der Bewegung
- Diagnostik in der Sportosteopathie durch Bewegungstests
- Darstellung sportartspezifischer Überlastungssyndrome
- mögliche Dysfunktionen sowie Behandlungsansätze und Rückschlüsse auf die beteiligten myofaszialen Wirkungsketten

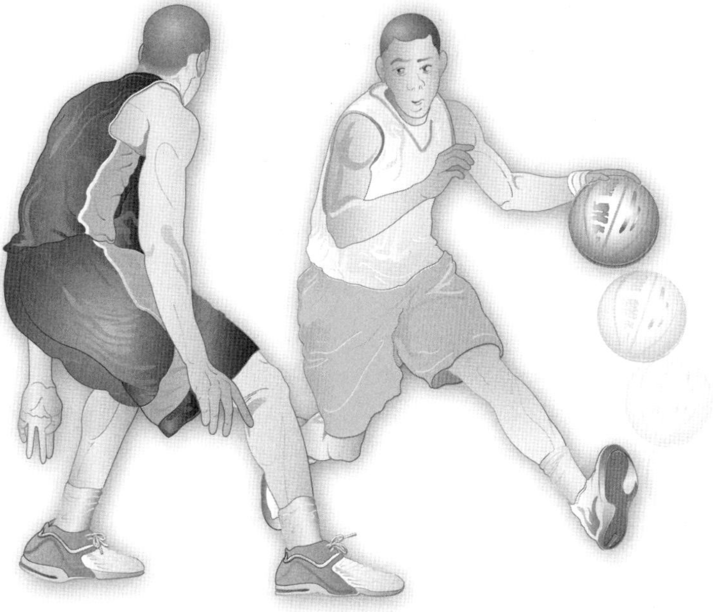

Teil 1
Grundlagen

2 Grundmodell der myofaszialen Wirkungsketten

Dieses Kapitel stellt das Modell der myofaszialen Wirkungsketten vor. Es ist ein Prinzip, das sich mit den Zug- und Stabilisierungskräften innerhalb des menschlichen Körpers beschäftigt. Es versucht das komplexe Wechselspiel anatomischer Strukturen (muskulär, faszial, skelettal) in Bewegung und Haltung über bestimmte Leitlinien zu erfassen.

Faszienketten sind Kraftlinien, „die den Körper von einem Ende zum anderen zu einer Einheit verbinden" (Paoletti 2001, S. 180) und multifunktionell ausgerichtet sind:

- **Druck- und Zugkraftübertragung**: Faszien und Muskeln übertragen die Druck- und Zugkräfte im Körper. Die Muskeln sind der Motor für diese Kraftübertragung, die Faszien sind sowohl das verbindende Element als auch durch ihre Elastizität und kontraktilen Elemente selbst an der Kraftentwicklung beteiligt.
- **Bewegungskoordination, -harmonisierung**: Bei der Bewegungskoordination und -harmonisierung geht es um die Kanalisierung der Bewegungsenergie.
- **Stoßdämpfung**: Die Stoßdämpfung ergibt sich aus den elastischen Eigenschaften der Faszien. Faszien wirken auch als Stabilisator.

Die spezifischen Eigenarten verschiedener Faszien (Dicke, Ausdehnung, Dichte der Fasern, räumliche Ausrichtung der Fasern) lassen darauf schließen, dass Anteile des Fasziennetzes einer stärkeren und/oder spezifischeren Beanspruchung ausgesetzt sind. Veranschaulicht man sich die anatomische Faserstruktur des Tractus iliotibialis mit der Faserstruktur des Septum intermusculare mediale im Oberschenkel, wird die funktionelle Ausprägung offensichtlich. Das bedeutet, der mechanische Zug bestimmt die Dichte des Gewebes und die Richtung der Zugkraft.

Myofasziale Dysfunktionsketten können entstehen, wenn die Struktur ihre Elastizität und Beweglichkeit verliert. Dann ist dieser Bereich gestört. „Statt Bewegungen zu übertragen und harmonisch zu verteilen, werden sie in diesem Falle zu Fixierungspunkten, von denen Reizungen und Störungen der Beweglichkeit ausgehen" (Paoletti 2001, S. 190). Gelenkblockaden können Ursache und Folge gestörter myofaszialer Wirkungsketten sein.

Auslöser können u. a. parietale, fasziale, viszerale und/oder kraniosakrale Dysfunktionen, Traumata, abgelaufene Entzündungen, Narben, Infektionen oder Stress sein. Der Körper gerät in Dysbalance und Disharmonie. Die Folgen sind Zirkulationsstörung, Schmerz und Funktionsbeeinträchtigung.

Nach Myers (2010) können unterschiedliche myofasziale Meridiane/anatomische Zuglinien differenziert werden. Diese werden im Folgenden (teilweise mit kleinen Änderungen) beschrieben und anhand anatomischer Strukturen konkretisiert.

In Abgrenzung zum Modell von Myers wird betont, dass grundsätzlich das fasziale System als ein miteinander verknüpftes Netzwerk zu verstehen ist, das dreidimensional wirkt.

Die einzelnen anatomischen Zuglinien lauten:

- oberflächliche Rückenlinie
- oberflächliche Frontallinie
- Laterallinien
- Spirallinien
- Armlinien:
  - tiefe frontale Armlinie
  - oberflächliche frontale Armlinie
  - tiefe rückwärtige Armlinie
  - oberflächliche rückwärtige Armlinie
- funktionelle Linien:
  - funktionelle Rückenlinie
  - funktionelle Frontallinie
- tiefe Frontallinie

Oberflächliche Rückenlinie. Sie ist eine gradlinige Verbindung von der Fußsohle über die dorsale Seite des gesamten Körpers bis zur Stirn (▸ Abb. 2.1).

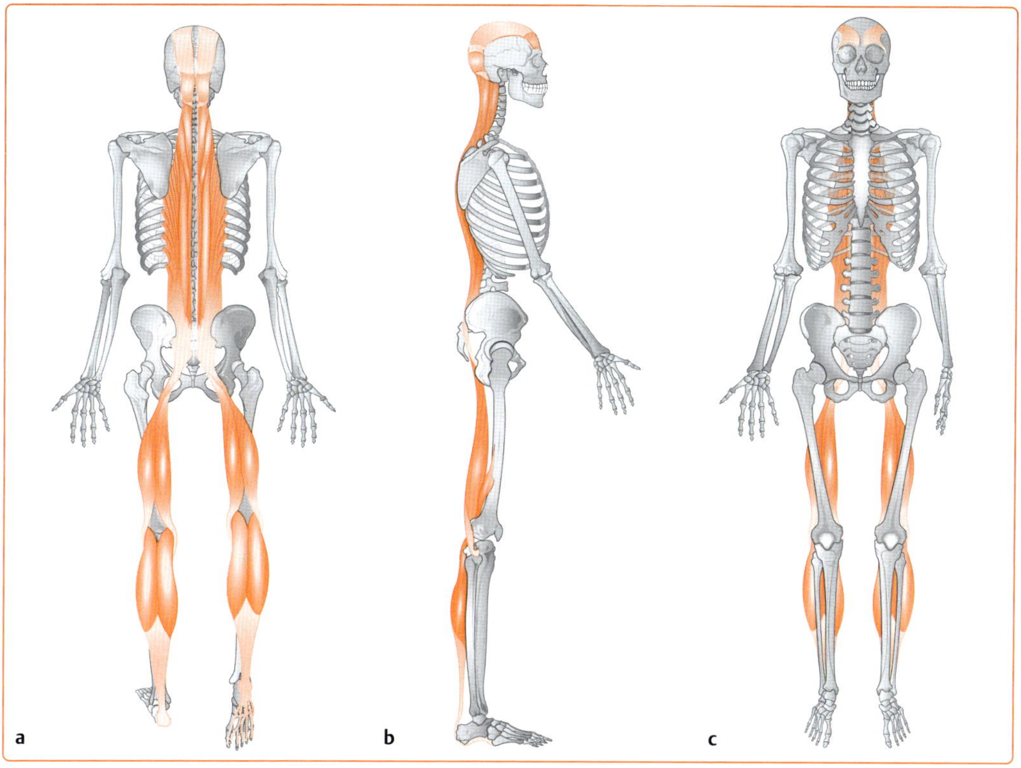

▸ **Abb. 2.1** Oberflächliche Rückenlinie – ORL (modifiziert nach Myers 2010).
a Ansicht von dorsal
b Ansicht von lateral
c Ansicht von ventral

Funktion: Unterstützung des gesamten Körpers in Extensionsbewegung, Stabilisation der aufgerichteten Haltung bzw. das Begleiten in die Überstreckung

Verlauf: plantare Fläche der Zehen > M. abductor hallucis, M. abductor digiti minimi > Fascia plantaris > Kalkaneus > Tendo calcaneus (Achillessehne), M. gastrocnemius > Epicondylus medialis/lateralis femoris > M. semitendinosus, M. semimembranosus, M. biceps femoris (ischiokrurale Muskeln) > Tuber ischiadicum > Lig. sacrotuberale > Os sacrum > M. erector spinae, Fascia sacrolumbale > Linea nuchalis inferior/superior > Galea aponeurotica > Os frontale, Margo supraorbitalis (Myers 2010, S. 91)

Oberflächliche Frontallinie. Sie ist eine gradlinige Verbindung vom Fußrücken über die ventrale Seite des gesamten Körpers bis zur Stirn (▸ **Abb. 2.2**).

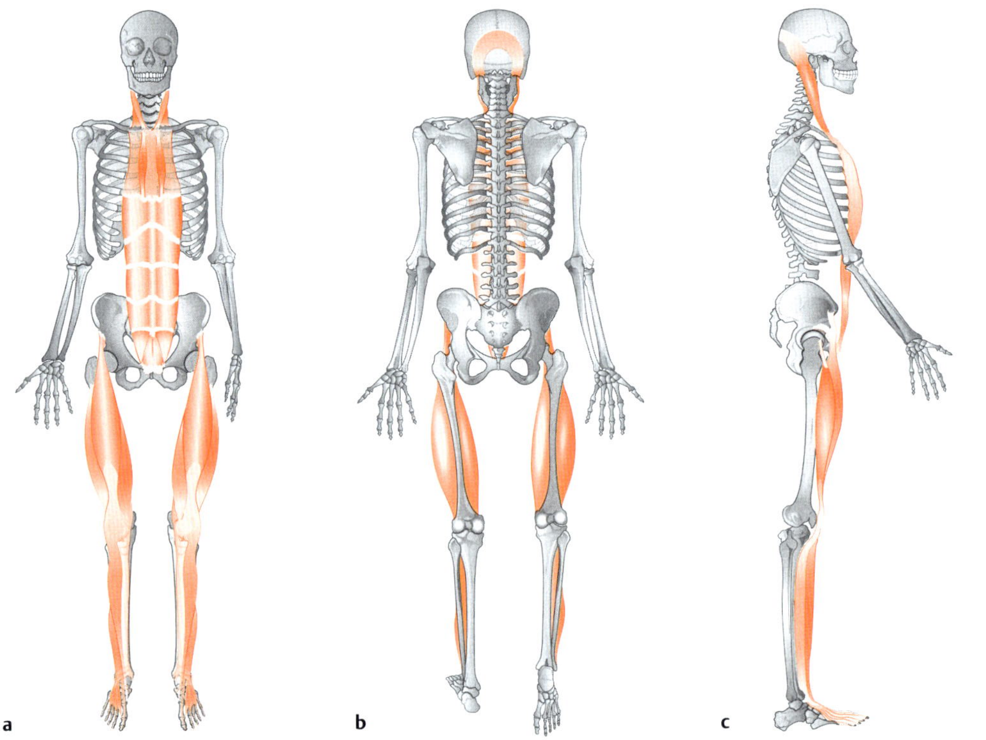

▸ **Abb. 2.2** Oberflächliche Frontallinie – OFL (modifiziert nach Myers 2010).
a Ansicht von frontal
b Ansicht von dorsal
c Ansicht von lateral

Funktion:

- Antagonist zur oberflächlichen Rückenlinie
- zieht Strukturen nach kranial, die vor der Lotlinie liegen (z. B. ventraler Anteil des Beckens, Abdomen, ventraler Thorax)
- Dorsalflexion des Fußes
- verursacht Knieextension
- unterstützt Hüft-, Rumpfflexion
- Flexion Halswirbelsäule (HWS)

Verlauf: Dorsale Fläche der Zehen > M. extensor digitorum longus, M. extensor hallucis longus, M. extensor digitorum brevis, M. extensor hallucis brevis/longus (kurze/lange Zehenstreckermuskeln), M. tibialis anterior > Tuberositas tibiae > Lig. patellae > Patella > M. quadriceps > Spina iliaca anterior inferior > Tuberculum pubicum > M. rectus abdominis > Rippe 5 > Fascia sternochondralis > Manubrium sterni > M. sternocleidomastoideus > Processus mastoideus > Galea aponeurotica (Myers 2010, S. 121)

P Praxistipp

Der M. rectus abdominis hat eine fasziale Verbindung zu der Adduktorengruppe des Oberschenkels (M. gracilis, M. adductor longus, M. pectineus). Dieser Zusammenhang sollte bei der Behandlung von Adduktorenzerrungen berücksichtigt werden.

Laterallinien. Sie reichen gradlinig von der lateralen Seite des Fußes bis zum lateralen Schädel auf beiden Körperseiten (▸ Abb. 2.3).

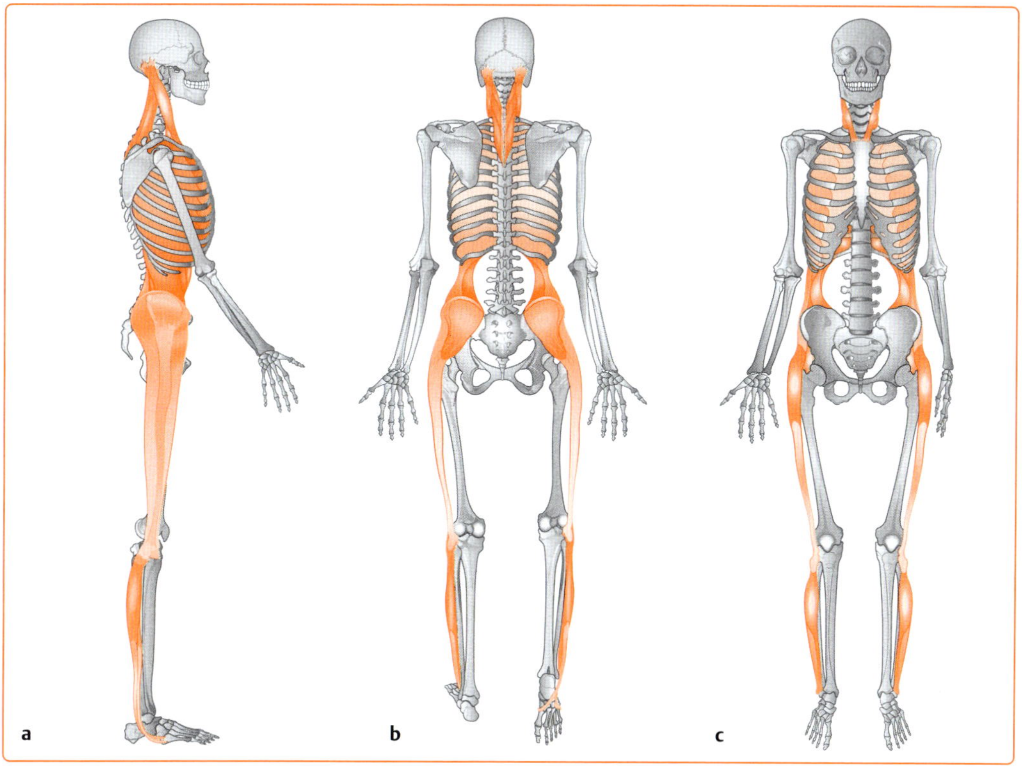

▸ **Abb. 2.3** Laterallinien – LL (modifiziert nach Myers 2010).
a Ansicht von lateral
b Ansicht von dorsal
c Ansicht von ventral

Funktion:

- unterstützt die aufrechte Körperhaltung und balanciert aus zwischen Zugkräften auf den lateralen Körperseiten und der dorsalen und ventralen Körperseite
- schafft Ausgleich bei unterschiedlichen Spannungen zwischen den Arm- und Spirallinien
- stabilisiert Rumpf und Beine bei Armbewegungen
- unterstützt die Rumpfseitneige
- ermöglicht Hüftabduktion und Fußeversion
- kann Rumpfbewegungen in Rotation oder Seitneigung durch Anspannung verlangsamen

Verlauf: Basis Metatarsale 1 + 5, Os cuneiforme mediale > M. peroneus longus/brevis, laterales Unterschenkelkompartment > Caput fibulae > Condylus lateralis tibiae > Tractus iliotibialis > M. tensor fasciae latae, M. gluteus maximus/medius > Crista iliaca, Spina iliaca posterior superior (SIPS), Spina iliaca anterior superior (SIAS) > M. obliquus externus/internus abdominis > unterer Rippenbogen > Mm. intercostales interni/externi > Rippe 1 und 2 > M. splenius capitis, M. sternocleidomastoideus > Processus mastoideus, Galea aponeurotica (vgl. Myers 2010, S. 143)

Spirallinien. Die Spirallinien verlaufen schraubenförmig um den gesamten Körper herum. Sie reichen vom Fuß bis zum Hinterhauptbein (▸ **Abb. 2.4**).

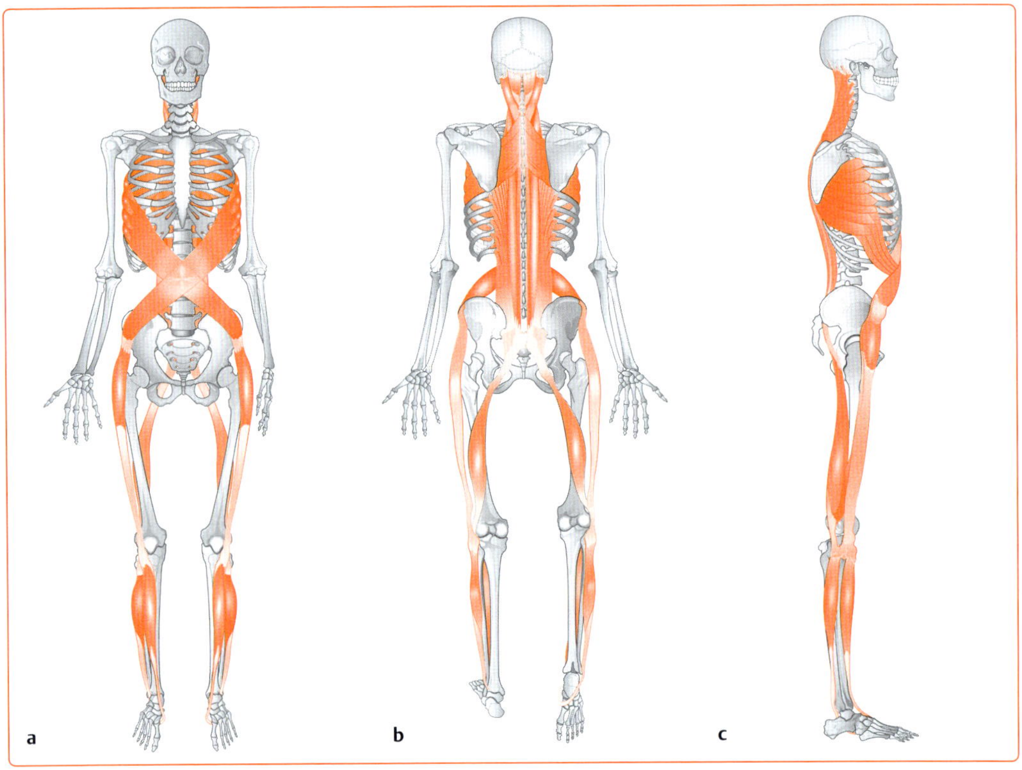

▸ **Abb. 2.4** Spirallinien – SPL (modifiziert nach Myers 2010).
a Ansicht von frontal
b Ansicht von dorsal
c Ansicht von ventral

Funktion:

- wirken auf das Körpergleichgewicht in allen Ebenen
- haben eine enge Verbindung zu allen anatomischen Zuglinien (oberflächliche Rückenlinie, oberflächliche Frontallinie, Laterallinien, tiefe frontale Linie)
- können Kräfte je nach Belastung (Standbein/Spielbein) auf der gleichen Körperseite weiterleiten oder aber auf die gegenüberliegende Körperseite führen
- enge Verbindung von Fuß zum Becken (SIAS, Crista iliaca, SIPS) und wirkt zuggurtartig stabilisierend beim Gehen
- Stabilisator für Bein und Rumpf
- Entwickeln oder Fortführen von Kräften, die den Körper in Rotation/Torsion bringen können

Verlauf: Linea nuchae superior (lateraler Bereich), Processus mastoideus, OAA > M. splenius capitis, M. splenius cervicis > Processus spinosus C6–Th5 > zur Gegenseite an medialen Rand der Skapula > M. rhomboideus minor/major, M. serratus posterior superior > M. serratus anterior > laterale Region Rippe 5–9 > M. obliquus externus > Aponeurose abdominis > M. obliquus internus (Gegenseite) > Crista iliaca, SIAS > M. tensor fasciae latae, Tractus iliotibialis > lateraler Bereich der Tuberositas tibiae > M. tibialis anterior > plantar an Basis Os metatarsale 1 > dann lateral aufsteigend über M. peroneus longus > Caput fibulae > M. biceps femoris > Tuber ischiadicum > Lig. sacrotuberale > Os sacrum > Fascia sacrolumbale, M. erector spinae > Linea nuchae superior (medialer Bereich; Myers 2010, S. 163)

Armlinien. Es gibt 4 Armlinien (s. u.), die von den Fingerspitzen in den Schultergürtel, die HWS, den Kopf und teilweise bis in die Lendenregion hineinziehen.

Funktion: Hauptfunktion liegt in ihrer vielfältigen Beweglichkeit, die sie auch intensiv mit den Spirallinien und den lateralen Linien korrespondieren lassen.

- **tiefe frontale Armlinie (▸ Abb. 2.5):**
  Verlauf: Rippe 3–5 > Fascia clavipectoralis, M. pectoralis minor > Processus coracoideus > M. biceps brachii > Tuberositas radii > Ventralseite Radius > Processus styloideus radii > Lig. collaterale carpi radiale > Os scaphoideum, Os trapezium > Daumenballenmusklulatur, Metakarpale 1 > Periost und Ligamente Außenseite Phalanx proximalis/distalis 1 (Myers 2010, S. 186)

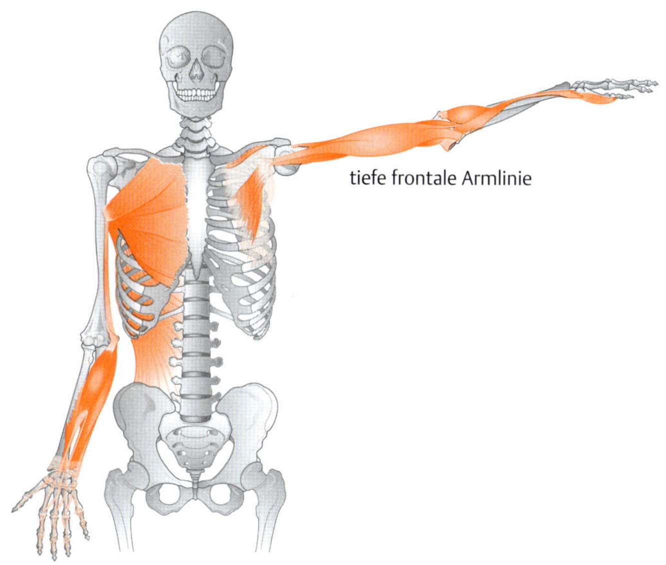

▸ **Abb. 2.5** Tiefe frontale Armlinie – TFA (modifiziert nach Myers 2010).

- **oberflächliche frontale Armlinie (▸ Abb. 2.6): Verlauf:** mediales Drittel Klavikula, Cartilago costalis > M. pectoralis major, M. latissimus dorsi > Crista tuberculi majoris > Septum intermusculare brachii mediale > Epicondylus medialis humeri > Fingerbeugemuskulatur (Mm. flexor digitorum superficialis/profundus, carpi ulnaris, carpi radialis) > Retinaculum musculorum flexorum, Karpaltunnel > Palmaraponeurose > palmare Seite der Finger (Myers 2010, S. 186)

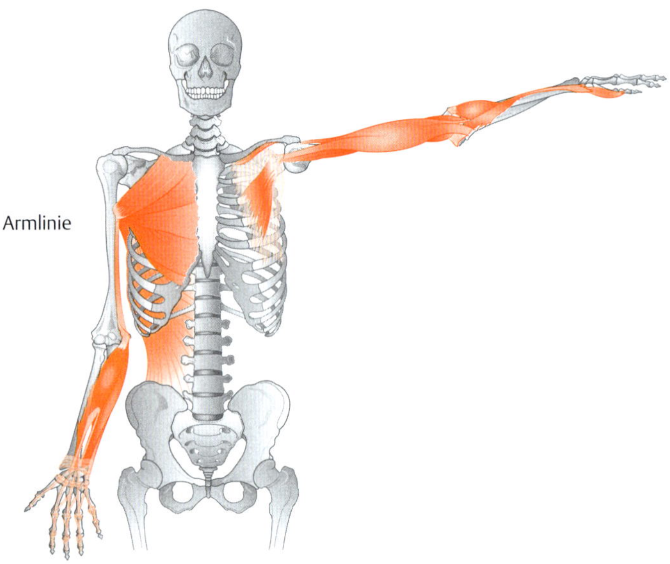

▸ **Abb. 2.6** Oberflächliche frontale Armlinie – OFA (modifiziert nach Myers 2010).

- **tiefe rückwärtige Armlinie (▶ Abb. 2.7):**
  Verlauf: Processus spinosus C7–Th3 > M. rhomboideus major/minor > Margo medialis scapulae > M. infraspinatus, M. teres minor, Rotatorenmanschette > Tuberculum majus > M. triceps brachii > M. anconeus > Olekranon > Periost der Ulna > Processus styloideus ulnae > Lig. collaterale carpi ulnare > Os triquetrum, Os hamatum > Kleinfingerballenmuskulatur, Os metacarpale 5 > Periost und Ligamente Außenseite Phalanx proximalis/distalis 5 (Myers 2010, S. 186)
  Der Anfang der tiefen rückwärtigen Armlinie kann noch weitere Strukturen umfassen:
  - Variante a: Processus jugularis (Okziput) > M. rectus capitis lateralis > Tubercula der Processi transversi C1–C4 > M. levator scapulae > Angulus superior scapulae, oberer Anteil Margo medialis scapulae > M. supraspinatus > Caput humeri > weiter mit M. triceps brachii
  - Variante b: Durch den engen Bezug zur Rotatorenmanschette ist die Wirkung des M. subscapularis von Bedeutung (Verbindung M. rhomboideus), auch wenn er zum Tuberculum minus zieht.

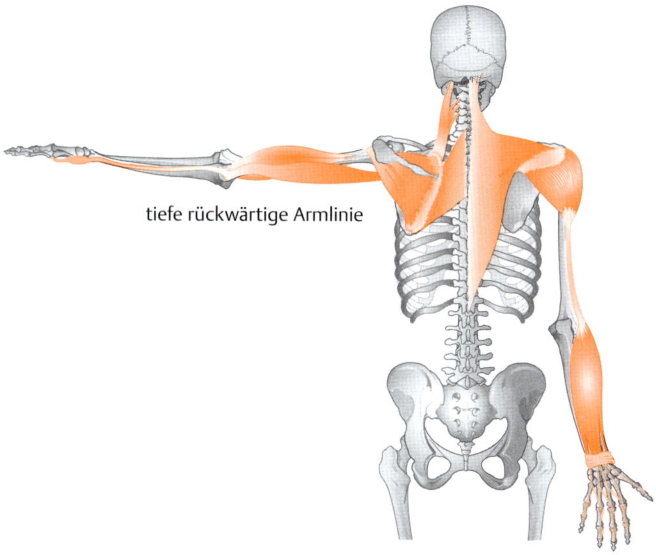

▶ **Abb. 2.7** Tiefe rückwärtige Armlinie – TRA (modifiziert nach Myers 2010).

- **oberflächliche rückwärtige Armlinie (▸ Abb. 2.8):**
  Verlauf: Linea nuchalis superior mittleres Drittel, Protuberantia occipitalis externa, Lig. nuchae, Processi spinosi C 7–Th 3 > M. trapezius > Akromion, Spina scapulae > M. deltoideus > Tuberculum deltoideum > Septum intermusculare brachii laterale > Epicondylus lateralis humeri > Fingerstreckermuskulatur (M. extensor carpi radialis longus/brevis, M. extensor digitorum, M. extensor carpi ulnaris, M. extensor pollicis brevis/longus, M. extensor digiti minimi) > Retinaculum extensorum > Ossa carpi > dorsale Seite Hand/Finger (Myers 2010, S. 186)

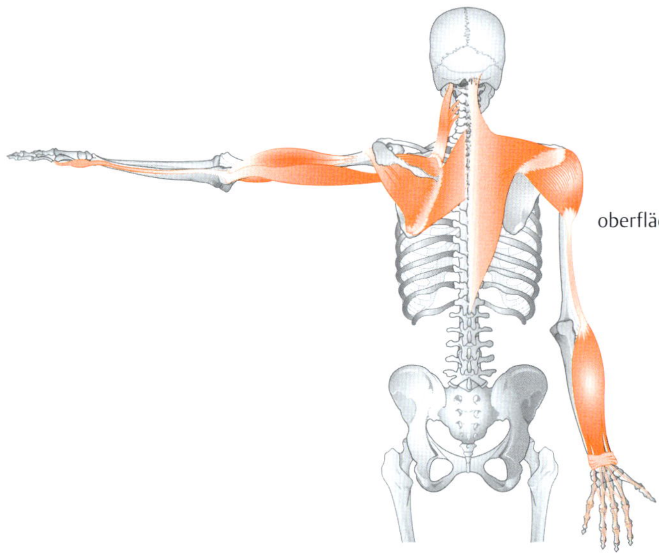

▸ **Abb. 2.8** Oberflächliche rückwärtige Armlinie – ORA (modifiziert nach Myers 2010).

Funktionelle Linien (funktionelle Rückenlinie, funktionelle Frontallinie). Die funktionellen Linien sind diagonal verlaufende myofasziale Wirkungslinien über die ventrale und dorsale Oberfläche des Rumpfes. Sie sind eine Fortsetzung der Armlinien, die im Rumpfbereich auf die gegenüberliegende Körperseite zur unteren Extremität ziehen.

Ihre Wirkungskraft entwickelt sich in der Regel bei Bewegungen von Armen und/oder Beinen. Sie dienen nicht der aufrechten, unbewegten Haltung im Stand.

Funktion: Sie wirken in Bewegungen körperstabilisierend und unterstützen gleichzeitig die Entwicklung dynamischer Kraftzüge.

- **funktionelle Rückenlinie (▸ Abb. 2.9):**
  Verlauf: Crista tuberculi minoris > M. latissimus dorsi > Fascia thoracolumbalis > Os sacrum > zum M. gluteus maximus (hier Wechsel zur Gegenseite) > Tuberositas glutea (Corpus femoris) > M. vastus lateralis > Patella > Lig. patellare > Tuberositas tibiae > M. tibialis anterior > anteriores Kompartment Unterschenkel > Os cuneiforme mediale, Basis ossis metatarsi (mediales Fußgewölbe; Myers 2010, S. 212)

Der Verlauf der Kräfte kann auch von kaudal nach kranial erfolgen.

- **funktionelle Frontallinie (▸ Abb. 2.10):**
  Verlauf: Crista tuberculi majoris > M. pectoralis major, Pars abdominalis > Cartilagines costales Rippe 5 und 6 > lateraler Rand Aponeurosis abdominalis > Tuberculum pubis, Symphysis pubica > M. adductor longus (Wechsel zur Gegenseite) > Linea aspera (Myers 2010, S. 212)

Der Verlauf der Kräfte kann auch von kaudal nach kranial erfolgen.

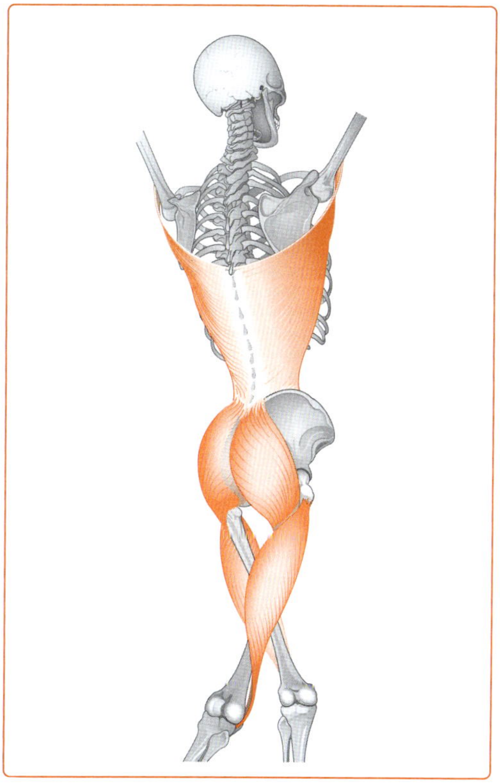

▸ **Abb. 2.9** Funktionelle Rückenlinie – FRL (modifiziert nach Myers 2010).

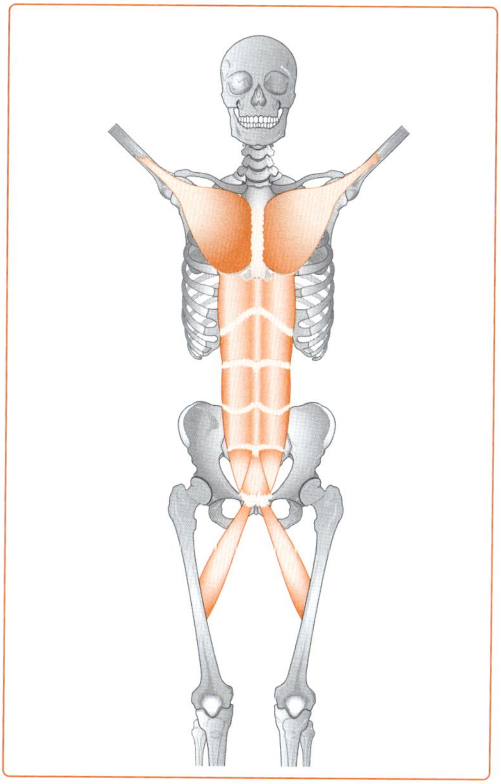

▸ **Abb. 2.10** Funktionelle Frontallinie – FFL (modifiziert nach Myers 2010).

Tiefe Frontallinie. Sie umfasst dreidimensional den Raum, der durch die bereits genannten Linien umschlossen ist. Die tiefe frontale Linie ist das Zentrum der myofaszialen Zugketten (▶ **Abb. 2.11**). Sie reicht von den Füßen bis zur Synchondrosis sphenobasilaris (SSB; Myers 2010, S. 212).

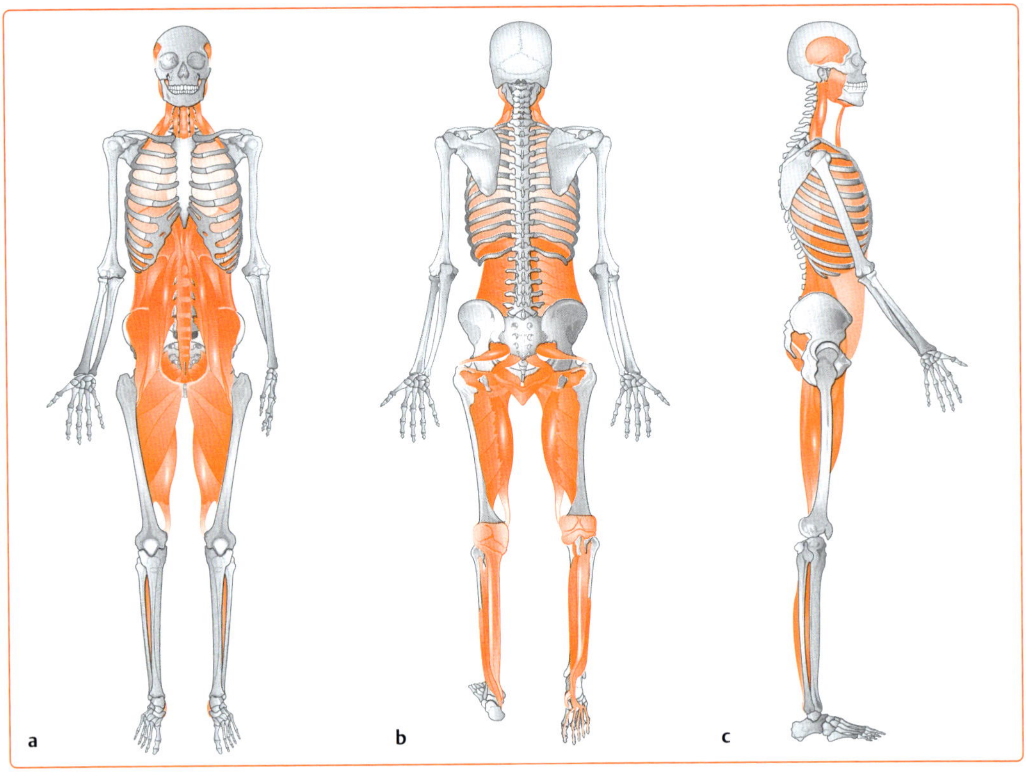

▶ **Abb. 2.11** Tiefe Frontallinie – TFL (modifiziert nach Myers 2010).
a Ansicht von frontal
b Ansicht von dorsal
c Ansicht von ventral

Funktion: Ihre wesentliche Aufgabe ist die Stützfunktion des Körpers. Gleichzeitig übt sie über die Bewegung des Diaphragma abdominale (Atembewegung) einen zentralen Einfluss auf sämtliche Körperregionen aus.

Verlauf: Basis phalangis distalis 2–5 (plantar), Tuberositas ossis naviculare, Os cuboideum, Basis ossis metatarsi 2 und 3 > M. flexor hallucis longus, M. flexor digitorum longus, M. tibialis posterior > Facies posterior tibiae/fibulae > Fascia poplitea > Gelenkkapsel Knie > Epicondylus medialis femoris

Dann erfolgt eine Unterteilung in den unteren posterioren und anterioren Abschnitt sowie danach folgend in den oberen posterioren, oberen mittleren und oberen anterioren Abschnitt:

- **unterer posteriorer Bereich:** M. adductor magnus/minimus (Septum intermusculare posterior) > Ramus ossis ischii > Diaphragma urogenitale > Os coccygis > Lig. longitudinale anterius > Wirbelkörper Lendenwirbelsäule (LWS)
- **unterer anteriorer Bereich:** Linea aspera > Septum intermusculare anterius > M. adductor brevis/longus > Trochanter minor > M. psoas major, M. iliacus, M. pectineus (Trigonum femorale) > Wirbelkörper LWS, Processi transversi L1–L5

- **oberer posteriorer Bereich:** Wirbelkörper LWS > Lig. longitudinale anterius, M. longus colli, M. longus capitis > Pars basilaris ossis occipitalis
- **oberer mittlerer Bereich:** Wirbelkörper LWS > Crus mediale/laterale des Diaphragma abdominale, Centrum tendineum > Mediastinum, Perikard, Pleura parietalis > Lig. longitudinale anterius, Fascia cervicalis (Lamina praevertebralis), Raphe pharyngis, Mm. scaleni > Faszie des M. scalenus medius > Processi transversi C2–C7, Pars basilaris ossis occipitalis
- **oberer anteriorer Bereich:** Wirbelkörper LWS > Crus mediale/laterale des Diaphragma abdominale, Centrum tendineum > ventral Pars costalis (Diaphragma abdominale) > Processus xiphoideus, dorsale Seite der Cartilago costalis > Fascia endothoracica, M. transversus thoracis > dorsale Seite Manubrium > Mm. infrahyoidei (M. omohyoideus, M. sternohyoideus), Lamina praetrachealis > Os hyoideum > Mm. suprahyoidei (M. digastricus, M. hypoglossus, M. mylohyoideus, M. genohyoideus) > Mandibula > M. masseter (> Arcus zygomaticus) > M. temporalis > Fossa temporalis > medial, Mm. pterygoideus lateralis/medialis > Os sphenoidale (> Processus pterygoideus, Ala major ossis sphenoidalis)

Myers (2010, S.6 u. 88) spricht in seinem Modell von myofaszialen Meridianen und anatomischen Zuglinien, die Spannung und Bewegung durch den Körper leiten. Sie haben einen Einfluss auf Haltung und Bewegung. Das Modell eignet sich zur **Haltungsanalyse**, weil die Funktion dieses Systems als Basis der Fixation/Stabilität dient.

Für die **Bewegungsanalyse** stellt sich nun die Frage, welche (gestörte) myofasziale Wirkungskette den Körper bei Basisbewegungen, die die Grundlage komplexer sportlicher Bewegungen sind, beeinträchtigt. Welche Struktur stört die kinetische myofasziale Wirkungskette (Boyle 2010)?

! Beachte: Durch den Bewegungsaspekt wird in Abgrenzung zu den anatomischen Zügen und myofaszialen Meridianen nach Myers hier von myofaszialen Wirkungsketten gesprochen.

Ausgangspunkt der Analyse sind standardisierte Bewegungen, die unter Berücksichtigung der myofaszialen Wirkungsketten körperliche Strukturen auf Beweglichkeit und Koordination prüfen.

Auch Hypermobilität kann Störungen in korrespondierenden Strukturen verursachen. Sie können andernorts zu Verkürzungen und/oder Instabilität führen, die damit die Feinmotorik stören.

3 Diagnostik in der Sportosteopathie

Dieses Kapitel gibt einen kurzen Überblick zum Grundprinzip körperlicher Leistungssteigerung und zu den Testverfahren, die eine sportliche Leistung beurteilen. Ergänzend werden insbesondere Beweglichkeit und Koordination in das Thema der motorischen Hauptbeanspruchungsformen eingeführt. Grundlegende Aspekte des Bewegungslernens schließen das Kapitel ab.

Die Basis, um grundsätzlich sportliche Leistungsfähigkeit zu entwickeln, ist das funktionelle Zusammenspiel des neuromuskulären und des energetischen Systems:

- Unter dem **neuromuskulären System** versteht man die Koordination von Bewegung, das Steuern und Regeln von Bewegung (z.B. Anlauf- und Absprungtechnik beim Weitsprung).
- Das **energetische System** umfasst das Bereitstellen, Freisetzen und Wiederaufbauen von Energie (z.B. das Wiederauffüllen der Glykogenspeicher in Muskulatur und Leber nach Ausdauerbelastung).

Je nach Sportart überwiegt eines dieser Systeme. Sportarten, die vermehrt koordinativ beanspruchend sind (z.B. Speerwurf), fordern mehr das zentralnervöse, ausdauerbetonte Sportarten dagegen vermehrt das energetische System.

Es besteht eine Vielzahl an Faktoren, die die sportliche Leistungsfähigkeit beeinflussen (▶ **Abb. 3.1**).

! Beachte: Der grundlegende Mechanismus für die Wechselwirkung von Faktoren und sportlicher Leistungsfähigkeit ist das Prinzip der Adaptation. Je spezifischer ein Reiz ist, desto spezifischer ist die Anpassung.

Adaptation. Adaptation bedeutet Anpassung. Jeder Organismus reagiert auf überschwellige Reize. Das bedeutet, dass der Organismus durch den Belastungsreiz aus seinem Gleichgewicht gebracht wird. Die konstanten biochemischen Prozesse des Organismus, die für das Überleben wichtig sind, werden gestört. Die Folge ist, dass der Organismus bestrebt ist, die durch den Reiz ausgelösten Belastungen besser zu bewältigen – mit dem Ziel,

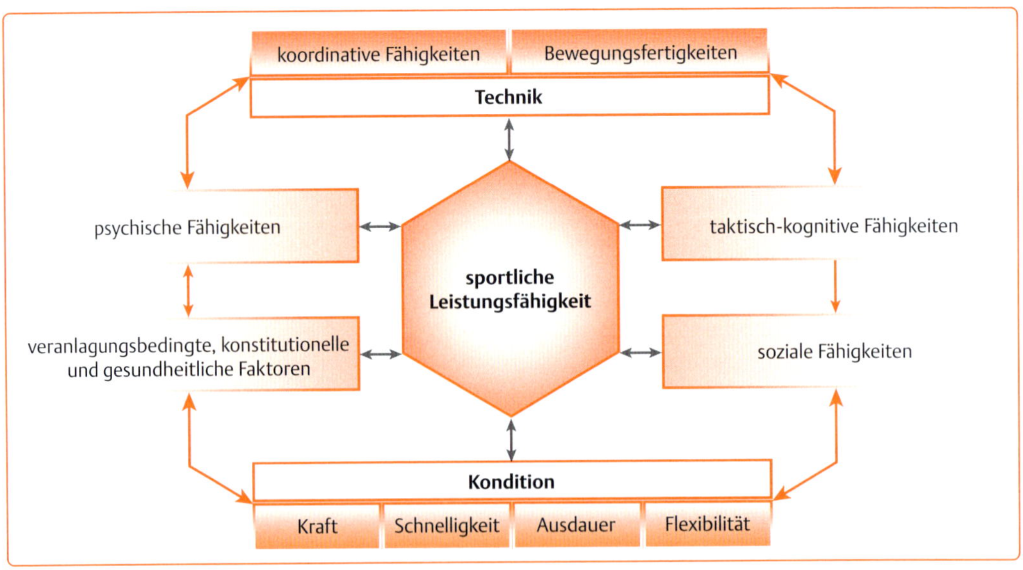

▶ **Abb. 3.1** Vereinfachtes Modell der Komponenten der sportlichen Leistungsfähigkeit.
(Quelle: Spitta Verlag GmbH & Co. KG, Optimales Training, 16. Aufl., J. Weineck, 2009, S. 25)

das Gleichgewicht (Homöostase) wiederherzustellen.

Nach einer Ausdauerbelastung (katabole Situation, d.h. leere Glykogenspeicher) werden die Speicher vermehrt wieder gefüllt (anabole Reaktion). Darüber hinaus finden auch strukturelle Anpassungen statt, z.B. beim Krafttraining eine qualitative Anpassung durch verbesserte intra- und intermuskuläre Koordination sowie quantitative Anpassung durch Muskelquerschnittzunahme und erhöhte Muskelfaseranzahl.

Das bedeutet, Training erfordert immer wieder eine Anpassung des Organismus an die Belastung und führt nur dann zur gewünschten sportlichen Leistungssteigerung, wenn die Belastung (angepasst an Sportart, Trainingszyklus, Alter des Sportlers, Entwicklungsstand, individuelle Voraussetzungen) und Erholung aufeinander abgestimmt werden.

Daraus ergibt sich die Zielsetzung der Trainingslehre: Trainingsprozesse sinnvoll gestalten, planen, steuern, durchführen und bewerten.

Aus dieser Erkenntnis heraus haben sich die nachfolgenden Testverfahren bewährt.

3.1 Testverfahren zur Beurteilung sportlicher Leistungen

Grundsätzlich sind leistungsdiagnostische Tests als Kontrollverfahren zu sehen. Sie erfassen motorische Persönlichkeitsmerkmale und geben eine Einschätzung über das vorher definierte sportliche Leistungsvermögen der Person (Weineck u. Weineck 2010c, S.111).

3.1.1 Leistungsdiagnostik

„Die Leistungsdiagnostik beinhaltet das Erkennen und Benennen des individuellen Niveaus der leistungsbestimmenden Komponenten oder eines komplexen sportlichen Leistungszustandes durch das Erheben von Testwerten." (Weineck u. Weineck 2010a, S.46)

Es gibt verschiedene Möglichkeiten, um Leistung zu erfassen (Weineck u. Weineck 2010a, S.46):

- Sportmedizinische Verfahren erfassen u.a. die Funktion des kardiopulmonalen und des neuromuskulären Systems.
- Biomechanische Verfahren beurteilen mechanische Größen (Drehmomente, Rotationsgeschwindigkeit, Absprungwinkel etc.), um die Dynamik und die Kinematik (räumlich-zeitliche Bewegung des Körpers im Raum) zu erfassen.
- Biochemische Testverfahren dokumentieren u.a. die Regulation des Stoffwechsels bei Belastung, z.B. durch Bestimmung der Laktatwerte bei einer Ausdauerbelastung (Blutentnahme).
- Sportpsychologische Tests erfassen über Interview/Befragung z.B. das Motivationsniveau des Sportlers.
- Sportmotorische Tests erfassen motorische Fähigkeiten, wie Kraft, Schnelligkeit, Beweglichkeit, Koordination etc.

Leistungsdiagnostische Tests können sowohl die aktuelle Leistungsfähigkeit des Sportlers bestimmen als auch langfristige Leistungssteigerungen erfassen. Sie sind deshalb wichtig für die Trainingssteuerung, Trainingsplanung und behandlungstechnische Perspektiven (Weineck u. Weineck 2010c, S.112).

3.1.2 Sportmotorische Tests

Im Rahmen der sportosteopathischen Untersuchung sind in erster Linie die sportmotorischen Tests von Interesse.

Das Besondere bei den sportmotorischen Testverfahren ist, dass auf „Fähigkeitskonzepte" (Banzer et al. 2004, S.72) zurückgegriffen wird. Hierbei geht es nicht um das Messen von Steuerungsprozessen; vielmehr wird eine gezeigte Bewegungsleistung über „nicht direkt beobachtbare, motorische Fähigkeiten" (Banzer et al. 2004, S.72) erklärt.

! Beachte: Motorische Fähigkeiten bestimmen die Qualität einer Bewegungsleistung.

Was sind motorische Fähigkeiten?

Wenn man die konditionellen von den koordinativen Fähigkeiten unterscheidet, kann in einer weiteren Untergliederung in motorische Hauptbeanspruchungsformen wie Ausdauer, Kraft, Schnelligkeit, Koordination und Beweglichkeit unterschieden werden.

Ausdauer, Kraft, Schnelligkeit und Koordination können darüber hinaus jeweils nach Dauer,

Intensität und Umfang untergliedert werden, und zwar in aerobe Ausdauer, anaerobe Ausdauer, Kraftausdauer, Maximalkraft, Schnellkraft, Aktionsschnelligkeit, Reaktionsschnelligkeit, Koordination unter Zeitdruck und Koordination bei Präzisionsaufgaben (▸ Abb. 3.2). Beweglichkeit kann laut Bös (2003) nicht präzise der Koordination oder Kondition zugeordnet werden.

Beweglichkeit. Die Beweglichkeit (auch Flexibilität, Gelenkigkeit, Dehnungsfähigkeit genannt) ist maßgeblich für eine gute Bewegungsausführung. Beteiligte Strukturen, die die Beweglichkeit bestimmen, sind das Bewegungsausmaß eines Gelenks, der Muskeltonus, bindegewebige muskuläre Begleitstrukturen (Titin- und Nebulinfilamente) und Muskelfaszien (Weineck u. Weineck 2010 b, S. 16). Faszien und Muskeln werden aus osteopathischer Sicht als myofasziale Strukturen bezeichnet.

Definiert man die sportmotorische Beweglichkeit, dann ist Beweglichkeit die Fähigkeit, Bewegungen mit einer größtmöglichen Bewegungsamplitude (Schwingungsweite) in einem oder mehreren Gelenken auszuführen (Weineck u. Weineck 2010 b, S. 15).

! Beachte: Beweglichkeitstraining kann nicht durch einen anderen Trainingsbestandteil kompensatorisch ersetzt werden.

Die Bewegungsausführung wird durch eine unzureichende Beweglichkeit, die die qualitative und quantitative Schwingungsweite stört, beeinträchtigt, weil die Bewegung nicht optimal dynamisch und auch nicht optimal räumlich/zeitlich durchgeführt werden kann. Eine verminderte Beweglichkeit beeinträchtigt auch die koordinativen/technischen Leistungsbereiche.

Die konditionellen Fähigkeiten können ökonomischer entfaltet werden, weil das Zusammenspiel von Agonisten und Antagonisten ausgeglichen ist und keine einseitigen Widerstände (mangelnde Beweglichkeit oder unphysiologische Hypermobilität) überwunden werden müssen (Weineck u. Weineck 2010 b, S. 16).

Beweglichkeitstraining dient der Prophylaxe von Verletzungen. Eine verminderte Beweglichkeit führt zur Abnahme an elastischen Fasern, ein reduzierter Anteil elastischer kollagener Fasern wiederum zur Verfestigung. Dadurch können bewegungstechnische Belastungsspitzen nicht gut abgefedert werden, die anatomischen Strukturen kommen verstärkt unter unphysiologischen Zug.

Myofasziale Dysbalancen können zu Haltungsproblemen führen. Ein hypertoner Muskel kann langfristig zur Muskelverkürzung führen. Einseitige Dauerbelastungen rufen ebenfalls Verkürzungen in allen beteiligten Geweben hervor.

Koordination. Koordinative Fähigkeiten wurden früher auch mit dem Synonym Gewandtheit umschrieben. Sie umfassen im eigentlichen Sinne die Abstimmung von motorischen Aktionen gemäß der Situation, Sicherheit, Ökonomie sowie das Lernen einer sportlichen Bewegung (Weineck u. Weineck 2010 b, S. 181 f.). Koordination wird in 7 Komponenten unterteilt, die in der Regel im Ver-

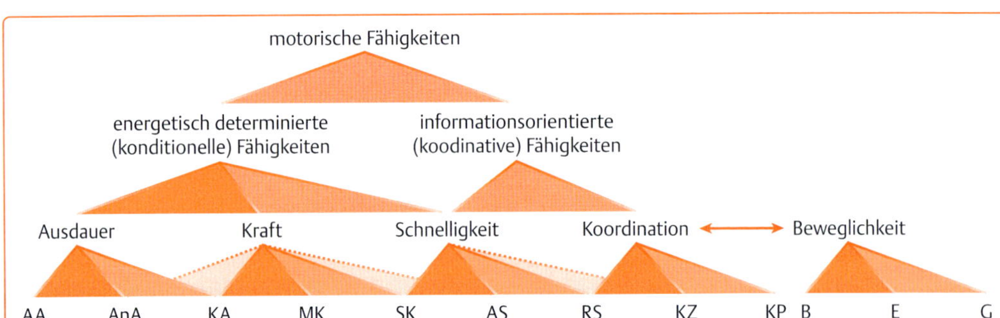

▸ **Abb. 3.2** Systematisierung motorischer Fähigkeiten (modifiziert nach Bös 2003, S. 86). AA = aerobe Ausdauer, AnA = anaerobe Ausdauer, KA = Kraftausdauer, MK = Maximalkraft, SK = Schnellkraft, AS = Aktionsschnelligkeit, RS = Reaktionsschnelligkeit, KZ = Koordination unter Zeitdruck, KP = Koordination bei Präzisionsaufgaben, B = Beweglichkeit, E = Elastizität, G = Gelenkigkeit (modifiziert nach Bos R. Handbuch Motorische Tests. Göttingen: Hogrefe; 1987).

bund auftreten und nicht eindeutig voneinander abzugrenzen sind:

- **kinästhetische Differenzierungsfähigkeit:** Feinabstimmung einzelner Bewegungsabschnitte und Körperbewegungen zur exakten Bewegungsausführung
  Beispiel: 2 Spielpartner werfen sich einander gegenseitig einen Ball über unterschiedliche Distanzen zu. Gemäß der Entfernung muss der Werfer unterschiedlich stark die Bewegungsenergie aus der Arm-, Rumpf- und Beinmuskulatur, die faszial miteinander vernetzt ist, einsetzen.
- **Orientierungsfähigkeit:** schnelles Erfassen der Körperlage und -position im Raum, auch in der Bewegung (Timing)
  Beispiel: Fußballpass in den Lauf des Mitspielers
- **Gleichgewichtsfähigkeit:** Ausbalancieren des eigenen Körpers auf variierenden Unterlagen oder z. B. im Einbeinstand
  Beispiel: Balancieren auf dem Schwebebalken
- **Reaktionsfähigkeit:** schnelle Umsetzung zielgerichteter Bewegungen
  Beispiel: plötzliche Ballabgabe beim Handballspiel, weil ein gegnerischer Spieler den geplanten Laufweg verstellt
- **Umstellungsfähigkeit:** Anpassen der sportlichen Bewegung an äußere Umweltbedingungen
  Beispiel: Beachvolleyball, Anpassung an sich ständig ändernde äußere Einflüsse, z. B. Wetter, Örtlichkeit (Sonne, Windrichtung und -stärke, Sandboden)
- **Rhythmisierungsfähigkeit:** Aufnehmen des Bewegungsgleichmaßes und Umsetzung in Bewegung
  Beispiele: Spielrhythmus beim Tennisspiel, Laufrhythmus beim Sprint, Tanzrhythmus beim Rock'n Roll
- **Kopplungsfähigkeit:** räumliche, zeitliche Ausrichtung der Bewegung auf ein bestimmtes Ziel
  Beispiel: Schmetterschlag beim Volleyball, den Ball im höchsten Punkt der Sprungbewegung treffen

Eine Verbesserung der koordinativen Fähigkeiten folgt, wenn die einzelnen Anteile der Koordination zielgerichtet diagnostiziert und entwickelt werden. Dies gilt ebenso für das Training der Kondition (bestehend aus Kraft, Schnelligkeit, Ausdauer und Beweglichkeit). Auch hier werden sportartspezifisch die einzelnen Anteile geprüft und trainiert.

Bezogen auf den Sport treten koordinative Fähigkeiten selten allein, sondern im sportartspezifischen Kontext auf.

Für den Volleyballspieler sind koordinierte Fähigkeiten für dosierte und zielgenaue Zuspiele (Differenzierungsfähigkeit, Orientierung) sowie der Anlauf und Absprung zum anschließenden Schmetterschlag (Reaktions-, Kopplungsfähigkeit) wesentlich bedeutsamer als vergleichsweise für den Bewegungsablauf des Langstreckenläufers.

3.1.3 Integration der Osteopathie

Aus den bisherigen Ausführungen wird deutlich, dass Beweglichkeit und Koordination grundlegend für eine sportmotorische Bewegungsleistung sind. In der Osteopathie wird im weiteren Sinne nach Bewegungseinschränkungen gesucht – sowohl lokal als auch körperregionübergreifend. Erfasst werden:

- parietale Dysfunktionen (Gelenkblockaden)
- myofasziale Dysfunktionen (Adhäsionen im myofaszialen Gewebe, Muskelverkürzungen)
- viszerale Dysfunktionen (Ptosen, eingeschränkte Beweglichkeit einzelner Organe)
- kraniosakrale Dysfunktionen (Gelenkblockaden, myofasziale Bewegungseinschränkungen)

! Beachte: Bei der sportosteopathischen Testreihe geht es insbesondere um die Gesamtheit von kinematischen myofaszialen Wirkungsketten bei koordinierter Bewegung (mehrgelenkige Züge).

Daher ist das Konzept der sportosteopathischen Untersuchung schwerpunktmäßig auf die motorischen Fähigkeiten der Beweglichkeit und Koordination (Gleichgewichtsfähigkeit, Kopplungsfähigkeit) ausgerichtet.

3.2

Bewegungstests unter osteopathischen Gesichtspunkten

Wie soeben erläutert, ist die Beweglichkeit maßgeblich für eine gute Bewegungsausführung. Beteiligte Strukturen, die die Beweglichkeit bestimmen, sind die Gelenke, Muskeln und myofaszialen Gewebe (▶ S. 20). Daraus ergeben sich die kinematischen myofaszialen Wirkungsketten, die sich über mehrere Gelenk- und Körperregionen erstrecken (▶ S. 6 ff.).

3.2.1 Beweglichkeit und Koordination

Die aktive Beweglichkeit wird im sportmotorischen Test geprüft, die passive Beweglichkeit in der osteopathischen Untersuchungsreihe, um die Bewegungsreserve zu erfassen.

Bewegungsreserve. Die Bewegungsreserve ist die Differenz zwischen aktiver und passiver Beweglichkeit (durch Einwirkung von Kräften von außen, wie Partnerdruck, -zug). Sie gibt einen Anhaltspunkt auf die „Verbesserungsmöglichkeiten der aktiven Beweglichkeit durch eine gezielte Kräftigung der Agonisten bzw. vermehrte Dehnung der Antagonisten" (Weineck u. Weineck 2010 b, S. 18).

! Beachte: Aus osteopathischer Sicht sind die Zugrichtungen über mehrere Gelenke, mehrere Körperregionen von großer Wichtigkeit.

Im Rahmen der Testauswahl für den sportosteopathischen Bereich werden mit den koordinativen Komponenten schwerpunktmäßig die Gleichgewichts- (Stabilität) und Kopplungsfähigkeit geprüft.

Basisbewegung. Die ausgewählten Bewegungstests spiegeln grundlegende Bewegungen einer Ganzkörperbewegung wider. Die dabei entstehenden kinematischen, myofaszialen Wirkungsketten verbinden alle an der Bewegung beteiligten Gelenke, Faszien (d. h. auch sehnige und bandartige Strukturen) und Muskeln.

Diese Basisbewegungen bzw. Grundbewegungsmuster finden sich mehr oder weniger in allen sportlichen Bewegungen. Das bedeutet für die Auswertung, wenn Basisbewegungen gestört sind, dies auch Ursache für Verschlechterung/Stagnation der sportlichen Leistungsfähigkeit sein kann. Störungen im Bewegungslernen und Verletzungsanfälligkeit können auch hier ihre Ursache haben.

Bewegungskoordination. Bewegungskoordination kann anhand von qualitativen Bewegungsmerkmalen beurteilt werden, die grundlegend für eine Bewegungsvorstellung sind. Die Bewegungsmerkmale stehen im engen Zusammenhang mit den Basisbewegungen.

Grundsätzlich gilt, dass die sportliche Bewegung einen hochkomplexen Funktionszusammenhang darstellt, der in seiner Gesamtheit bisher nicht durch nur ein einzelnes Verfahren erfasst werden kann.

Bewegungsvorstellung. Die Bewegungsvorstellung ist Voraussetzung für motorisches Lernen, denn sie führt die Bewegungsausführung, speichert und reguliert bewegungsbeeinflussende Faktoren. Die Vorgabe des Sollwerts (optimale Bewegung) ist grundlegend für das Bewegungslernen und für die qualitative Verbesserung der sportlichen Leistung.

Es folgt das Beispiel einer einfachen Bewegungsaufgabe, die die Bedeutung der Bewegungsvorstellung und der Grundbewegungsmuster verdeutlicht:

- Bewegungsaufgabe: Übender soll auf ein Blatt Papier den Buchstaben „A" schreiben.
- Aufgabensteller sagt zum Übenden: „Schreibe den Buchstaben ‚A'."
  Damit ist aber noch nicht festgelegt in welcher Art und Weise der Buchstabe geschrieben werden soll: groß oder klein (a, A)? Schreibtyp: A *A* **A** ***A*** a *a* **a** ***a***?
- Konkretisierung durch Aufgabensteller: „Schreibe den Buchstaben ‚A' als großen Druckbuchstaben."
- Übender stellt sich das „A" vor und schreibt: **A**
- Rückmeldung vom Aufgabensteller: „Schreibe das ‚A' mit dünner Linienführung, führe den Stift mit nur leichtem Druck über das Papier (verbale Bewegungskorrektur)."
- Übender stellt sich die korrekte Stiftführung vor und schreibt (im besten Fall): A

Ist das Ergebnis nicht zufriedenstellend, so kann das unterschiedlichste Gründe haben: z.B. Übender weiß nicht genau, wie der Buchstabe aussieht, oder die Bewegungsvorstellung „verminderter Aufpressdruck des Stifts" ist noch nicht umgesetzt, weil dazu die Hand locker über das Papier geführt werden muss, oder die motorische Fähigkeit des Schreibens ist an sich noch nicht genügend ausgeprägt etc.

Zuerst müsste allerdings geprüft werden: Kann der Übende den Stift überhaupt richtig halten?

Denn das Grundbewegungsmuster des Schreibens ist die Greifbewegung der Finger: Der Übende muss mit Daumen, Zeigefinger, Mittelfinger den Stift halten können. Kann er das nicht, dann ist es ihm auch nicht möglich, eine deutlich komplexere Aufgabe zu lösen.

! Beachte: Über den Regelkreislauf Soll-Ist-Wert-Vergleich (Bewegungsvorgabe – Bewegungsvorstellung – Bewegungsausführung) muss eine Bewegungskorrektur erfolgen, um die Bewegungsvorstellung zu optimieren.

Bewegungslernen. Bewegungslernen führt wie jeder Lernprozess zu Adaptionen im ZNS. Folge: Es kommt zu neuen synaptischen Verbindungen bei entsprechendem Reiz. Bewegungslernen findet im Kopf statt.

Das Kleinhirn ist besonders bei schnellen Bewegungen für die Feinabstimmung der beteiligten Muskeln zuständig. Bewegungsaufgaben werden vom Großhirn gelöst, das wiederum auf die gespeicherten Bewegungsprogramme im Kleinhirn zurückgreift. Die Exaktheit der gespeicherten Bewegungsprogramme ist davon abhängig, wie oft, auf welche Art und Weise und wie lange eine Bewegung trainiert worden ist.

Sind Basisbewegungen gestört (▶ **Abb. 3.3**), so ist dies schon ein Faktor, der der Optimierung der Bewegung im Wege steht.

In der sportosteopathischen Bewegungstestreihe werden insbesondere die motorischen Fähigkeiten Beweglichkeit und Koordination (Gleichgewichtsfähigkeit, Kopplungsfähigkeit) getestet. Diese Fähigkeiten sind als Basis für sportliche Bewegung von Bedeutung.

! Beachte: Sind Basisbewegungen gestört, können komplexe Bewegungen hierdurch beeinträchtigt und nicht effizient sein. Die kinematischen myofaszialen Wirkungsketten sind zum einen das verbindende Element von Teilbewegungen und zum anderen stabilisierend für die Körperspannung.

3.2.2 Sportosteopathische Bewegungstestreihe

In diesem Abschnitt geht es um die Bewegungsanalyse mit der Leitfrage, welche myofasziale Wirkungskette oder welche Teile der Wirkungskette den Ablauf einer sportlichen Bewegung beeinträchtigen können.

Ursachen für Beeinträchtigungen der myofaszialen Wirkungskette können u.a. sein:

- eine zu sehr stabilisierende oder hypermobile myofasziale Wirkungskette,
- die nicht optimale Weiterleitung der Muskelkraft und Bewegungsenergie, wenn eine/mehrere Gelenkblockade(n) den myofaszialen Zug behindern.

Hierzu wird eine Bewegungstestreihenfolge vorgestellt, die die verschiedenen myofaszialen Wirkungsketten prüft.

Zunächst werden mögliche Dysfunktionen einzelner Strukturen in der jeweiligen Wirkungskette aufgezeigt. Sie können die Funktion der Kette stö-

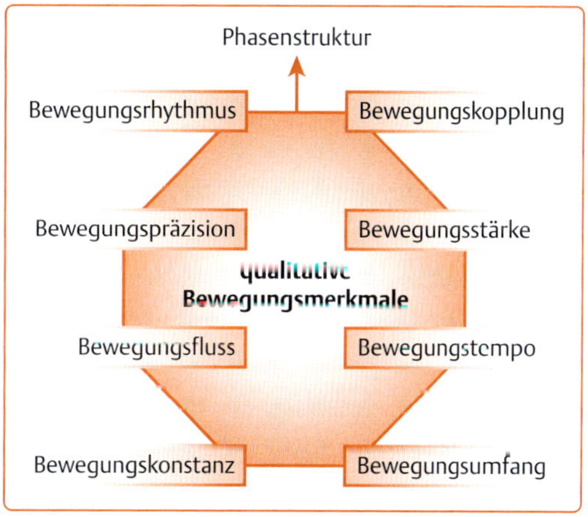

▶ **Abb. 3.3** Qualitative Bewegungsmerkmale (Weineck u. Weineck 2010c, S. 76).

ren. Das heißt, der Übende wird bei der Testbewegung die Anfangs- und/oder Endposition nicht korrekt einnehmen können.

Bei jeder Testbewegung werden mit unterschiedlicher Gewichtung verschiedene myofasziale Wirkungsketten beansprucht.

Dysfunktionen innerhalb der myofaszialen Wirkungsketten

Im Folgenden sind die einschränkenden Faktoren für die Wirksamkeit der jeweiligen myofaszialen Wirkungsketten aufgelistet:

- **tiefe Frontallinie:**
  - Dysfunktion Zehengrundgelenke, unteres Sprunggelenk
  - Verkürzung M. tibialis posterior
  - Adhäsion Band-Kapsel-Apparat Knie
  - Verkürzung Adduktorenmuskelgruppe
  - Dysfunktion Os ilium/Os pubis
  - Adhäsion Diaphragma urogenitale/ M. psoas major
  - Dysfunktion Os coccygis
  - Dysfunktion LWS
  - Adhäsion Diaphragma abdominale
  - myofasziale Dysfunktion Mediastinum/Fascia endothoracica, Lamina praetrachealis
  - Dysfunktion Os hyoideum/Mandibula
  - Verkürzung Mm. scaleni, M. masseter
  - Dysfunktion C2–C7
  - Dysfunktion SSB
- **Laterallinien:**
  - Dysfunktion Os metatarsale 1
  - Verkürzung Mm. fibularis longus, brevis
  - Dysfunktion Caput fibulae
  - Adhäsion Tractus iliotibialis
  - Verkürzung Mm. glutei
  - Dysfunktion Os ilium
  - Adhäsion Mm. intercostales interni/externi
  - Dysfunktion Rippe 1 und 2
  - Verkürzung M. sternocleidomastoideus
- **Spirallinien:**
  - Dysfunktion Os occiput
  - Verkürzung M. splenius
  - Dysfunktion C6–Th5
  - Verkürzung M. rhomboideus
  - Adhäsion Schulterblattgleitlager
  - Dysfunktion Os ilium
  - Adhäsion Tractus iliotibialis
  - Dysfunktion Knie
  - Verkürzung M. tibialis anterior
  - Dysfunktion Metatarsale 1
  - Verkürzung M. fibularis longus
  - Dysfunktion Caput fibulae
  - Verkürzung M. biceps femoris
  - Dysfunktion Iliosakralgelenk (ISG)
  - Adhäsion Fascia sacrolumbale
  - verkürzter M. erector spinae
- **oberflächliche Frontallinie:**
  - Verkürzung Zehenstreckermuskeln, M. tibialis anterior
  - Dysfunktion Knie
  - Verkürzung M. quadriceps
  - Dysfunktion Os ilium/Os pubis
  - Adhäsion M. rectus abdominis, M. pyramidalis
  - Dysfunktion Rippe 5
  - Verkürzung M. sternocleidomastoideus
  - Dysfunktion Os temporale
- **oberflächliche Rückenlinie:**
  - verkürzte M. abductor hallucis, M. abductor digiti minimi
  - Adhäsion Fascia plantaris
  - Dysfunktion Os calcaneus
  - verkürzter M. gastrocnemius
  - Dysfunktion Knie
  - verkürzte ischiokrurale Muskulatur
  - Dysfunktion ISG
  - Verkürzung M. erector spinae
  - Adhäsion Fascia sacrolumbale
  - Dysfunktion Okziput
- **oberflächliche rückwärtige Armlinie:**
  - Dysfunktion C7–Th3
  - Verkürzung M. trapezius
  - Dysfunktion Schulterblattgleitlager
  - Adhäsion Septum intermusculare brachii laterale
  - Dysfunktion Ellenbogengelenk
  - Verkürzung Fingerextensorenmuskeln
  - Adhäsion Retinaculum extensorum
- **tiefe rückwärtige Armlinie:**
  - Dysfunktion C1–C4, C7–Th3
  - Verkürzung M. levator scapulae, Mm. rhomboidei
  - Dysfunktion Schulterblattgleitlager
  - Verkürzung M. supraspinatus, Rotatorenmanschette
  - Dysfunktion Schultergelenk
  - Verkürzung M. triceps brachii
  - Dysfunktion Ellenbogengelenk
  - Adhäsion Membrana interossea/Periost

  - Dysfunktion Handgelenk/Handwurzelknochen
- **oberflächliche frontale Armlinie:**
  - Dysfunktion Klavikula
  - Verkürzung M. pectoralis
  - Dysfunktion Schultergelenk
  - Adhäsion Septum intermusculare brachii mediale
  - Dysfunktion Ellenbogengelenk
  - Verkürzung Fingerbeugemuskulatur
  - Adhäsion Karpaltunnel, Palmaraponeurose
- **tiefe frontale Armlinie:**
  - Dysfunktion Rippe 3–5
  - Adhäsion Fascia clavipectoralis, Verkürzung M. pectoralis minor
  - Dysfunktion Schulterblattgleitlager
  - Verkürzung M. biceps brachii
  - Dysfunktion Ellenbogengelenk
  - Adhäsion Lig. collaterale carpi radiale
  - Dysfunktion Os scaphoideum, Os trapezium, Metakarpale 1
- **funktionelle Rückenlinie:**
  - Dysfunktion Schultergelenk
  - Adhäsion Fascia thoracolumbalis
  - Dysfunktion Os sacrum
  - Adhäsion M. vastus lateralis
  - Dysfunktion Knie
  - Adhäsion anteriores Kompartment Unterschenkel
  - Dysfunktion Os cuneiforme mediale
- **funktionelle Frontallinie:**
  - Dysfunktion Schultergelenk
  - Verkürzung M. pectoralis major
  - Dysfunktion Rippe 5 und 6
  - Adhäsion lateraler Rand Aponeurosis abdominalis
  - Dysfunktion Symphysis pubica
  - Verkürzung M. adductor longus

Bewegungstest Steigeschritt (nach Cook 2011)

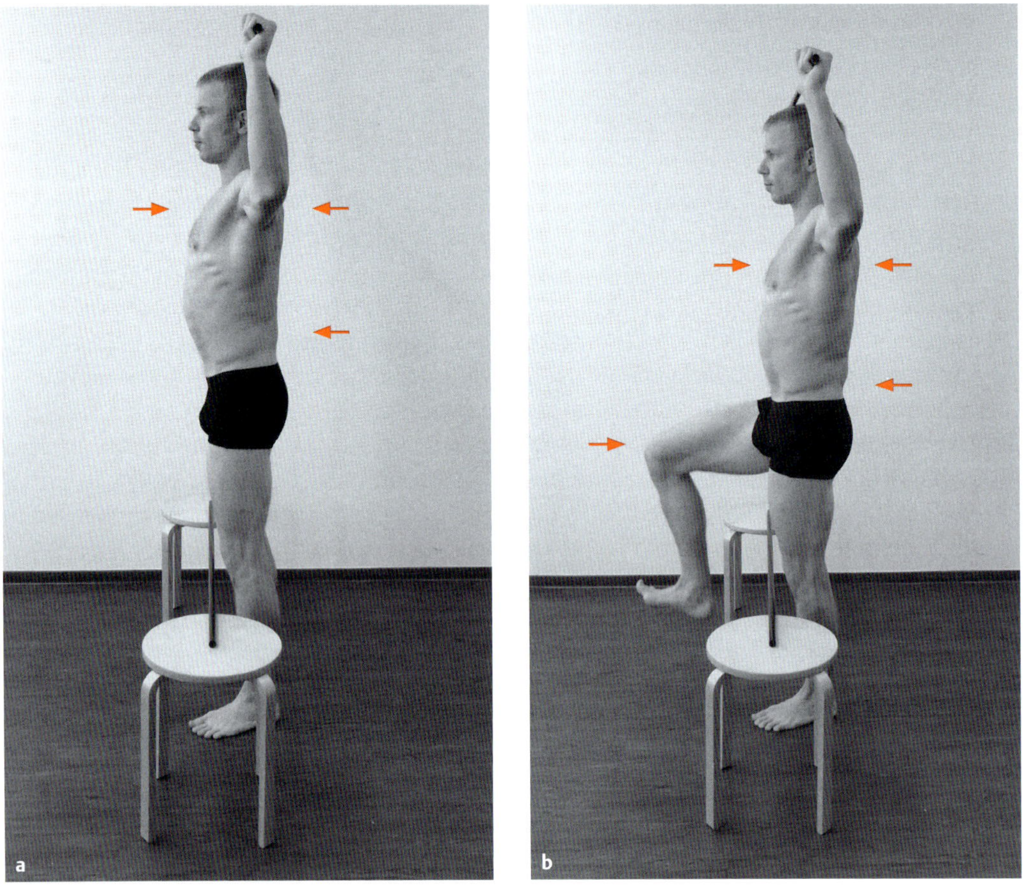

▶ **Abb. 3.4** Bewegungstest Steigeschritt.
a Ausgangsposition.
b Steigeschritt.

Vorbereitung. Steigehöhe wird durch einen Stab festgelegt (Orientierung: Höhe Tuberositas tibiae).

Testbeschreibung:
Ausgangsposition (▶ Abb. 3.4 a):

- Testperson steht vor dem Stab (Fußspitzen unter dem Stab).
- Stab wird über dem Scheitel positioniert.

Bewegungsausführung:

- Testperson steigt mit dem Spielbein so weit hoch, bis sie ohne Berührung des Stabes den Fuß über die Barriere führen kann (▶ Abb. 3.4 b).
- Ferse vom Spielbein touchiert den Boden hinter dem Stab (**keine** Gewichtsverlagerung vom Stand- auf das Spielbein!).
- Nach dem kurzzeitigen Fersen-Boden-Kontakt wird das Bein in gleicher Weise wieder zurückgeführt.
- Testperson steht wieder in Ausgangsstellung.
- Seitenwechsel

Methodik/Didaktik. Dem Übenden wird der Bewegungsablauf in einer Bilderreihe/Video oder als Demonstration gezeigt. Danach kann die Bewegungsaufgabe 3–4 × geübt werden, damit die Testperson eine gute Bewegungsvorstellung entwickeln kann.

Das ist gewollt, denn der Übende soll nicht in seiner Schnelligkeit von Bewegungsvorstellungen und Umsetzung geprüft werden, sondern es sollen strukturelle Defizite überprüft werden, die sich, wenn vorhanden, auch nach dem Einüben zeigen.

Kriterien für die korrekte Durchführung:

- sicherer Stand bei Steigebewegung
- senkrechtes Anheben des Beines, ohne in der Hüfte auszuweichen (Außen-/Innenrotation)
- Oberkörper bleibt während der Bewegung aufrecht und stabil, bewegt sich nicht nach vorne.
- Stab wird während der gesamten Bewegung waagerecht gehalten.
- Ferse touchiert nur den Boden.
- Körpergewicht bleibt während der Bewegung immer auf dem Standbein.

Geprüft wird bei dieser myofaszialen Wirkungskette vorwiegend das funktionelle Zusammenspiel der:

- oberflächlichen Rückenlinie (▶ S. 7)
- oberflächlichen Frontallinie (▶ S. 8)
- tiefen Frontallinie (▶ S. 16)
- lateralen Linien (▶ S. 9)
- Spirallinien (▶ S. 10)

In der Ausgangsposition werden geprüft:

- ausgewogene Haltung
- Rumpfstabilität
- funktionelle Standlinie untere Extremität, Becken, Rumpf, Kopf, Arme

Während der Bewegung werden geprüft:

- Bewegungsfluss (Koordination)
- Symmetrie der Bewegung (Seitenvergleich)
- Bewegungssicherheit (Gleichgewicht)
- aktive Beugefähigkeit der Hüfte/Knie im Stand
- statische Haltekraft der Standbeinseite
- Flexibilität Schultergürtel

! Beachte: Für alle folgenden Bewegungstests gilt: Kann die Ausgangs- und/oder Endposition nicht korrekt eingenommen werden, müssen die beteiligten Strukturen detaillierter auf mögliche Dysfunktionen untersucht werden.

Bewegungstest Weitschritt mit Knie-Boden-Kontakt (nach Cook 2011)

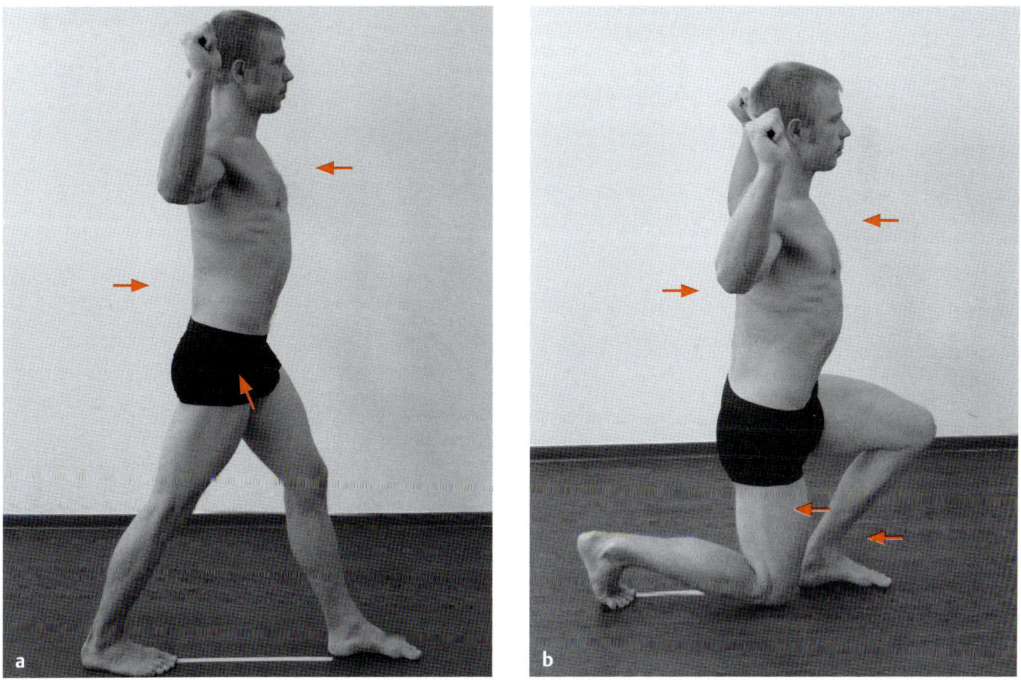

▶ **Abb. 3.5** Bewegungstest Weitschritt mit Knie-Boden-Kontakt.
a Ausgangsposition.
b Knie-Boden-Kontakt.

Vorbereitung. Ein Klebeband in der Länge des Unterschenkels der Testperson (Referenzpunkte: Fußsohle – Tuberositas tibiae) wird auf den Boden geklebt.

Testbeschreibung:
Ausgangsposition (▶ Abb. 3.5 a):

- Testperson steht in Schrittstellung auf dem Klebestreifen.
- Die Fußspitze des hinteren Beines ist am hinteren Ende des Klebestreifens aufgesetzt.
- Die Ferse des vorderen Beines ist am vorderen Ende des Klebestreifens aufgesetzt.
- Der Stab wird waagerecht auf Höhe des Hinterkopfes gehalten.

Bewegungsausführung:

- Testperson beugt das hintere Bein so weit, bis das Knie den Klebestreifen berührt (▶ Abb. 3.5 b).
- Sie kehrt dann in die Ausgangsposition zurück.
- Seitenwechsel

Methodik/Didaktik. s. Bewegungstest Steigeschritt (▶ S. 26)
Kriterien für die korrekte Durchführung:

- Fußspitzen zeigen während der gesamten Bewegung nach vorne.
- Das Knie berührt den Boden auf dem Klebestreifen.
- Der vordere Fuß bleibt mit der gesamten Sohle am Boden.
- Der Oberkörper bleibt aufrecht und bewegt sich bei der Bewegung in der vertikalen Ebene nach vorne.
- Der Stab wird während der gesamten Bewegung waagerecht gehalten.

Geprüft wird bei dieser myofaszialen Wirkungskette vorwiegend das funktionelle Zusammenspiel der:

- oberflächlichen Rückenlinie (▶ S. 7)
- oberflächlichen Frontallinie (▶ S. 8)
- tiefen Frontallinie (▶ S. 16)
- lateralen Linien (▶ S. 9)

In der Ausgangsposition werden geprüft:

- ausgewogene Haltung
- Rumpfstabilität
- funktionelle Standlinie untere Extremität, Becken, Rumpf, Kopf, Arme

In der Endposition werden geprüft:

- aktive Flexion Knie
- aktive Flexion/Extension Hüfte
- Körperspannung
- statisches Gleichgewicht im Kniestand
- Extension Sprunggelenke

Während der Bewegung werden geprüft:

- Bewegungsfluss (Koordination)
- Symmetrie der Bewegung
- Bewegungssicherheit (Gleichgewicht)

Bewegungstest tiefe Hocke (nach Cook 2011)

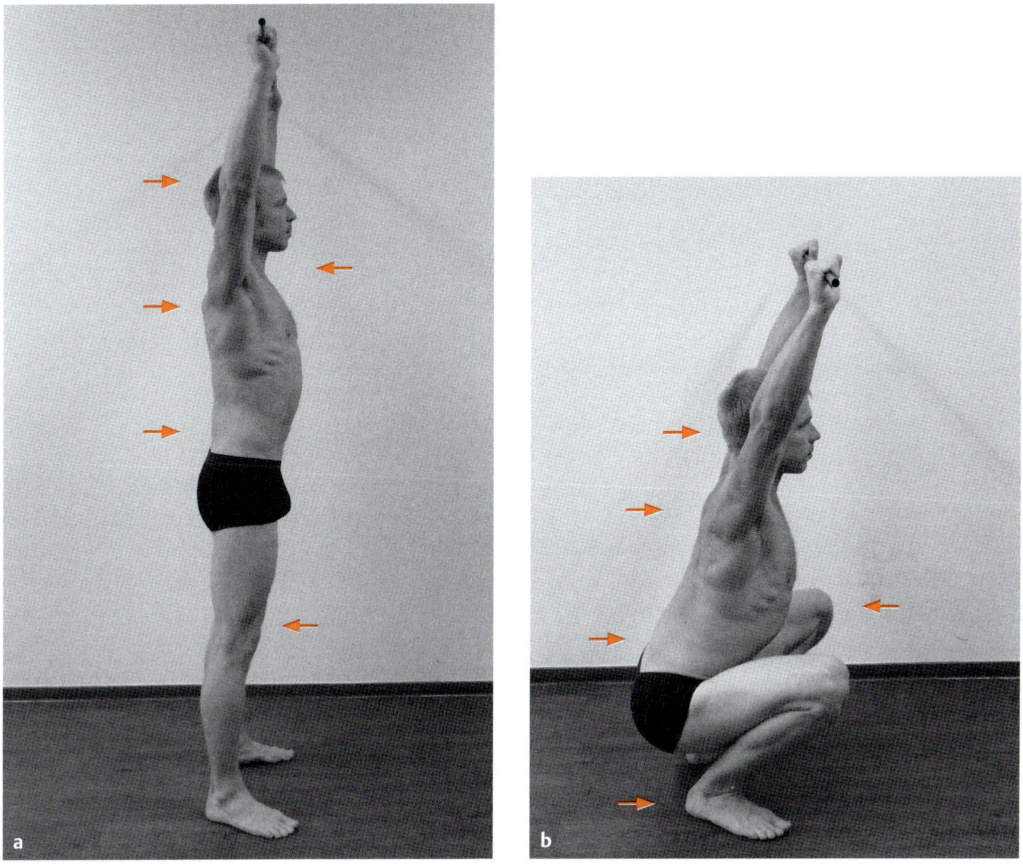

▶ **Abb. 3.6** Bewegungstest tiefe Hocke.
a Ausgangsposition.
b Tiefe Hocke.

Testbeschreibung:

Ausgangsposition (▶ **Abb. 3.6 a**):

- Testperson stellt Füße schulterbreit auf, der Rücken ist aufgerichtet/gestreckt.
- Arme fassen den Stab so, dass bei einer Abduktion von 90° im Schultergelenk auch ein 90°-Winkel im Ellenbogengelenk entsteht.

Bewegungsausführung:

- Arme nach oben strecken, dann langsam in die maximale tiefe Hocke gehen (▶ **Abb. 3.6 b**).
- Endpunkt der Bewegung kurz halten und langsam wieder in den Stand kommen.

Methodik/Didaktik. s. Bewegungstest Steigeschritt (▶ **S. 26**)

Kriterien für die korrekte Durchführung:

- Fersenkontakt mit dem Boden während der gesamten Bewegung
- Beugung der Knie über die Fußspitzen
- symmetrische maximale Flexion in Knie- und Hüftgelenk
- Oberkörper und Arme befinden sich in maximaler Streckung.
- Kopf befindet sich in Verlängerung des Rumpfes und der Wirbelsäule zwischen den Armen.

Geprüft wird bei dieser myofaszialen Wirkungskette vorwiegend das funktionelle Zusammenspiel der:

- oberflächlichen Rückenlinie (▶ **S. 7**)
- oberflächlichen Frontallinie (▶ **S. 8**)
- tiefen Frontallinie (▶ **S. 16**)
- tiefen rückwärtigen Armlinie (▶ **S. 13**)

- tiefen frontalen Armlinie (▶ S. 11)
- oberflächlichen frontalen Armlinie (▶ S. 12)

In der Ausgangsposition werden geprüft:
- ausgewogene Haltung
- Rumpfstabilität
- funktionelle Standlinie untere Extremität, Becken, Rumpf, Kopf, Arme

In der maximalen Endposition Hocke werden geprüft:
- Dehnungsfähigkeit M. triceps surae
- Flexionsfähigkeit oberes Sprunggelenk, Kniegelenk, Hüftgelenk
- Flexionsfähigkeit der Lumbalregion, insbesondere Dehnungsfähigkeit M. erector spinae, M. quadratus lumborum, Fascia thoracolumbalis
- Extensionsfähigkeit der Brustwirbelsäule (BWS)
- Elevation Schultergelenk
- Dehnungsfähigkeit M. pectoralis
- Extensionsfähigkeit obere Extremität

Während der Bewegung werden geprüft:
- Bewegungsfluss (Koordination)
- Symmetrie der Bewegung
- Bewegungssicherheit (Gleichgewicht)

Bewegungstest aktive Hüftflexion mit gestrecktem Bein (nach Cook 2011)

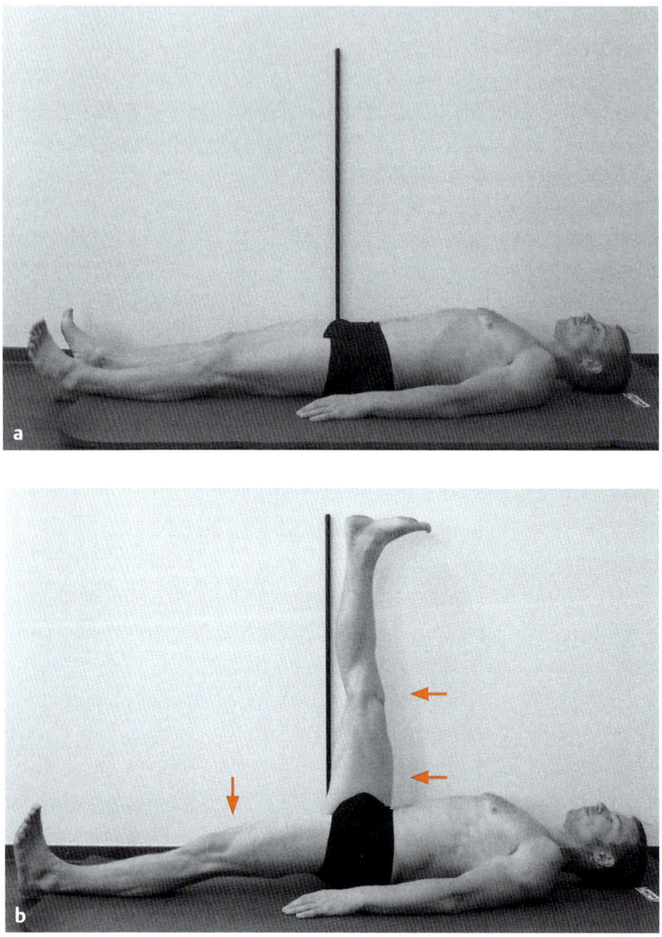

▶ **Abb. 3.7** Bewegungstest aktive Hüftflexion mit gestrecktem Bein.
a Ausgangsposition.
b Hüftflexion mit gestrecktem Bein.

Vorbereitung. Testperson liegt rücklings auf dem Boden, Markierungsstab befindet sich auf Höhe Oberschenkel (10 cm unterhalb Trochanter major).

Testbeschreibung:

Ausgangsposition (▶ Abb. 3.7 a):

- Arme und Beine sind gestreckt, die Fußspitzen sind zum Schienbein gezogen, die Handrücken zeigen zur Decke.
- Der Kopf befindet sich in Neutral-0-Position.

Bewegungsausführung:

- Testperson führt das gestreckte Bein mit angezogener Fußspitze in die Senkrechte, bis sich der äußere Knöchel auf Höhe des Markierungsstabs befindet (▶ Abb. 3.7 b).
- Das andere Bein bleibt gestreckt und liegt mit angezogener Fußspitze am Boden.
- Testperson hält das Bein 3 s in der Position und legt es danach wieder gestreckt ab.
- Seitenwechsel

Methodik/Didaktik. s. Bewegungstest Steigeschritt (▶ S. 26)

Kriterien für die korrekte Durchführung:

- Während der Bewegung bleibt das am Boden liegende Bein komplett gestreckt und durch die Fußposition unter Spannung.
- Das zu bewegende Bein bleibt während der gesamten Bewegung im Kniegelenk gestreckt.
- Das Becken bleibt während der gesamten Übung stabil in seiner Position.
- Das Bein kann bis zur vorgegebenen Markierung geführt und gehalten werden.
- Oberkörper und Kopfposition bleiben während der Übung unbewegt.

Geprüft wird bei dieser myofaszialen Wirkungskette vorwiegend das funktionelle Zusammenspiel der:

- oberflächlichen Rückenlinie (▶ S. 7)
- tiefen Frontallinie (▶ S. 16)

In der Ausgangsposition werden geprüft:

- Körperspannung im Liegen
- Extension der Hüfte beidseits

In der Endposition:

- Hüftextension, Hüftflexion
- Dehnungsfähigkeit der Ober- und Unterschenkelrückseitenmuskulatur
- Flexibilität Hüftbeugemuskulatur

Während der Bewegung werden geprüft:

- Bewegungsfluss (Koordination)
- Symmetrie der Bewegung
- Bewegungsamplitude (Beweglichkeit)

Bewegungstest Rumpf-Kopf-Torsion im Sitz (nach Cook 2011)

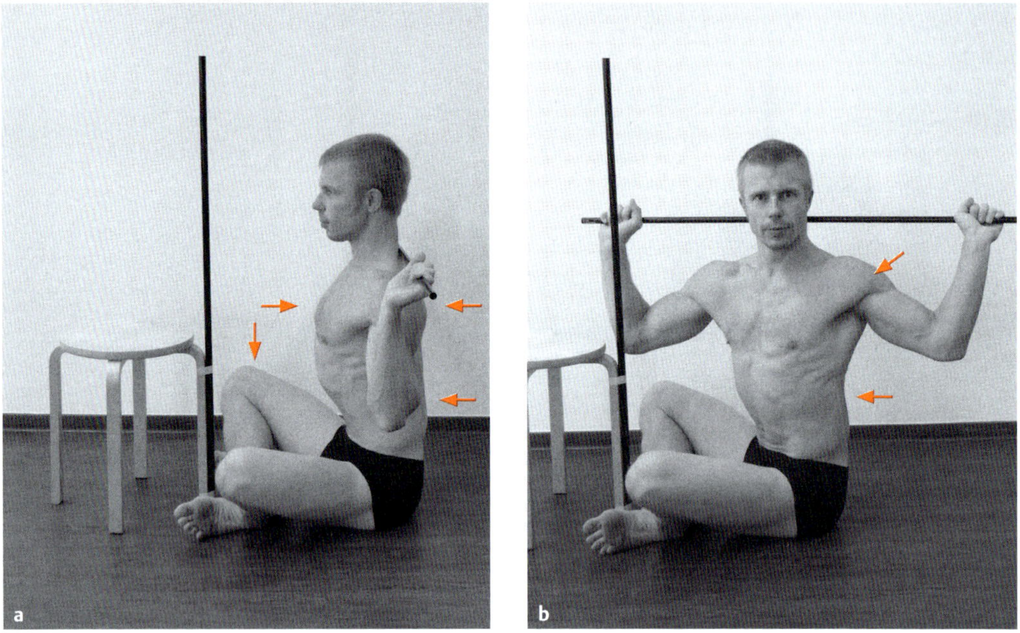

▶ **Abb. 3.8** Bewegungstest Rumpf-Kopf-Torsion im Sitz.
a Ausgangsposition.
b Rumpf-Kopf-Torsion.

Testbeschreibung:
Ausgangsposition (▶ **Abb. 3.8 a**):
- Testperson sitzt im Schneidersitz vor dem Markierungsstab.
- Der Stab wird wie bei dem Bewegungstest „tiefe Hocke“ (▶ **S. 29**) mit beiden Händen gehalten, jedoch auf mittlerer Höhe der Halswirbelsäule.
- Testperson sitzt aufrecht mit Stab.

Bewegungsausführung:
- Testperson führt aus der Neutral-0-Position eine Rumpfdrehung nach links durch (▶ **Abb. 3.8 b**).
- Die Drehung erfolgt so weit, bis der Stab die Markierung berührt.
- Kopf begleitet die Rotation.
- Dann erfolgt eine Rotation zurück in die Neutral-0-Position.
- Bewegungswiederholung, jetzt aber nach rechts

Methodik/Didaktik. s. Bewegungstest Steigeschritt (▶ **S. 26**)
Kriterien für die korrekte Durchführung:
- symmetrischer Schneidersitz
- Hüfte in Flexion, aufgerichtet: Becken, Wirbelsäule, Kopf
- Schultergürtel aufgerichtet
- Stab berührt am Ende der Rotation die Markierung.
- Oberkörper bleibt bei Rotation aufgerichtet.

Geprüft wird bei dieser myofaszialen Wirkungskette vorwiegend das funktionelle Zusammenspiel der:
- tiefen Frontallinie (▶ **S. 16**)
- oberflächlichen Frontallinie (▶ **S. 8**)
- lateralen Linien (▶ **S. 9**)
- Spirallinien (▶ **S. 10**)
- oberflächlichen rückwärtigen Armlinie (▶ **S. 14**)
- oberflächlichen frontalen Armlinie (▶ **S. 12**)
- funktionellen Linien (▶ **S. 15**)

In der Ausgangsposition werden geprüft:
- Körperspannung
- lotgerechte Haltung
- Hüftmobilität

In der Endposition:
- Rotationsfähigkeit Wirbelsäule
- Flexibilität Rumpf
- Flexibilität Schultergürtel

Während der Bewegung werden geprüft:
- Bewegungsfluss (Koordination)
- Symmetrie der Bewegung
- Bewegungssicherheit (Beweglichkeit)

Bewegungstest Rutschhalte mit Armheben und Kopfdrehung

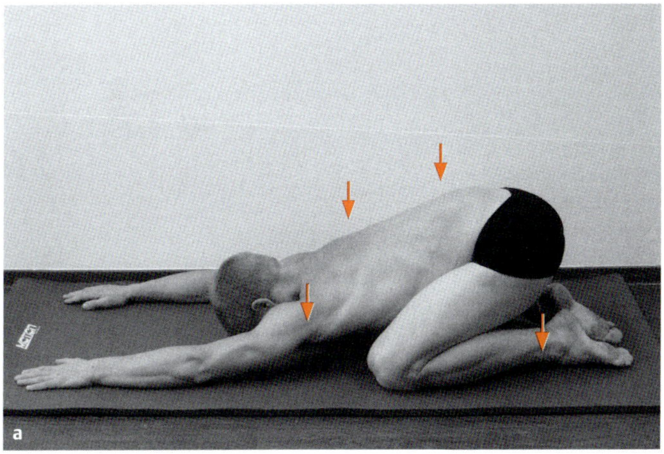
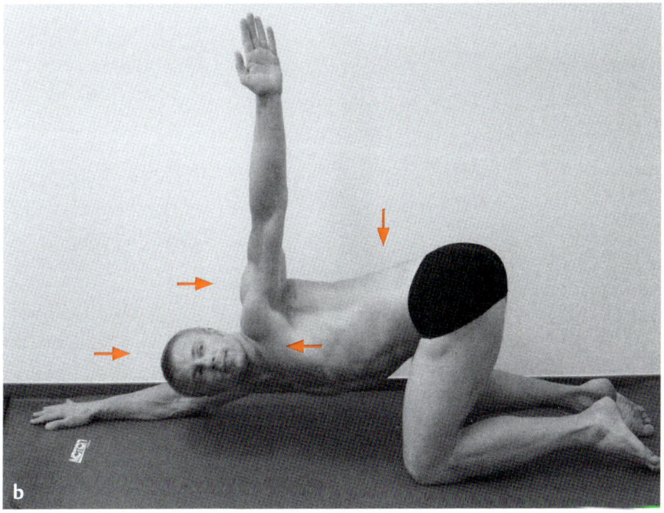

► **Abb. 3.9** Bewegungstest Rutschhalte mit Armheben und Kopfdrehung.
a Ausgangsposition.
b Armheben und Kopfdrehung.

Testbeschreibung:
Ausgangsposition (► **Abb. 3.9 a**):
- Testperson befindet sich in der Rutschhalte.

Bewegungsausführung:
- Testperson führt den linken Arm in 90°-Abduktion.
- Arm wird bis über die Horizontale maximal angehoben (► **Abb. 3.9 b**).

- Begleitend wird der Kopf mit zur linken Seite rotiert.
- Position 3 s halten.
- dann zurück zur Ausgangsposition Rutschhalte
- danach Bewegung zur rechten Seite

Methodik/Didaktik. s. Bewegungstest Steigeschritt (▸ S. 26)
Kriterien für die korrekte Durchführung:
- exakte Rutschhalteposition
- Kopfrotation und Armhebefunktion sind aufeinander abgestimmt.
- Armhebung/Rumpfrotation führen zusammen zu einer Anhebung des Armes über 90°.

Geprüft wird bei dieser myofaszialen Wirkungskette vorwiegend das funktionelle Zusammenspiel der:
- oberflächlichen Frontallinie (▸ S. 8)
- oberflächlichen Rückenlinie (▸ S. 7)
- Spirallinien (▸ S. 10)
- tiefen frontalen Armlinie (▸ S. 11)
- oberflächlichen frontalen Armlinie (▸ S. 12)
- tiefen rückwärtigen Armlinie (▸ S. 13)
- oberflächlichen rückwärtigen Armlinie (▸ S. 14)

In der Ausgangsposition werden geprüft:
- Beweglichkeit des Schultergürtels, insbesondere M. pectoralis minor/major
- Mobilität der BWS-Kyphose
- Mobilität der LWS-Lordose
- Knieflexion
- Plantarflexion Sprunggelenke

In der Endposition:
- Beweglichkeit des Schultergürtels, insbesondere M. pectoralis minor/major in Abduktion
- Mobilität der BWS-Kyphose in Rotation
- Mobilität thorakolumbaler Übergang
- Koordination

Während der Bewegung werden geprüft:
- Bewegungsfluss (Koordination)
- Symmetrie der Bewegung
- Bewegungssicherheit (Gleichgewicht)

Bewegungstest 3-D-Position mit gestrecktem Bein in 90°-Hüftbeuge (lange Kette)

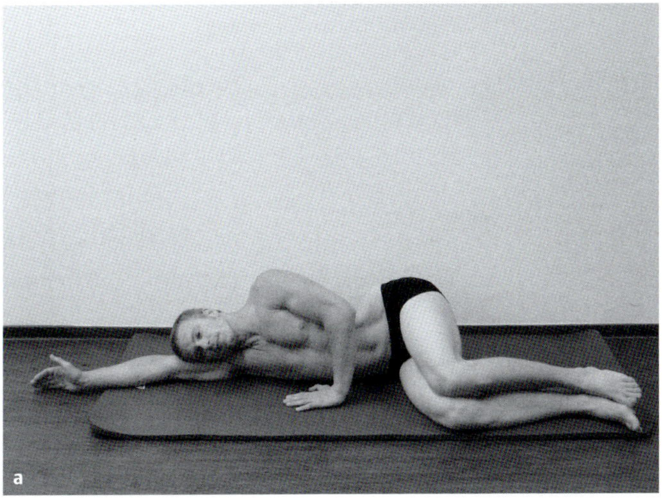

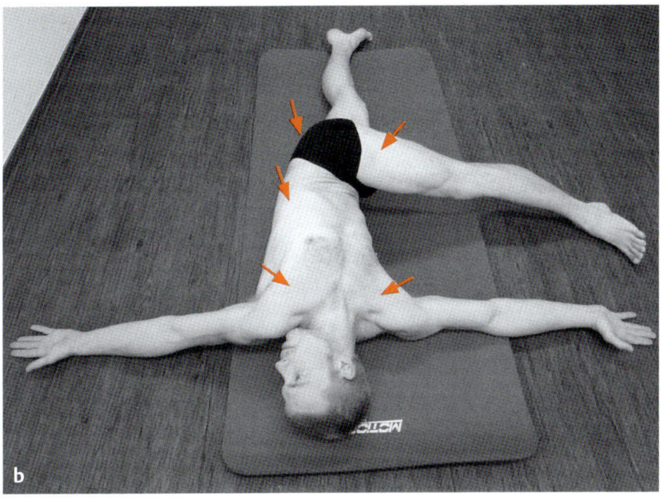

► **Abb. 3.10** Bewegungstest 3-D-Position mit gestrecktem Bein in 90°-Hüftbeuge.
a Ausgangsposition.
b 3-D-Position mit gestrecktem Bein in 90°-Hüftbeuge.

Testbeschreibung:

Ausgangsposition (► Abb. 3.10 a):

- Testperson befindet sich in Seitlage.
- Hüfte und Knie sind 90° gebeugt.
- Ein Arm liegt gestreckt unter dem Kopf, die andere Hand ist vor dem Körper aufgestellt.

Bewegungsbeschreibung (► Abb. 3.10 b):

- Testperson führt den oberen Arm in Verlängerung der Schulter auf die andere Körperseite bis zum Endpunkt, der Kopf wird mitgedreht (Rotationsbewegung).
- Der Arm, der unter dem Kopf lag, wird ebenfalls in Verlängerung der Schulter abgelegt.
- Knie bleiben geschlossen.
- Dann wird das obere Bein im Kniegelenk gestreckt, das untere Bein in die Körperlängsachse.
- Fuß wird auf den Boden gelegt.
- Fußspitze wird maximal zum Schienbein gezogen.

Methodik/Didaktik. s. Bewegungstest Steigeschritt (► S. 26)

Kriterien für die korrekte Durchführung:

- Fuß und entgegengesetzter Schulter-/Armbereich haben Bodenkontakt.
- Knie und Arm sind maximal gestreckt.
- harmonische Rotation in der gesamten Wirbelsäule

Geprüft wird bei dieser myofaszialen Wirkungskette vorwiegend das funktionelle Zusammenspiel der:

- oberflächlichen Rückenlinie (▶ S. 7)
- Spirallinien (▶ S. 10)
- lateralen Linien (▶ S. 9)
- tiefen frontalen Armlinie (▶ S. 11)
- oberflächlichen frontalen Armlinie (▶ S. 12)
- tiefen rückwärtigen Armlinie (▶ S. 13)
- oberflächlichen rückwärtigen Armlinie (▶ S. 14)

In der Ausgangsposition werden geprüft:

- Hüft- und Knieflexion

In der Endposition werden geprüft:

- Elastizität der diagonalen myofaszialen Kette
- Dehnung Schulter-/Armregion
- Rotationsfähigkeit Rumpf
- Dehnungsfähigkeit untere Extremität, Rückseite
- Hüftextension vom gestreckten Bein

Während der Bewegung werden geprüft:

- Bewegungsfluss (Koordination)
- Symmetrie der Bewegung

Die durch die Bewegungstests festgestellten Auffälligkeiten können jetzt weiter differenzialdiagnostisch untersucht werden. Die Ergebnisse werden dann in ein umfassendes Behandlungskonzept eingebaut.

Für weitere detaillierte strukturelle Tests sei an dieser Stelle auf den *Diagnoseleitfaden Osteopathie* (Corts 2012) verwiesen.

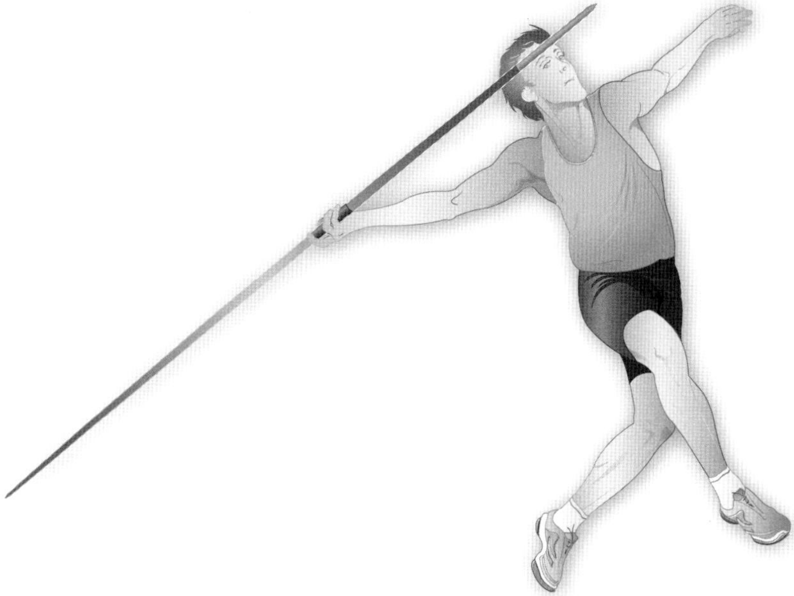

Teil 2 Sportarten mit Überlastungsbeschwerden und Behandlungsansätzen

4 Ausdauersportarten

Dieses Kapitel informiert im Wesentlichen über die Besonderheit der motorischen Hauptbeanspruchungsform: Ausdauer. Von Interesse sind die möglichen Unterteilungen dieser Bewegungsbeanspruchung. Deren Fazit allerdings ist: Es gibt nicht die Ausdauer schlechthin. Im Rahmen der sportosteopathischen Behandlung ist es daher notwendig, die verschiedenen Einflussfaktoren zu kennen.

Da die motorischen Hauptbeanspruchungsformen, nämlich die beiden Eigenschaften Kondition (Ausdauer, Kraft, Schnelligkeit) und Koordination (Beweglichkeit), in einer wechselseitigen Beziehung stehen, treten die Hauptbeanspruchungsformen selten isoliert auf.

Dennoch sind die getrennten Einordnungen sinnvoll, weil die energiebereitstellenden Prozesse den konditionellen Eigenschaften zugeordnet werden können, während die koordinativen Prozesse v.a. zentralnervös geregelt werden (Weineck 2010, S.318).

Was ist Ausdauer?

„Ausdauer ist charakterisiert durch die Fähigkeit, eine gegebene Leistung über einen möglichst langen Zeitraum durchhalten zu können.“ (Hollmann u. Hettinger 2000, S.262) Ausdauer ist also Ermüdungswiderstandsfähigkeit. Sie wird unterschieden in lokale und allgemeine Ausdauer:

- lokale Muskelausdauer:
  - aerob:
    - statisch
    - dynamisch
  - anaerob:
    - statisch
    - dynamisch
- allgemeine Muskelausdauer:
  - aerob:
    - statisch
    - dynamisch
  - anaerob:
    - statisch
    - dynamisch

Die Unterscheidung richtet sich nach der eingesetzten Größe der Gesamtkörpermuskelmasse:

- **Lokale Ausdauer** bedeutet, es wird weniger als ⅙–⅐ der gesamten Skelettmuskulatur eingesetzt.
- Bei der **allgemeinen Ausdauer** werden mehr als ⅙–⅐ der gesamten Skelettmuskelmasse beansprucht.

Zur Verdeutlichung der Größenangaben: Die Muskulatur eines Beines entspricht ungefähr ⅙ der gesamten Skelettmuskulatur (Hollmann u. Hettinger 2000, S.262f.; Graf 2012, S.11; Weineck 2010, S.319).

Aus der Aufzählung ergibt sich, dass Ausdauer neben der beanspruchten Muskelmasse noch weiter nach der Art der Energiebereitstellung in aerobe und anaerobe Ausdauer und der Belastungsform dynamisch/statisch differenziert werden kann.

Die **lokale aerobe Ausdauer** wird vorwiegend dadurch beansprucht, dass eine submaximale dynamische Arbeit durchgeführt wird oder eine statische Belastung, die bis ca. 15% der Maximalkraft benötigt. Entscheidend bei diesen Belastungsintensitäten ist, dass die beanspruchte Arbeitsmuskulatur die versorgenden Gefäße nicht komprimiert.

Bewegungsbeispiel ist das aktive Beugen und Strecken im Ellenbogengelenk ohne Zusatzgewicht (hauptsächlich beanspruchter Muskel: M. biceps brachialis).

Steigt die statische Beanspruchung auf über 15% der Maximalkraft (isometrisch) an, erfolgt die Energiebereitstellung über die energiereichen Phosphate Adenosintriphosphat (ATP), Kreatinphosphat und über die anaerobe Glykolyse (Weineck 2010, S.327).

Das gilt auch für die **anaerobe dynamische Ausdauer**, bei der Arbeit gegen einen Widerstand erfolgt, der mehr als 50–70% der maximalen statischen Kraft entspricht (Hollmann u. Hettinger 2000, S. 286).

Bewegungsbeispiel ist das aktive Beugen und Strecken im Ellenbogengelenk mit einer schweren Hantel (hauptsächlich beanspruchter Muskel: M. biceps brachialis, M. brachialis).

Durch die Intensität der aufzuwendenden Kraft entsteht ein vorübergehender kontraktionsbedingter Gefäßverschluss (Weineck 2010, S. 321), der keinen Sauerstofftransport über die zuführenden Gefäße zulässt. Die Energiebereitstellung erfolgt dann anaerob.

! Beachte: Die lokale Muskelausdauer wird maßgeblich beeinflusst von allgemeiner Ausdauer, spezieller Kraft-, Schnellkraft-, Schnelligkeitskraftausdauer (Abhängigkeit von der anaeroben Kapazität) und der sportartspezifischen Technik (neuromuskuläre Koordination).

Bei der **allgemeinen aeroben Ausdauerleistung** wird der Sauerstoff oxidativ verbrannt und steht damit als Energieträger zur Verfügung.

Sauerstoffaufnahme. Die Sauerstoffaufnahme ist für die körperliche Leistungsfähigkeit entscheidend. Daher benötigt der (Hochleistungs-)Sportler ein leistungsfähiges Herz-Kreislauf-System und ein möglichst großes Herzvolumen.

Bei untrainierten Personen liegt das Herzvolumen bei ca. 750–800 ml. Ruderer der Weltklasse erreichen Herzvolumina zwischen 1100 und 1500 ml. Mit diesem Herzvolumen können Blutmengen von bis zu 40 l/min gefördert. Bei untrainierten Personen (männlich) liegt die geförderte Blutmenge bei ca. 20 l/min (Hollmann u. Hettinger 2000).

Das bedeutet, dass limitierende Faktoren für die allgemeine Ausdauerleistung das Funktionssystem Herz – Kreislauf – Atmung, der Stoffwechsel sowie die Ausnutzung des Sauerstoffs in der Peripherie sind.

Die Bewertung erfolgt über die messbare maximale Sauerstoffaufnahme. Die maximale Sauerstoffaufnahme (VO_2max) ist ein Parameter, der die Fähigkeit des Körpers bewertet, wie effektiv der Transport von Sauerstoff aus der Außenluft zu den Muskeln erfolgt. Bestimmt wird diese Sauerstoffaufnahme mit dem Spiroergometer.

Die maximale Sauerstoffaufnahme ist begrenzt durch das Herzzeitvolumen, das Blutvolumen, den Gesamt-Hämoglobin-Gehalt, die arteriovenöse Sauerstoffdifferenz (Ausmaß der peripheren Sauerstoffausnutzung), die maximale Diffusionskapazität in der Lunge und die ventilatorische Leistungsfähigkeit.

Begrenzende Faktoren für die lokale aerobe dynamische Ausdauer sind das intrazelluläre Sauerstoffangebot (ergibt sich aus der Summe der lokalen Gefäßquerschnitte und dem Myoglobingehalt), das Mitochondrienvolumen, die Größe des intramuskulären Glykogendepots und die Koordination (Hollmann u. Hettinger 2000). Konkret: Bei einer 5-minütigen Ausdauerbelastung werden ca. 80 % der Energie über die aerobe Energiebereitstellung gedeckt. Bei einer Belastung über 60 min sind es schon 98 % (Hollmann u. Hettinger 2000, S. 293).

Sportartspezifische Ausdauer. Jede Sportart hat ihre spezifische Ausdauerbeanspruchung, deren Übergänge zwischen verschiedenen motorischen Beanspruchungsformen fließend sind. Deshalb spricht man von einer speziellen sportartspezifischen Ausdauer.

Diese kann man in Kurzzeit-, Mittelzeit- und Langzeitausdauer unterteilen. Dies ist sinnvoll, weil bei der sportlichen Aktivität selten eine Reinform von aerober oder anaerober Energiebereitstellung vorliegt. Die Belastungsintensität führt zu einer Vermischung beider Energiebereitstellungsarten.

Die Kurzzeitausdauer bei der allgemeinen **anaeroben dynamischen Ausdauer** wird als maximale Ausdauerbelastung über einen Zeitraum von 45 s bis 2 min definiert. Hier überwiegt die anaerobe Energiebereitstellung (Beispiel: Leichtathletik, Laufdisziplinen über 200–1000 m).

Deshalb wird die allgemeine anaerobe Ausdauerleistung auch als Schnelligkeitsausdauer bezeichnet (Graf 2012, S. 12). Das bedeutet, dass große Muskelgruppen im Wesentlichen anaerob in einem Zeitraum von 20 s bis ca. 2 min belastet werden. Unterhalb von 20 s spricht man von Schnelligkeit (Graf 2012, S. 12; Hollmann u. Hettinger, S. 428).

Die allgemeine **aerobe dynamische Ausdauer** kann ebenfalls näher unterteilt werden in Kurzzeit-, Mittelzeit- und Langzeitausdauer (Weineck 2010, S. 319 f.; Graf 2012, S. 11 f.):

- Die allgemeine aerobe Kurzzeitausdauer ist eine Belastung über 3–10 min, z. B. 3000-Meter-Lauf.
- Die Mittelzeitausdauer beschreibt Belastungen von 10–30 min. Hier wird zunehmend aerob Energie bereitgestellt, z. B. 5000-Meter-Lauf in der Leichtathletik oder die 10 000-Meter-Distanz beim Eisschnellauf.
- Die Langzeitausdauer erfasst Belastungen, die länger als 30 min andauern. Hier wird die Energie nahezu ausschließlich aerob bereitgestellt.

Je länger die zeitliche Beanspruchung der Langzeitausdauer ist, desto mehr verändern sich allerdings die Stoffwechselleistungen. Daher unterscheidet man u. a. folgende Formen der Langzeitausdauer (Weineck 2010, S. 320):

- I: Ausdauerbelastung bis 30 min; Energiebereitstellung überwiegend über den Abbau von Glukose
- II: Ausdauerbelastung von 30–90 min; Energiebereitstellung über den Abbau von Glukose und mit zunehmender Zeit über den Fettstoffwechsel
- III: Belastungsdauer über 90 min; Hauptenergiebereitstellung über den Abbau von Fetten

Anpassung des Körpers. Folgende typische Anpassungserscheinungen im Körper erfolgen durch Ausdauertraining. Aufgezeigt sind die Effekte der Ausdauerbelastung (Graf 2012, S. 12):

- Verbesserung der Ausnutzung des Sauerstoffs vor Ort (in der Peripherie):
  - verstärkte Kapillarisierung
  - Erhöhung der Mitochondrienanzahl
  - effektiverer aerober Stoffwechsel
- Verbesserung des Funktionssystems Herz – Kreislauf – Atmung:
  - Blutdrucksenkung
  - pulmonale Verbesserungen (Atemminutenvolumen, maximale Sauerstoffaufnahme u. a.)
  - ökonomischere Herzarbeit durch reduzierte Herzfrequenz
- Verbesserung des Stoffwechsels:
  - reduzierte Katecholaminfreisetzung
  - verbesserter Fettstoffwechsel, erhöhte Insulinempfindlichkeit

! Beachte: Ausdauersportarten sind solche Sportarten, bei denen eine große Muskelmasse dynamisch bewegt wird und die Energiebereitstellung vorwiegend aerob erfolgt. Die maximale Sauerstoffaufnahme (VO_2 max) ist Ausdruck der aeroben Ausdauerleistungsfähigkeit.

Positive Effekte eines Ausdauertrainings für den Körper sind u. a. eine verbesserte Ausnutzung des Sauerstoffs in der Körperperipherie, verbesserte Herz-, Kreislauf- und Atmungskapazität sowie verbesserte Stoffwechselleistungen. Myofasziales Gewebe wird hierdurch in seiner Funktionalität besonders unterstützt.

Typische Ausdauersportarten sind häufig mit zyklischen Bewegungsabläufen verbunden und in ▸ Kap. 4.1 bis ▸ Kap. 4.5 aufgeführt.

4.1 Laufsport

Die Laufbewegung ist eine klassische zyklische Bewegung, also ein sich mehrfach kontinuierlich wiederholender Bewegungsablauf.

Da das Körpergewicht ohne Hilfsmittel in Bewegung gebracht werden muss, verursacht diese motorische Belastungsform einen hohen Energieverbrauch. Besonders bei Herz-Kreislauf-Erkrankungen, Migräne und psychischen Erkrankungen, wie Depressionen, wird dem Laufen ein positiver Einfluss zu geschrieben.

4.1.1 Typische Merkmale der Sportart

Laufsport wird über die unterschiedlichsten Distanzen durchgeführt. Jede Disziplin hat damit auch ein unterschiedliches Anforderungsprofil (Energiebereitstellung, Belastungsintensitäten, Belastungsdauer):

- Sprint: Läufe bis 400 m
- Mittelstrecke: 800–1600 m
- Langstrecke: 2000 m–42,2 km (Marathon)

Ein Beispiel für besonders stark belastende Marathonläufe sind die Bergmarathonläufe, bei denen große Höhenunterschiede überwunden werden (z. B. Jungfrau-Marathon in der Schweiz, bei dem 1820 Höhenmeter bergauf zurückgelegt werden und die Strecke nur bergauf führt).

Distanzen über 42,2 km werden als Ultralangstreckenläufe bezeichnet.

Durch das Laufen werden insbesondere die anatomischen Strukturen des Stütz- und Bewegungsapparats der unteren Extremität beansprucht.

Die Hinweise zu den Beschwerdebildern geben nur einzelne Aspekte wieder und sollen Denkanstöße für die ganzheitliche Betrachtung geben.

4.1.2 Typische Überlastungssyndrome

Schmerzregionen

Untere Extremität

- Fuß: dumpfer bis stechender Belastungsschmerz Mittelfuß, Schmerzen im Zehengrundgelenk bei Abrollbewegung des Fußes, stechender Schmerz in der Achillessehne in Ruhe und Bewegung, stechend-schneidender Schmerz in der Fußsohle
- Unterschenkel: brennende Schmerzen an der vorderen Schienbeinkante
- Knie: Druckschmerz im Knie, eventuell mit Schwellung; erhöhtes Spannungsgefühl Oberschenkelaußenseite, ggf. mit brennendem, dumpfem Schmerz am Fibulaköpfchen bzw. Trochanter major

Hüfte, Becken

- Leiste: ziehender Leistenschmerz bei Belastung
- untere LWS/Sakrum: dumpfe bis schneidende Schmerzen im lumbosakralen Übergang, vorwiegend nach Belastung

Typische Beschwerdebilder für Über- und Fehlbelastung sind:

Mittelfußsyndrom: Belastungsfrakturen, Arthrosen Art. metatarsophalangeale und Os metatarsale

Viele Laufsportler klagen über Beschwerden im Vor- und/oder Mittelfuß. Die exakte Differenzialdiagnose ist oft schwer zu stellen, weil es sich häufig um einen Symptomen-/Ursachenkomplex handelt. Bei Verdacht auf eine Fraktur muss eine radiologische Abklärung erfolgen. Sollte die Untersuchung ohne Befund sein, die Beschwerden aber weiter anhalten, muss die radiologische Untersuchung nach 8–10 Tagen wiederholt werden, da dann ggf. eine Kallusbildung an der Knochenfissur (Bruchrand) festzustellen ist. Eine sofortige Untersuchung mittels MRT bietet sich an, weil selbst kleinste Fissuren sichtbar gemacht und auch Ödeme im umgebenden Gewebe diagnostiziert werden können. Wird die Fraktur nicht erkannt, kommt es häufig zu einer zu frühen Neubelastung und dadurch zur Chronifizierung der Beschwerden.

Ermüdungsbrüche

Ermüdungsbrüche können oft mehrere Ursachen haben. Eine Ursache kann die funktionelle Fußfehlstellung sein. Ein abgesunkenes Längs- und/oder Quergewölbe des Fußes kann dauerhafte mechanische Belastungen schlechter kompensieren. Der lokale Gewebestoffwechsel kann dadurch eingeschränkt sein.

Trägt der Sportler zudem funktionell unpassendes Schuhwerk, kann die Fußfehlstellung verstärkt werden. Sind die Trainingsintensitäten hoch, kann das ein erhöhtes Risiko für Ermüdungsbrüche im Fuß sein. Dysfunktionen in den myofaszialen Wirkungsketten, die sich negativ auf den Fuß auswirken, forcieren die Problematik. In diesem Zusammenhang muss auch die Trainingsintensität und -methode geprüft werden.

Arthrosen in den Metatarsophalangealgelenken

Fußbelastungen durch ein unphysiologisches Gangmuster, unpassende Schuhe und/oder sekundäre Belastungen durch Dysfunktionen in den myofaszialen Wirkungsketten können zu Arthrosen in den Metatarsophalangealgelenken führen. Das Abrollen wird schmerzhaft, der Läufer nimmt eine Schonhaltung ein. Es entwickelt sich ein unphysiologisches Bewegungsmuster. Ursache und Folge können oft nicht mehr voneinander unterschieden werden. Möglicher Pathomechanismus: Der Läufer wird die Abrollphase frühzeitig abbrechen und das Bein notgedrungen mehr aus dem Knie und/oder der Hüfte anheben. Es folgt oft eine laterolaterale Ausweichbewegung des Beines (das Bein wird „geschleppt").

Weiche Einlagen bieten womöglich eine Entlastung, aber eine zu weiche Sohle erfordert deutlich mehr Fortbewegungsenergie bei der Abrollbewegung des Fußes als eine vergleichsweise härtere Sohle. Daher gilt: Ein Schuh muss so hart wie möglich (aber nicht steif) und so weich wie nötig sein. Zu weiche Schuhsohlen können bei intensiven Belastungen zu Ermüdungsbrüchen im Fuß führen (s. o.).

P Praxistipp

Bei Arthrosen muss neben dem Behandlungsprinzip der Mobilisation insbesondere die Ernährung kontrolliert werden.

Blockaden im Fußgelenk und Hüft-Becken-Bereich

Blockaden im Fußgelenk können z. B. als Folge einer minimalen Distorsion entstehen und führen dann oft zu einem veränderten Laufmuster. Der Fuß wird weniger weit abgerollt, die Belastung geht nicht über die Zehen, sondern endet auf dem Fußballen. Durch den erhöhten wiederholten Druck kommt es im Vorfuß bei intensiven und/oder dauerhaften Belastungen zu Fissuren oder zur Verdichtung der Knochenstrukturen. Im letzteren Fall können dadurch wiederum benachbarte Strukturen betroffen sein (z. B. Nervenkompression bei der Morton'schen Neuralgie, s. u.).

Dysfunktionen in den myofaszialen Wirkungsketten, insbesondere Blockaden im Hüft-Becken-Bereich, können das Abrollverhalten des Fußes negativ beeinflussen:

- Folgende 2 Varianten für ein verändertes Laufmuster sind möglich:
  - Der Fuß wird zu früh, mit zu starker Pronation und zu flach aufgesetzt, z. B. bei einer Hüftextensorenverkürzung (ischiokrurale Muskulatur, oberflächliche Rückenlinie) oder einer Ilium-anterior-Blockade.
  - Der Fuß wird zu schnell, mit zu wenig Pronation und zu flach abgehoben, z. B. bei einer Hüftflexorenverkürzung (M. psoas major, M. rectus femoris, oberflächliche Frontallinie, tiefe Frontallinie) oder einer Ilium-posterior-Blockade.
- Bei einer Einschränkung der Körperrotation in der Längsachse oder des Schultergürtels kommt es zu einer eingeschränkten Kontrarotation der Hüft-Becken-Region. Der Schritt wird eingeschränkt, der Fuß kann nicht optimal abrollen.

P Praxistipp

Einschränkungen in der Ganzkörperbewegung, verminderte zentrale Körperstabilität und unphysiologische Laufmuster (verkürzte Abrollphase des Fußes, zu frühes Abheben des Fußes vom Boden) können das Phänomen des Mittelfußsyndroms provozieren. Fazit: Mögliche Ursachen können auch in anderen Körperregionen liegen und müssen entsprechend behandelt werden.

Plantarfasziitis und Achillodynien

Sehr oft entstehen diese Beschwerden schleichend nach einer Überlastung: Zunächst treten die Schmerzen am Ende der Laufbelastungsphase auf, später sind Dauerschmerzen während des Laufens keine Ausnahme.

Funktionell-anatomisch sind die Strukturen der Plantarfaszie und der Achillessehne eng miteinander verwachsen, daher treten beide Schmerzsyndrome häufig kombiniert auf.

Überlastung ist oft eine Folge der muskulären Dysbalance zwischen den verschiedenen myofaszialen Wirkungsketten. Neben der oberflächlichen Plantarfaszie kann auch das tiefer liegende Lig. plantare beteiligt sein (▶ Abb. 11.5, ▶ S. 142):

- Die fast 2-teilige Plantarfaszie wird medial durch den M. abductor hallucis und lateral durch den M. abductor digiti minimi gesteuert. Somit sind diese 2 kleinen Fußmuskeln im Fußwurzelbereich an der Steuerung der oberflächlichen Rückenlinie beteiligt.
- Das Lig. plantare wird dagegen durch den M. flexor hallucis brevis (medial) und M. flexor digiti minimi brevis (lateral) gesteuert. Diese beiden mehr im Mittelfuß angeordneten Muskeln steuern somit eher die tiefe Frontallinie.
- Die oberflächliche Rückenlinie und tiefe Frontallinie ziehen weiter in die Achillessehne, aber auf verschiedenen Ebenen. Während die oberflächliche Rückenlinie weiter über den M. gastrocnemius bis zum Hinterhaupt verläuft, zieht die tiefe Frontallinie mehr über den M. soleus zum M. popliteus und weiter über den Beckenboden zum Kranium.

Schon aus diesen anatomischen Gegebenheiten ist ersichtlich, dass eine genaue Anamnese und v. a. genaue Analyse der Überbelastung unentbehrlich ist.

Funktionelles Kompartmentsyndrom Unterschenkel

Ursache für den erhöhten Muskellogendruck ist häufig eine Hypertonie der Wadenmuskeln. Vor allem eine Hypertonie der Mm. peronei führt zu einer erhöhten lymphatischen und venösen Stauungsbelastung mit einer erhöhten Gewebespannung in alle Strukturen. Es kommt zur Einschränkung der Durchblutung, wobei v. a. die venöse und lymphatische Zirkulation eingeschränkt sind. Eine lokale Gewebeübersäuerung kann die Folge sein.

Siehe hierzu auch Tibialis-anterior Syndrom (Shin splint, s. u.).

Fersensporn und häufig damit verwechselte Pathologien

Bei der Diagnose Fersensporn müssen unterschiedliche Ursachen in Betracht gezogen werden. Der echte, klassische Fersensporn ist eine Kalzifizierung des Ansatzes des M. adductor hallucis pars obliquus oder des Lig. calcaneonaviculare. Das Beschwerdebild kann diffus sein, oft gibt es keinen radiologischen Befund, der die Kalzifizierung der Strukturen bestätigen kann. Weitere differenzialdiagnostische Ursachen können sein:

- Plantarfasziitis (s. o.)
- Bursitis calcanea
- Cruciatum-plantare-Syndrom

Bursitis calcanea

Bei der Bursitis calcanea hat der Patient Schmerzen bei Belastung und Palpation (Schmerzpunkt der Palpation: von distal aus streichend entlang der Ansatzstelle). Sehr oft (wie bei der Plantarfasziitis, s. o.) ist eine morgendliche Steife beim Auftreten zu spüren, diesmal mit punktuellem Schmerz unter der Ferse.

Entlastung bringt eine weiche Fersenpolsterung, die den Schmerz lindert. Beim Einsatz einer Polsterung sollte diese unbedingt an beiden Füßen erfolgen, weil sonst eine künstliche Beinlängendifferenz erzeugt wird. Eine zu weiche Polsterung führt dazu, dass ein Teil der Bewegungsenergie beim Auftreten verlorengeht. Die direkte Kraftübertragung über den Fuß ist vermindert. Auch das kann wiederum eine Ursache für neue Verletzungen im Verlauf der beteiligten myofaszialen Kette sein.

P Praxistipp

Beobachtet man den Patienten beim Gehen, so fällt auf, dass während der Standphase versucht wird, die Ferse durch eine individuelle Schonhaltung zu entlasten.

Cruciatum-plantare-Syndrom

Dieses Syndrom wird selten berücksichtigt. Sportler mit sog. Fersensporn geben einen mediodistal lokalisierten Schmerz in der Fußsohle an. Bei näherer Untersuchung der Strukturen findet sich in der Tiefe das Cruciatum plantare. Es liegt zwischen den Sehnen des M. flexor hallucis longus und M. digitorum flexor longus. Durch Fußfehlstellungen, Fehlbelastung, aber auch durch hormonelle Veränderungen (Frauen sind häufiger betroffen) kommt es zu Adhäsionen der beiden Sehnenscheiden.

Differenzialdiagnostisch sind beim echten Fersensporn oft Verspannungen in den oberflächlichen Wadenmuskeln und der oberflächlichen Rückenlinie zu finden. Bei Adhäsionen im Cruciatum plantare zeigen sich häufig extreme Verspannungen in den betroffenen tiefen Wadenmuskeln und somit in der tiefen Frontallinie. In diesem Zusammenhang ist insbesondere an die osteopathischen viszeralen Korrespondenzen zu denken (kleines Becken). Neben der Mobilisation des Fußes müssen auch die funktionellen Verbindungen zum Fibulaköpfchen und die weiteren myofaszialen Verbindungen in der Behandlung berücksichtigt werden.

P Praxistipp

Wenn osteopathische Dysfunktionen im kleinen Becken die wesentliche Ursache sind, kann dies ein Behandlungsschwerpunkt werden. Injektionstherapie, neurophysiologische Therapiesohlen und funktionelle Tapes sind gute unterstützende Maßnahmen.

Morton’sche Neuralgie

Die häufigsten Beschwerden treten auf zwischen Metatarsale 3 und 4, seltener zwischen Metatarsale 4 und 5 und noch seltener zwischen Metatarsale 2 und 3.

Es existiert in der Regel keine Morton’sche Neuralgie zwischen dem Metatarsale 1 und 2, weil der 1. Strahl (Phalanx 1, Metatarsale 1, Cuneiforme 1) aus funktionell-anatomischer Sicht eine eigene Bewegungsphysiologie hat („Motor" für die Abdruckbewegung des Fußes). Das verhindert ein Auftreten der Morton'schen Neuralgie in dieser Fußregion.

Folgende Ursachen sind möglich:

- Blockade im unteren Sprunggelenk: Das funktionelle untere Sprunggelenk (s. Distorsion, s. u.) verläuft distal bis zwischen Metatarsale 3 und 4. In diesem Durchgang sind die Nn. digitales dorsales durch ein Ganglion verdickt. Bei einer Blockade im unteren Sprunggelenk kommt es zu einer Reizung des Nervs und in der Folge zur Entzündung und Schwellung.
- unpassendes Schuhwerk: z. B. zu enger Vorfuß, zu stramm geschnürter Vorfuß, zu dünne oder harte Laufsohlen etc.
- mechanische Überlastung des Vorfußes: oft in Kombination mit einer metatarsophalangealen Arthrose oder sogar mit einem Ermüdungsbruch (s. o.)
- nicht vollständig ausgeheilte Ischialgien oder (peri)radikuläre Störungen im Segment L5–S1

P Praxistipp

Therapeutisch müssen hier v. a. die lokalen Verspannungen/Blockaden gelöst und dann anschließend die Behandlung der weiter proximal gelegenen Gelenke durchgeführt werden. Das schließt auf jeden Fall die LWS mit ein.

Neuraltherapeutisch kann nach der manuellen Behandlung eine Injektionstherapie erfolgen (Verminderung der Schwellung, entzündungshemmend).

Shin-splint-, Tibialis-anterior-Syndrom

Überlastung, Überreizung oder Mikrorisse innerhalb der Membrana interossea mit Reizung des N. peroneus profundus werden als Hauptursache bei Schmerzen an der Schienbeinvorderkante angegeben. Die Mm. peroneus longus und brevis sind durch eine unphysiologische Belastung an ihrem Ansatz ebenfalls beteiligt.

Bei Läufern scheint die Abrollbewegung des Fußes in Überpronation eine der Hauptursachen dieser Verletzung zu sein.

Pathomechanismus der Übersupination. Bei der Übersupination wird der Unterschenkel biomechanisch in eine Exorotation gezwungen. Dies betrifft sowohl die Tibia als auch die Fibula, da eine Gegenrotation der beiden Knochen stattfindet, bei der sich die Fibula minimal nach distal gegenüber der Tibia verschiebt. Die Membrana interossea wird gedehnt, kommt unter Spannung. Der N. peroneus profundus kann jetzt leicht unter Druck geraten und reizt dann die Extensoren. Die Mm. peronei werden gedehnt und können auf Dauer myofasziale Adhäsionen entwickeln, mit der Folge einer verminderten Beweglichkeit und Elastizität. Dasselbe gilt in weniger ausgeprägter Form auch für die Extensoren.

Die Reizung der Membrana interossea und der versorgenden Strukturen führt zu einem tiefen Schmerz, der über die faszialen Verbindungen bei weiterer Belastung auch ventral im Unter- und Oberschenkel verspürt wird. Der Schmerz wird oft als brennend, krampfartig angegeben.

P Praxistipp

Therapeutisch sind Fußfehlstellungen und Blockaden in den Sprunggelenken zu behandeln. Die Behandlung der Muskulatur und die Mobilisation der Verbindung zwischen Tibia und Fibula darf nicht fehlen, ebensowenig wie die der myofaszialen Verbindungen innerhalb der tiefen Frontallinie.

Pathomechanismus der aktiven Überpronation. Bei der aktiven Überpronation muss v. a. an die Mm. peronei gedacht werden, die einen engen Bezug zu den myofaszialen Spiral- und Laterallinien haben. Der Schmerz wird zumeist als krampfartig angegeben und zieht im Unter- und Oberschenkel mehr nach lateral oben.

P Praxistipp

Therapeutisch müssen primär die myofaszialen Dysfunktionen in den Wirkungsketten behandelt werden. Häufig sind hier lokale Muskelverspannungen und Bewegungseinschränkungen zu finden. Auch Gelenkblockaden, insbesondere im proximalen Art. tibiofibularis, sind nicht selten.

Distorsionen, Dysfunktion Sprunggelenk

Die Distorsion ist oft eine komplexe Verletzung, die sehr schnell chronifiziert. Aus diagnostischer Sicht muss grundsätzlich unterschieden werden zwischen dem oberen und unteren Sprunggelenk und ihrer spezifischen Bewegungsmöglichkeit/ Mobilität:

- Oberes Sprunggelenk: Das strukturelle Gelenk besteht aus dem Talus und der Malleolengabel. Darüber hinaus gehört zum funktionellen Gelenk auch die Syndesmose und das proximale Tibiofibulargelenk.
- Unteres Sprunggelenk: Das strukturelle Gelenk besteht aus Talus, Kalkaneus und Navikulare, das funktionelle Gelenk reicht über die gelenkigen Verbindungen von Kuboideum, Cuneiforme 3 bis zum Metatarsale 3 und 4.

Bei dem Distorsionsgeschehen kann man diese beiden Gelenke funktionell nicht voneinander trennen. Das bedeutet, dass bei einer Distorsion das primäre Verletzungsfeld vom Vorfuß, über die Sprunggelenke bis an das Kniegelenk reicht. Deshalb muss die Behandlung auch hierauf ausgerichtet sein, sowohl periartikulär als auch artikulär.

> **P Praxistipp**
> Bei einen abgelaufenen Distorsionstrauma empfiehlt es sich, lokal zu behandeln und über die myofaszialen Wirkungsketten zu arbeiten. Insbesondere Reinformationstechniken für die traumatisierten Bänder sind hilfreich, um die Propriozeption zu verbessern.

Neben der Überdehnung von Ligamenten, Kapseln und Sehnen (zumeist lateral), treten häufig Kompressionsverletzungen an der medialen Seite des Gelenks auf. Die Kompressionsverletzung führt häufig zu einer dauerhaften statischen Änderung im Gelenk. Diese Dysfunktion kann weitere Störungen in den beteiligten myofaszialen Wirkungsketten provozieren.

Ein größeres Problem nach einer Distorsion sind aber nicht die strukturellen Störungen, sondern die neurologischen Folgen. Während der Distorsion wird auch der N. peroneus communis mit seinen beiden Ästen gedehnt. In vielen Fällen, unabhängig von dem Schweregrad der Distorsion, ist der N. peroneus profundus dadurch stark geschädigt (Kleinrensink 1997).

Folge: Der Nerv ist in seiner Reizleitungsgeschwindigkeit verlangsamt. Kommt es nun durch eine verstärkte Supination im Sprunggelenk zu einer erneuten übermäßigen Dehnung der Bänder, können die Muskeln nicht schnell genug kontrahiert werden, um ein mögliches Umknicken zu verhindern. Das erklärt auch, warum häufig nach einem abgelaufenen Distorsionstrauma noch Monate später ein erneutes Umknicken folgen kann.

Der N. peroneus communis verläuft um das Caput fibulare. Der N. peroneus superficialis durchbohrt dann die Faszie und innerviert die Mm. peroneus longus und brevis. Der N. peroneus profundus durchbohrt das Septum intermusculare und innerviert die Extensoren. Der Nerv kann bei Verengung der Durchtrittsstellen in seiner Gleitfähigkeit innerhalb seiner faszialen Hülle eingeschränkt werden (häufig distal des Caput fibulae). Fazit: Die geringste Traktion auf den Nerv hat jetzt eine wesentlich größere Verletzungsgefahr zur Folge.

> **P Praxistipp**
> Therapeutisches Ziel ist es, alle Blockaden und Engpassstellen zu lösen sowie das Gleichgewichts- und Koordinationstraining zu forcieren, um eine verbesserte neuromuskuläre Feinabstimmung zu erreichen (propriozeptives Training).

Pes-anserinus-Syndrom

Für den Läufer sind unphysiologische myofasziale Züge im Knie- und Fußgelenk leistungseinschränkend und eine Ursache für Überlastungssyndrome. Dem Pes anserinus kommt hier eine wichtige Rolle zu. Der Pes anserinus setzt sich aus 2 Anteilen zusammen:

- Der Pes anserinus profundus besteht aus 3 Faserzügen des M. semimembranosus (s. auch Meniskopathien, s. u.).
- Der Pes anserinus superficialis ist eine Ansatzregion, in der folgende 3 Muskeln ansetzen:
  - M. sartorius
  - M. gracilis
  - M. semitendinosus

Die Zugkraft dieser 3 Muskeln setzt sich fort über die ventrale Unterschenkelfaszie bis zum Retinaculum extensorum des Fußes. Dadurch besteht ein indirekter Einfluss auf die Spannung des Retinaculum extensorum und auf die darunter verlaufenden Extensoren. Unphysiologische Zugkräfte können die Fußbewegung einschränken.

Die Muskeln des Pes anserinus superficialis werden von unterschiedlichen Nerven innerviert:

- M. sartorius: N. femoralis
- M. gracilis: N. obturatorius
- M. semitendinosus: N. ischiadicus

Durch diese neurologische Unterteilung können bei Bandscheibenvorwölbungen unterschiedliche Spannungen in den 3 Muskeln entstehen. Folge kann eine Dysbalance der muskulären Zugkräfte im Ansatz sein, die zu einer Insertionstendopathie des Pes anserinus superficialis führen kann.

Der Pes anserinus steht über seine Muskeln mit verschiedenen myofaszialen Wirkungsketten in Verbindung:

- Der M. semimembranosus ist Teil der oberflächlichen Rückenlinie.
- Der M. gracilis bildet mit den Adduktoren eine myofasziale Verbindung zum M. rectus abdominis (Teil der oberflächlichen Frontallinie). Sind die Bauchmuskeln zu schwach oder zu stark gegenüber den Adduktoren, kommt es zu einer Insertionstendopathie am Os pubis und der Symphyse. Eine Störung der oberflächlichen Frontallinie über die Bauchmuskeln wird daher auch über die Adduktoren, v. a. auch den M. gracilis und M. adductor longus, beeinflusst.
- Der M. sartorius setzt an der SIAS an. Bei einer Hypertonie des M. sartorius kommt es zu einem myofaszialen Zug an der SIAS nach kaudal. Die weiter am SIAS ansetzenden Strukturen bekommen somit einen Reiz in Richtung M. sartorius und können ihre myofaszialen Kräfte nicht optimal weiterführen. Folge ist eine Störung der myofaszialen Wirkungskette.

Plica-Syndrom, Meniskopathien

Bei der Laufbewegung ist insbesondere das Puffersystem des Kniegelenks gefordert. Die Menisken und die Plica im Knie bilden einen Puffer zwischen den inkongruenten Gelenkflächen des Os femoris und der Tibia. Beide Strukturen (Menisken, Plica) können zu ähnlichen Bewegungseinschränkungen führen, die aber unterschiedlich diagnostiziert und behandelt werden müssen.

Plica-Syndrom

Funktionsweise der Plica. Die Gelenkkapsel ist eine 2-schichtige Struktur: Die äußere Schicht sorgt für die Stabilität, die innere Schicht sorgt hauptsächlich für die Bildung der Synovia. Teilweise verlaufen beide Schichten parallel, teilweise verläuft die äußere Schicht direkt zum Kapselansatz weiter, wobei die innere Schicht den Konturen des Gelenks folgt und hier eine Falte (Plica) bildet. Diese Plica sorgt somit für eine bessere Kongruenz der beiden Gelenkanteile Femur und Tibia.

Durch Reizung der Gelenkkapsel wird der synoviale Kapselanteil manchmal zu einer erhöhten Synoviaproduktion angeregt. Folge ist eine diffuse Schwellung im Gelenk. Bei chronischen Zuständen ist eine häufig irreversible Verdickung der Plica zu erkennen. Diese verdickte Plica sorgt dann für Bewegungseinschränkungen und -blockaden im Kniegelenk.

Funktionelle Diagnose des Plica-Syndroms. Neben den beschriebenen Bewegungstests zur Erfassung der funktionellen myofaszialen Wirkungsketten (▶ S. 26 ff.) bietet sich hier auch der Test der „tanzenden Patella“ an. Das ist ein Test, bei dem durch Druck auf die Patella auf Gelenkerguss geprüft wird. Er ist in vielen Fällen positiv. Die Bewegung ist eingeschränkt nach dem Kapselmuster (Flexion – Extension). Das Kapselmuster ist eine gelenkspezifische Bewegungseinschränkung in bestimmten Bewegungsrichtungen. Im Gehen ist eine Unsicherheit wahrzunehmen, weil die Kongruenz innerhalb der Kapsel nicht mehr gegeben ist und das periartikuläre Gewebe das Knie nicht mehr optimal stabilisieren kann. Eine Ruhephase führt meist zur Linderung der Beschwerden, bei erneuter Belastung treten sie aber schnell wieder auf.

P Praxistipp

Bei der osteopathischen Behandlung werden neben dem Kniegelenk bei einem Plicasyndrom insbesondere folgende myofasziale Wirkungsketten behandelt: oberflächliche Frontal-, Spiral- und Laterallinie.

Darüber hinaus ist Koordinationstraining von großer Bedeutung. Das multifunktionelle myofasziale Zusammenspiel für die Kniegelenksbewegung muss geschult werden, damit es sich

▼

in jeder Situation mit minimalem Einsatz stabilisieren kann.

Zusätzlich können in der Praxis Funktionstapes und neurophysiologische, propriozeptive Therapiesohlen eingesetzt werden.

Menisken

Der laterale Meniskus hat neben seinen 2 Befestigungspunkten (ventral und dorsal auf dem Tibiaplateau) eine myofasziale Verbindung zum M. popliteus. Der M. popliteus zieht während der Knieflexion den Meniskus nach dorsal, damit er nicht eingeklemmt wird. Bei der Extension muss der M. popliteus wieder entspannen, damit der laterale Meniskus zurückgleiten und eine Pufferung der Extension sicherstellen kann.

Oft stellt man eine Hypertonie des M. popliteus fest (man beachte insbesondere die myofasziale Verbindung zum M. soleus). Diese Hypertonie stört nicht nur die Extension im Knie, sondern auch die Beweglichkeit des lateralen Meniskus. Der Meniskus subluxiert nach dorsal, was zu Reibung und zu stärkerem Verschleiß des Meniskus führt. In einigen Fällen bildet sich sogar eine Art Ganglion, das oft mit einer Baker-Zyste verwechselt wird. Die Reizung führt manchmal auch zu einem Anschwellen in der Kniekehle.

Liegt eine Baker-Zyste vor, ist manchmal eine extreme Verspannung im M. popliteus feststellbar. Inwieweit sich diese beiden Störungen gegenseitig beeinflussen, ist nicht bekannt.

P Praxistipp

Bei der Behandlung ist hier differenziert vorzugehen: lokale Detonisierung des Muskels, Drainagetechniken zur Kapselentstauung des Kniegelenks.

Der mediale Meniskus hat 2 wesentliche Befestigungspunkte auf dem Tibiaplateau und eine enge Verbindung mit dem Lig. collaterale mediale. Dadurch ist er weniger beweglich als der laterale Meniskus. Weniger Mobilität bedeutet mehr Verletzungsgefahr. Der mediale Ansatz wird muskulär durch den M. semimembranosus (Pes anserinus profundus) gesteuert. Bei Flexion des Knies wird der mediale Meniskus somit nach mediodorsal aus der Gefahrenzone gezogen, muss aber bei der Extension wieder die Möglichkeit bekommen zurückzugleiten. Bei Verspannung des M. semimembranosus subluxiert der mediale Meniskus nach medial. Dies kann ebenfalls zur Verletzung des Meniskus führen.

Unphysiologische myofasziale Zugkräfte über den M. semimembranosus (enger Bezug auch zur tiefen Frontallinie und oberflächlichen Rückenlinie) können die Laufbewegung stören, weil das Puffersystem im Kniegelenk gestört wird.

P Praxistipp

Nach einer periartikulären Vorbehandlung lässt sich der Meniskus, wenn kein struktureller Schaden vorliegt, gut reponieren. Im Vorfeld oder in der Nachbearbeitung müssen Dysfunktionen in den myofaszialen Wirkungsketten, z. B. die oberflächliche Rückenlinie, behandelt werden.

Femoropatellares Schmerzsyndrom

Ein Genu valgum mit einer Endorotationsstellung verursacht eine laterale Verlagerung der Patella. Begleiterscheinungen können sein: Synoviitis, Entzündungen der Hoffer'schen Fettkörper und Gelenkerguss. Ursächlich muss an die korrespondierenden Strukturen gedacht werden, dazu gehören die Fuß-, Hüftstellung und die Wirbelsäule.

Muskeldysbalancen, entstanden durch eine falsche Haltung, sind nicht selten. Kommt es zu einem medialen Abweichen des Knies, entsteht die genannte Schmerzsymptomatik. Diese Beinachsenstellung kann eine Hallux-valgus-Bildung provozieren.

In der klinischen Funktionsdiagnostik fällt eine überlastete laterale Linie und eine Hypotonie oder eine exzentrische Hypertonie des M. vastus medialis auf. Eine isolierte Kräftigung des M. vastus medialis bringt wenig Erfolg, solange nicht an der allgemeinen Haltung und den Ursachen der Störung gearbeitet wird.

Tractus-iliotibialis-Syndrom (Jogger-Knie)

Hiermit ist eine Reizung lateral am Knie, v. a. nach Laufbelastung, in Höhe des Condylus femoralis lateralis gemeint (▶ Abb. 11.4 b, ▶ S. 141). Es entsteht durch Überlastung der lateralen Linie. Mögliche Ursachen sind u. a. Beinachsenfehlstellung, abgelaufene Distorsionstraumata im Sprunggelenk, unphysiologische Sportschuhe sowie einseitige Belastung. Besonders bei Leichtathleten, die auf der Stadionbahn immer die gleiche Laufrichtung haben, ist dieses Beschwerdebild nicht untypisch. Aber auch Langstreckenläufe auf Asphalt können zur Überbelastung führen und somit ursächlich sein.

Das Jogger-Knie und die Bursitis trochanterica der Hüfte haben häufig eine ähnliche Ursache. Wieso es bei dem einen Sportler eher zu einem Jogger-Knie kommt und bei dem anderen eher zu einer Bursitis trochanterica, ist nicht eindeutig geklärt. Die Bursitis trochanterica tritt vermehrt bei Frauen auf, unabhängig von der Sportart. Gerade hier ist wieder an die viszeralen Korrespondenzen zum kleinen Becken zu denken.

Leistenbeschwerden

Leistenbeschwerden können neben einer Adduktorenreizung auch durch eine Reizung des M. iliopsoas entstehen. Aber auch tief liegende, teils unter dem Leistenband versteckte Leistenbrüche können dieses Schmerzsyndrom auslösen.

Die Adduktoren bilden mit den querverlaufenden Bauchmuskeln eine Kette, die in der Mitte durch das Os pubis eine knöcherne Verbindung hat. Ein übermäßiges Bauchmuskeltraining kann die Ansatzstelle am Os pubis reizen. Es entsteht neben der Insertionstendopathie auch ein Zug an den Adduktorenmuskeln, was wiederum zu Hypertonie dieser Muskelgruppe führen kann.

Die Adduktorenreizung führt oft zur Reizung des Pes anserinus superficialis (s. o.). Ursache kann ein unphysiologisches Bauchmuskeltraining sein. Der M. iliopsoas ist häufig hyperton. Die Hypertonie führt nicht nur zu Leistenschmerzen und Extensionseinschränkungen in der Hüfte, es kann auch eine vertiefte Lordose entstehen, die selbst in entspannter Rückenlage nicht abflacht.

Iliopsoasprobleme können auch Folge von viszeralen Störungen sein, z. B. der Niere, des Dickdarms. Bei rezidivierenden Blasen- und Nierenbeckenentzündungen sind diese möglichen Zusammenhänge zu beachten. Funktionelle Sportbekleidung ist daher sehr sinnvoll. Umgekehrt führen Nierenbeckenentzündungen nicht selten zur Hypertonie des Psoas, das kann wiederum Leistenbeschwerden nach sich ziehen.

P Praxistipp

Liegt eine Dysfunktion der Nieren vor (ärztliche Abklärung muss ein akutes Nierenleiden ausschließen!), sollte die Niere ergänzend osteopathisch behandelt werden. Leistenbrüche müssen differenzialdiagnostisch ausgeschlossen werden.

Adduktorenverletzungen

Diese Störung tritt bei Läufern gerne nach Cross- (Querfeldeinläufe) und Bergläufen auf. Die Zerrung führt zu einer lokalen Hypertonie. Wird diese nicht rechtzeitig behandelt, kommt es zu Dysbalancen der Muskelfunktion, zu Ausweichbewegungen beim Laufen und somit zu weiteren Störungen in der Rumpf-, Knie- und Fußregion (Varus-Fehlstellungen im Knie, Ansatzreizung der Bauchmuskulatur, Überkompensation im Schultergürtel).

Durch die Dysbalance der Bauchmuskeln und der vorderen Adduktoren (M. pectineus, M. adductor longus und M. gracilis) kann es zu einer Vorspannung und Reizung der übrigen Adduktoren kommen, eine Zerrung ist dann vorprogrammiert.

P Praxistipp

Diese Dysbalance kann sehr gut osteopathisch behandelt werden, besonders dann, wenn die umliegenden Strukturen therapeutisch mit berücksichtigt werden (Bauchmuskulatur, M. psoas major, Beckenstellung, Beinachse). Aber auch die Wettkampfhäufigkeit und Trainingsintensitäten sollten geprüft werden.

M.-piriformis-Syndrom

Hierunter versteht man die Reizung des N. ischiadicus durch Hypertonie des M. piriformis, wobei zumeist nur seine Abzweigung, der N. gluteus inferior, betroffen ist. In den meisten Fällen kommt es zu sensiblen Störungen. Gelegentlich liegt eine leichte Schwäche des M. gluteus maximus, der durch den Nerv innerviert wird, vor. Dies äußert sich v. a. in koordinativen Schwierigkeiten. Die Schmerzen ziehen in das Gesäß, nicht selten aber auch dorsal in den Oberschenkel oder in die Hüftgelenksregion. Die Dehnung (Endorotation, Adduktion) und Anspannung (v. a. Exorotation) des M. piriformis verstärkt die Symptomatik.

P Praxistipp

Typischerweise klagt der Patient über Schwierigkeiten bei längerem Treppen steigen. Im Muskeltest ist ein häufiges, direkt hintereinander erfolgendes aktives Anspannen und Entspannen des Muskels ggf. problematisch. Ist der Muskeltonus im M. gluteus maximus reduziert, kann die quere Glutealfalte zum Oberschenkel etwas nach kaudal verlagert sein. Hier ist differenzialdiagnostisch eine anatomische oder funktionelle Beinlängendifferenz auszuschließen.

Zu beachten ist, dass der M. piriformis selbst auch durch den N. ischiadicus innerviert wird. Eine Reizung des N. ischiadicus kann somit zur Irritation bzw. zum erhöhten Muskeltonus des M. piriformis führen, der wiederum den Nerv einengt und reizt. Es entsteht ein Teufelskreis. Neben der Dehnung des Muskels sollte die Haltung sehr genau kontrolliert werden. Daneben liegt häufig eine Rotationsfehlstellung mit zugehörender Beckenverwringung vor.

Beckenverwringungen

Upshift-/Downshift-Dysfunktion

Bei diesem Beschwerdebild muss an eine sog. Upshift-/Downshift-Dysfunktion des Iliums gedacht werden. Hier handelt es sich oft um akute Gelenkblockaden. Im Laufsport besteht neben der eigentlichen Laufsportbewegung auf unwegigem Untergrund auch ein Verletzungsrisiko beim Treten ins Leere (z. B. bei einer Bodenunebenheit) oder durch Sturz.

Neben dem ISG sollte auch die umliegende Muskulatur berücksichtigt werden. So liegen bei chronischen Upshift-/Downshift-Dysfunktionen oft Dysbalancen der Abduktoren der Hüfte, des M. quadratus lumborum und manchmal des M. latissimus dorsi vor. Werden diese Verspannungen nicht mitbehandelt, entstehen rezidivierende Schmerzen. Diese Verspannungen können wiederum zu einer funktionellen Blockade im ISG führen.

Bei Sakrumfehlstellungen sind auch die Ligg. sacrotuberale und sacrospinale zu prüfen. ISG-Beschwerden im Laufsport müssen ebenfalls differenzialdiagnostisch auf mögliche Steißbeinverletzungen geprüft werden.

P Praxistipp

Die Behandlung der ligamentären Strukturen des Steißbeins wirkt zudem sehr entlastend auf den Beckenboden und auf das kleine Becken. Liegt eine Steißbeinverlagerung durch Sturz vor, ist hier an eine Manipulation zu denken.

Die beteiligten myofaszialen Wirkungsketten sind: die oberflächliche Rückenlinie, die Spirallinien, die funktionellen Linien sowie die tiefe Frontallinie.

Ilium anterior/posterior

Häufige ISG-Blockaden sind das Ilium anterior oder Ilium posterior, zumeist mit einem Upshift/Downshift kombiniert. In den meisten Fällen reagiert das Ilium mit einer Blockade auf einwirkende Störungen. In der Anamnese wird häufig von vorausgegangenen Beinverletzungen oder -fehlstellungen berichtet. Diese Dysfunktionen/Verletzungen fixieren auf Dauer das Ilium bzw. führen später zu Blockierungen. Aber auch viszerale Dysfunktionen sind zu prüfen, wenn ISG-Blockaden gehäuft auftreten.

Lumbago/Lumbalgie/Lumboischialgie

Dieses Beschwerdebild kann Folge einer lang anhaltenden Schonhaltung sein, die insbesondere die tiefe Frontallinie, die oberflächliche Rückenlinie und die Spirallinien betrifft. Aber auch primäre Dysfunktionen, wie Beckenverwringung, Meniskopathien, Achillodynien, kommen als Ursache infrage (unter Ausschluss von Diskusprotrusion/-prolaps).

Äußere Bedingungen beim Ausüben der Sportart können ebenfalls Einfluss haben. Vor allem kaltes und nasses Wetter kann einen sog. „Hexenschuss" begünstigen. Gerade die Outdoorsportart Joggen ist hierfür prädestiniert. In vielen Fällen ist aber nicht Kälte oder Schwitzen das Problem, sondern das mangelnde Warming-up.

P Praxistipp

Ist Trainingsüberlastung die Ursache, sollte nur ein leichtes Entspannungs- und Mobilisationstraining gemacht werden. Eine unveränderte Trainingsbelastung ist kontraindiziert. Differenzialdiagnostisch sind eine Diskopathie, Diskusprotrusion/-prolaps abzuklären und bei positivem Befund in das Behandlungskonzept einzubinden.

Exkurs

Sportschuh

Der Sportschuh ist das Verbindungselement zwischen Sportler und Untergrund. In jeder Sportart findet eine spezifische Belastunganforderung statt. Daran wird die Funktionalität des Sportschuhs ausgerichtet. Grundsätzlich soll er vor Verletzungen schützen und die sportliche Aktion optimieren.

Ein Sportschuh besteht im Wesentlichen aus folgenden Elementen: Oberteil mit Schnürung (oder anderen Verschlusstechniken), Schuhsohle, Schuhbett.

1. **Analyse Laufschuh:**
   Die beste Dämpfung (Auffangen und Ableiten der Stoßkräfte) während des Laufens ist die physiologisch optimale Abrollbewegung des Fußes. Daher ist erst zu prüfen, ob mit dem Laufschuh optimal abgerollt werden kann. Dann sollte die Dämpfung begutachtet werden. Prinzipiell gilt: Der Schuh soll so wenig wie möglich, aber so viel wie nötig gepolstert (gedämpft) sein.
   Sollten besondere Dämpfungseigenschaften des Sportschuhs infrage kommen, sollte Folgendes berücksichtigt werden: Das individuelle Abrollverhalten des Fußes, auch unter sportphysiologischen Aspekten, Bewegungsmuster und Körpergewicht des Sportlers, Laufuntergrund beim Training (Asphalt, Waldboden etc.), Laufgeschwindigkeit (mit zunehmender Geschwindigkeit nehmen die biomechanischen Beanspruchungen zu), Sohlengeometrie und -flexibilität. Eingebaute Stabilisatoren, Weichstellungen (Härtegrad) etc. sollen den Fuß in einen optimalen Bewegungsablauf bringen. Das natürliche Bewegungsmuster des Läufers muss immer berücksichtigt werden, d. h., eine individuelle Abstimmung ist erforderlich.
2. **Herstellung Laufschuh:**
   Zahlreiche Laufschuhe haben eine Gelenkfederung oder eine durchgehende Sohle. Die Laufflächen der Schuhe sind aus mehreren Schichten aufgebaut. Dämpfungen der Sohle variieren markenabhängig, die Unterschiede liegen im Detail.

4.1.3 Beteiligung myofaszialer Wirkungsketten

Fußfehlstellungen, Beinachsenanomalien werden häufig als Ursache der oben aufgeführten Syndrome genannt.

Betrachtet man die beteiligten myofaszialen Ketten, können folgende Kraftwirkungslinien, wenn sie gestört sind, eine Rolle spielen:

- Hüft-Bein-Bewegung: oberflächliche Frontallinie, oberflächliche Rückenlinie
- Körperstabilität: laterale Linien, tiefe frontale Linie
- Rumpfbewegung: Spirallinie, funktionelle Linien

Betrachtet man eine bestimmte Sequenz im Bewegungsablauf, so ist der Fersen-Boden-Kontakt in der Laufbewegung interessant (▸ Abb. 4.1).

Myofasziale Wirkungsketten, die in dieser Bewegungsphase beteiligt sind:

- oberflächliche Frontallinie (▸ S. 8)
- oberflächliche Rückenlinie (▸ S. 7)
- tiefe Frontallinie (▸ S. 16)

Folgende einschränkende Faktoren für die Wirksamkeit der myofaszialen Wirkungsketten können auftreten:

- **oberflächliche Frontallinie:**
  - Verkürzung Zehenstreckermuskeln, M. tibialis anterior
  - Dysfunktion Knie
  - Verkürzung M. quadriceps
  - Dysfunktion Os ilium/Os pubis

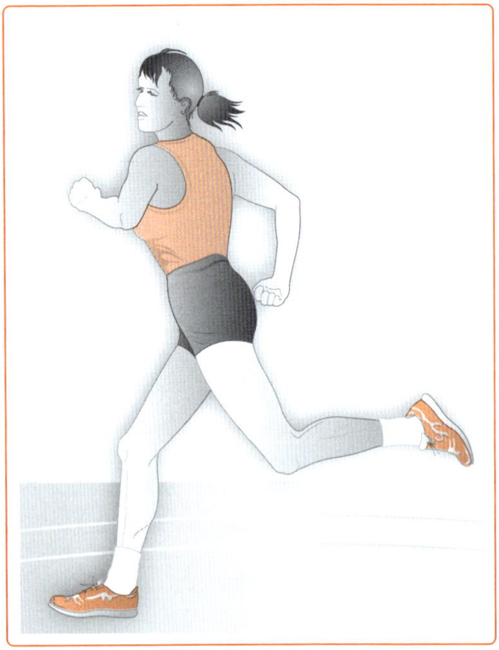

▸ **Abb. 4.1** Läufer mit Bodenkontakt.

- Adhäsion M. rectus abdominis, M. pyramidalis
- Dysfunktion Rippe 5
- Verkürzung M. sternocleidomastoideus
- Dysfunktion Os temporale

- **oberflächliche Rückenlinie:**
  - verkürzte M. abductor hallucis, M. abductor digiti minimi
  - Adhäsion Fascia plantaris
  - Dysfunktion Os calcaneus
  - verkürzter M. gastrocnemius
  - Dysfunktion Knie
  - verkürzte ischiokrurale Muskulatur
  - Dysfunktion ISG
  - Verkürzung M. erector spinae
  - Adhäsion Fascia sacrolumbale
  - Dysfunktion Okziput
- **tiefe Frontallinie:**
  - Dysfunktion Zehengrundgelenke, unteres Sprunggelenk
  - Verkürzung M. tibialis posterior
  - Adhäsion Band-Kapsel-Apparat Knie
  - Verkürzung Adduktorenmuskelgruppe
  - Dysfunktion Os ilium/Os pubis
  - Adhäsion Diaphragma urogenitale/ M. psoas major
  - Dysfunktion Os coccygis
  - Dysfunktion LWS
  - Adhäsion Diaphragma abdominale
  - myofasziale Dysfunktion Mediastinum/Fascia endothoracica, Lamina praetrachealis
  - Dysfunktion Os hyoideum/Mandibula
  - Verkürzung Mm. scaleni, M. masseter
  - Dysfunktion C2–C7
  - Dysfunktion SSB

Trainingsbelastung und Technikschulung

Leitfragen zur Belastung:
- Wie sind der derzeitige Trainingsumfang und die Trainingsintensität?
- Wann wurde um wie viel gesteigert?
- Welche traumatischen Verletzungen gab es in letzter Zeit?

Leitfragen Sportgerät – Sportschuh:
- Wann und wie oft wurde der Laufschuh gewechselt?
- Auf welchem Untergrund wird gelaufen? Hat es eine Veränderung gegeben?

4.2 Radsport

Der Radsport kann in Straßenradsport, Bahnradsport, Mountainbikesport, BMX (Bicycle-Moto-Cross) unterteilt werden. Während der Straßen- und Bahnradsport der typischen Fahrradfahrbewegung nahesteht, ist das BMX-Fahren mehr akrobatisches Radfahren, bei dem der Sportler auf einem speziellen BMX-Rad verschiedene Kunststücke zeigt. Der Mountainbikesport ist eine Disziplin, bei der mit einem Geländefahrrad fernab von befestigten Straßen und Wegen Fahrrad gefahren wird.

4.2.1 Typische Merkmale der Sportart

Geht man von dem klassischen Straßenradfahren aus, ist es wichtig, dass beim Fahrradfahren eine gleichmäßige Belastung über den Kontaktpunkt Fuß zum Pedalsystem erreicht wird. Der Kontakt zwischen Gesäß und Sattel ist ein weiterer wichtiger Bereich. Durch die Sitzposition werden verstärkt die Sitzbeinhöcker und der Dammbereich belastet. Der 3. stützende Kontakt sind die Hände, die den Lenker fest umgreifen.

Bei der klassischen Radrennfahrerposition sind die Hüft- und Kniegelenke nie ganz gestreckt, das Becken wird posteriorisiert, die LWS delordosiert und bildet mit der BWS eine ausgeprägte kyphotische Haltung, die – bedingt durch die Lenkerhöhe und Kopfhaltung – zu einer Hyperlordosierung der HWS führt.

Grundsätzlich wird dem Radfahren ein besonders positiver Effekt für das Herz-Kreislauf-System zugeschrieben, wenn das Training im Rahmen der allgemeinen aeroben Ausdauer stattfindet. Aus präventiver und rehabilitativer Sicht ist das Radfahren eine Alternative zum Laufsport. Dies gilt insbesondere für Sportler, die durch Beschwerden an den unteren Extremitäten kein Lauftraining leisten können.

4.2.2 Typische Überlastungssyndrome

Schmerzregionen

Untere Extremität
- Fuß: scharfe stechende Schmerzen in den Füßen und in der Achillessehne

▼

- Übergang Oberschenkel/Glutealregion: stechender Schmerz im Gesäß beim Sitzen

Wirbelsäule
- LWS/HWS: Ziehen im unteren Rückenbereich, im Nacken

Obere Extremität
- Schulter: Ziehen in der Schulterregion, Kompressionsschmerz in der Schulter
- Hand: Missempfindungen, wie Kribbeln in den Fingern

Die typischen Überlastungssyndrome ergeben sich aus den 3 Kontaktpunkten zwischen Sportler und dem Sportgerät Fahrrad.

Achillodynie/Plantarfasziitis

Sehr oft entstehen diese Beschwerden schleichend nach einer Überlastung: Zunächst treten die Schmerzen am Ende der Belastungsphase auf, später sind Dauerschmerzen keine Ausnahme.

Funktionell-anatomisch sind die Strukturen der Plantarfaszie und der Achillessehne eng miteinander verwachsen, daher treten beide Schmerzsyndrome häufig kombiniert auf.

Überlastung ist oft eine Folge der muskulären Dysbalance zwischen den verschiedenen myofaszialen Wirkungsketten. Neben der oberflächlichen Plantarfaszie kann auch das tiefer liegende Lig. plantare beteiligt sein (▸ Abb. 11.5, ▸ S. 142):

- Die fast 2-teilige Plantarfaszie wird medial durch den M. abductor hallucis und lateral durch den M. abductor digiti minimi gesteuert. Somit sind diese 2 kleinen Fußmuskeln im Fußwurzelbereich an der Steuerung der oberflächlichen Rückenlinie beteiligt.
- Das Lig. plantare wird dagegen durch den M. flexor hallucis brevis (medial) und M. flexor digiti minimi brevis (lateral) gesteuert. Diese beiden mehr im Mittelfuß angeordneten Muskeln steuern somit eher die tiefe Frontallinie.
- Die oberflächliche Rückenlinie und tiefe Frontallinie ziehen weiter in die Achillessehne, aber auf verschiedenen Ebenen. Während die oberflächliche Rückenlinie weiter über den M. gastrocnemius bis zum Hinterhaupt verläuft, zieht die tiefe Frontallinie mehr über den M. soleus zum M. popliteus und weiter über den Beckenboden zum Kranium.

Beim Radrennfahrer kommt es durch die Fixation zwischen Schuh und Pedal (Klick-Verschluss) zu einer geführten Fußbewegung, die je nach Fußstellung nicht unbedingt der physiologischen Bewegungsachse entsprechen muss. Leichte Fußfehlstellungen aufgrund der festen Verbindung von Schuh und Pedal können Ursache für eine unphysiologische Bewegungsbelastung im Fuß sein, die die oben beschriebene Symptomatik begünstigen.

Muskuläre Dysbalancen in Form einer verkürzten Beinrückseitenmuskulatur oder eine Störung weiter oben in der oberflächlichen Rückenlinie erhöhen den Zug auf die Achillessehne und übertragen die Spannung auf die Fußsohle.

Tendinosen am Sitzbeinhöcker

Sie geben einen Hinweis auf einen erhöhten Druck am Tuber ischiadicum. Eine falsche Druckbelastung durch den Sattel kann zu einer Reizung des Tuber ischiadicum am Os ischii und der Bursa ischiadica führen. Dies sorgt dafür, dass das Sitzen schmerzhaft ist. Hier sollten die Sitzposition sowie die Form und Polsterung des Sattels geprüft werden.

Neben einer unphysiologischen Sitzposition ist an die Beeinträchtigung der myofaszialen Wirkungsketten durch muskuläre Überlastung zu denken: Zum Beispiel kann die vorwärts gebeugte Sitzposition in starker Kyphose („Buckelrücken") und die hohe Stützbelastung auf den Armen eine umfassende Blockade im Beckenbereich hervorrufen. Die beim Radfahren notwendige ISG-Bewegung ist dann aufgehoben oder unphysiologisch. Es entsteht eine erhöhte Belastung der ischiokruralen Muskulatur. Die oft hypertonen ischiokruralen Muskeln reizen den Ansatz am Tuber ischiadicum: Es bildet sich eine Ansatztendinose, eine Bursitis oder bei Dauerbelastung eine knöcherne Ausziehung (Sporn).

Das kann zu einer Dysbalance der Hüftbewegung führen, das Bein weicht nach medial aus und kann nicht optimal im Bewegungsablauf belastet werden.

Eine Endorotation des Beines gibt dem Ilium einen Impuls nach anterior, wobei die Sitzposition eher ein Ilium posterior abverlangt. Diese entgegengesetzten Kräfte verursachen einen Dauerstress im ISG.

Eine Reithosenanästhesie (Irritation des N. pudendus) durch den erhöhten Druck bzw. die erhöhte Spannung im Beckenboden ist ebenfalls möglich.

Lumbago/Lumbalgie/Lumboischialgie, Facettensyndrom

Durch die nach vorne gebeugte Sitzposition, oft mit einer ausgeprägten kyphotischen Rumpfhaltung („Buckelrücken"), kann eine Blockade im lumbalen Bereich hervorgerufen werden. Dieses Beschwerdebild kann Folge einer lang anhaltenden Schonhaltung sein, die insbesondere die tiefe Frontallinie und oberflächliche Rückenlinie betrifft.

Durch die lang anhaltende gestützte Flexionsstellung des Körpers kommt es zu einer passiven Verkürzung des M. rectus abdominis. Fehlt der Halt durch den M. rectus abdominis mit seinen faszialen Verbindungen zum M. transversus abdominis sowie den Mm. obliquus internus/externus abdominis (▸ **Abb. 11.2**, ▸ **S. 139**), können die Fascia thoracolumbalis (▸ **Abb. 11.3**, ▸ **S. 140**) und das Becken zunehmend an Stabilität verlieren. Folge ist eine Instabilität der LWS und der ISG (v. a. über die Mm. multifidi), wodurch die Beinarbeit eingeschränkt und die Abstimmung zwischen Oberkörper und Becken nicht mehr gewährleistet werden kann.

Auch primäre Dysfunktionen, wie eine Beckenverwringung, können beim Radrennfahrer Ursache für akute Lumbalgien sein (unter Ausschluss von Diskusprotrusion/-prolaps).

HWS-Syndrom

Die Sitzhaltung auf dem Rennrad führt zur permanenten Hyperextension in der HWS. Diese muskuläre (Über)Belastung der Extensoren und die permanente exzentrische Dehnung der Halsmuskeln verursachen Schmerzen. Die arthrogene Belastung kann Schwellungen im umliegenden Gewebe und Reizungen an den in der HWS austretenden Spinalnerven auslösen. Typische Symptome sind Brachialgien und muskuläre Verspannungen mit ggf. Bewegungseinschränkungen im zervikothorakalen Übergang.

Impingement-Syndrom

Die oft hohe Stützbelastung auf den Armen während des Radfahrens kann die Schultergürtelmuskulatur, insbesondere die der Rotatorenmanschette, und die Mm. pectorales und M. serratus anterior nachteilig belasten. Die Muskeln der Rotatorenmanschette justieren den Humeruskopf in der Schultergelenkpfanne. Durch die Stützbelastung werden die Bursa deltoidea und die Sehne des M. supraspinatus komprimiert. Folge: Die Bewegung im Schultergelenk ist in ihrer Feinkoordination gestört. Das wiederum beeinflusst die verschiedenen myofaszialen Wirkungsketten im Arm negativ.

Die gestörte Schulterbeweglichkeit wirkt einschränkend auf die Funktionalität der Spirallinien und funktionellen Rückenlinie. Die Stabilität der Sitzposition ist erschwert. Die Beckenmuskulatur wird unphysiologisch belastet, und es kann zu ISG-Blockaden kommen.

Der M. serratus anterior bringt die Skapula nach lateral ventral und stabilisiert somit den Brustkorb zwischen den Schulterblättern. Diese Funktion wird bei vielen Radrennfahrern verstärkt von den Mm. pectorales übernommen, was einerseits zu einem Thoracic-outlet-Syndrom und andererseits zu eine Überlastung der oberflächlichen (M. pectoralis major) und/oder tiefen (M. pectoralis minor) ventralen Armlinie führen kann.

Karpaltunnelsyndrom, Missempfindungen in der Hand

Das Karpaltunnelsyndrom kann als Teil des Thoracic-outlet-Syndroms gesehen werden. Das Thoracic-outlet-Syndrom zeichnet sich durch Engpassstellen im zervikothorakalen Übergang aus, die die nervale Versorgung des Armes irritieren können.

Darüber hinaus gibt es im Handgelenksbereich Dysfunktionen, die ebenfalls Missempfindungen und Schmerzsyndrome in der Hand auslösen können. Bei Radrennfahrern liegt in vielen Fällen eine Blockade der Handknochen, v. a. vom Os lunatum, vor. Diese Blockade kann durch eine unphysiologische Griffhaltung entstehen. Häufig sind ebenfalls die gelenkigen Verbindungen zu den benachbarten Handwurzelknochen des Os lunatum in Mitleidenschaft gezogen.

Dysfunktion Handgelenk

Dysfunktion Discus triangularis

Der Discus triangularis liegt im proximalen Handgelenk zwischen dem Ulnakopf, Os triquetum und Os lunatum. Eine Überdehnung des Handgelenks, aber auch ein unphysiologischer Griff kann zu einer Diskopathie führen, wobei der zwischen den lateralen Handknöcheln und der Ulna liegende Diskus seine stoßdämpfende Funktion verliert. Die Schmerzen ziehen häufig über die Ulna nach kranial oder sind im Handwurzelbereich lateral lokalisiert.

In einigen Fällen kann es auch zu einer Subluxation des Diskus kommen. Hier ist dann das mit dem Diskus verwachsene Lig. collaterale ulnare betroffen, kleine Rupturen sind möglich. Sowohl das Lig. collaterale ulnare wie folglich auch der Diskus sind ein Teil der tiefen rückwärtigen Armlinie. Dadurch können unphysiologische myofasziale Züge bis in die Skapula und den zervikothorakalen Übergang auftreten.

P Praxistipp

Wenn keine Verletzung vorliegt und die Ursache in einem unphysiologischen Griff (gestörte Grifftechnik) liegt, sollte neben dem Umstellen der Grifftechnik die tiefe rückwärtige Armlinie behandelt werden.

Tendovaginitis stenosans de Quervain

Bei der Diskopathie liegt zumeist ein lateraler Schmerz vor (s.o.). Tritt dieser medial auf, so kann eine Tendovaginitis stenosans de Quervain, also eine Sehnenscheidenentzündung der Mm. extensor pollicis longus und brevis, vorliegen.

Die Loge der Daumenextensoren bildet die Verbindung zwischen den Retinacula extensorum und flexorum. Neben der Möglichkeit einer lokal vorliegenden Stoffwechselstörung sind oft beide Bänder in Mitleidenschaft gezogen. Zurückzuführen ist dies zumeist auf eine ungünstige Griffwahl (ein zu harter Griff, ein zu geringer Durchmesser des Lenkergriffs). Folge ist eine Überbelastung und Verkrampfung der Hand-, Fingerflexoren.

P Praxistipp

Durch die Einschränkung der Hand- und Fingerflexoren ist v.a. die tiefe frontale Armlinie betroffen, die bei Schulterbeschwerden (z.B. beim Thoracic-outlet-Syndrom) oft unter Spannung steht. Aus therapeutischer Sicht ist neben der Behandlung der tiefen frontalen Armlinie auch eine Behandlung des Ellenbogengelenks in allen Gelenkbereichen notwendig.

▶ Exkurs

Sportrad

Es gibt für jede Radsportart spezielle Fahrradtypen, z.B. Rennräder für lange Strecken oder für das Zeitfahren, Cross- oder Mountainbikes. Jedes hat einen an die Anforderungen der Strecke angepassten Aufbau und eine besondere Ausstattung. In folgender Ausführung geht es um einige wichtige Aspekte, die grundsätzlich zu beachten sind.

1. **Pedale** – Pedalplatten und Fußclips (Klick-Pedale) beim Rennrad oder die Bindungen beim Mountainbike:
   Grundsätzlich bedarf es der professionellen Anpassung der technischen Möglichkeiten eines Sportrads auf den Sportler.
   Die Auflagefläche für den Fuß muss groß genug sein, damit nicht nur die Fußspitzen belastet werden. Die Clips müssen individuell eingestellt werden – nicht nur in Bezug auf die Härte und Belastungsmöglichkeit, sondern v.a. in Bezug auf den Winkel, in dem der Fuß fixiert wird. Da es bei den meisten Clips nicht möglich ist, diesen Winkel zu ändern, werden die Füße oft in eine Position gezwungen, die eine Innenrotation der Füße und die entsprechende Beinstellung verlangt. Bei den meisten Sportlern entspricht dies nicht der physiologischen Position, es kann zu einer Endorotation der Beine und in Folge zu einem fixierten Becken führen. Rückenbeschwerden sind dann nicht ausgeschlossen.
2. **Lenker:**
   Individuell eingestellte Lenker verringern u.a. das Risiko eines Karpaltunnelsyndroms. Variablen bei der Lenkereinstellung sind Lenkerhöhe, Lenkerbreite und Griffumfang.
3. **Sattel:**
   Auch der Sattel ist individuell anzupassen. Manchmal ist ein etwas zur Seite geneigter Sattel für den Sportler physiologisch sinnvoller als der gerade ausgerichtete Sitz. Ursache können Beckenschiefstand, Beinlängendifferenzen oder anatomische Unterschiede an den Sitzbeinhöckern sein.
   Auch über die Dämpfung von Sattel (und Lenker) wird viel diskutiert. Ist die Satteldämpfung (oder das Fahrrad im Ganzen) zu stark gedämpft, kommt es zu einer permanenten Federbelastung in der Wirbelsäule. Das kann wiederum Überbelastungen in den Bandscheibensegmenten provozieren.

▼

4. **Fahrradrahmen:**
Je nach Radsportart bieten sich verschiedene Rahmenkonstruktionen und Rahmenhöhen an. Auch die Materialauswahl für den Rahmen richtet sich nach dem Einsatzbereich des Fahrrads. Grundsätzlich sind die Körperproportionen und die Konstitution maßgeblich für die Auswahl der Rahmenhöhe/-größe. Die Rahmenhöhe ist die Distanz zwischen Tretlagermitte und dem oberen Ende des Sitzrohrs.

4.2.3 Beteiligung myofaszialer Wirkungsketten

Betrachtet man die beteiligten myofaszialen Ketten, können folgende Kraftwirkungslinien, wenn sie gestört sind, eine Rolle spielen:

- Bein-Hüft-Bewegung: oberflächliche frontale Linie, funktionelle Linien
- Stützen auf den Lenker: oberflächliche, tiefe frontale Armlinie
- Körperstabilität: laterale Linien, oberflächliche Rückenlinie

Betrachtet man eine bestimmte Sequenz im Bewegungsablauf, so ist die Sitzhaltung und Beinbewegung auf dem Rad interessant (▶ Abb. 4.2).

Myofasziale Wirkungsketten, die in dieser Bewegungsphase beteiligt sind:

- tiefe Frontallinie (▶ S. 16)
- oberflächliche Rückenlinie (▶ S. 7)
- tiefe rückwärtige Armlinie (▶ S. 13)
- tiefe frontale Armlinie (▶ S. 11)
- Spirallinien (▶ S. 10)

Folgende einschränkende Faktoren für die Wirksamkeit der myofaszialen Wirkungsketten können auftreten:

- **tiefe Frontallinie:**
  - Dysfunktion Zehengrundgelenke, unteres Sprunggelenk
  - Verkürzung M. tibialis posterior
  - Adhäsion Band-Kapsel-Apparat Knie
  - Verkürzung Adduktorenmuskelgruppe
  - Dysfunktion Os ilium/Os pubis
  - Adhäsion Diaphragma urogenitale/M. psoas major
  - Dysfunktion Os coccygis
  - Dysfunktion LWS
  - Adhäsion Diaphragma abdominale
  - myofasziale Dysfunktion Mediastinum/Fascia endothoracica, Lamina praetrachealis
  - Dysfunktion Os hyoideum/Mandibula
  - Verkürzung Mm. scaleni, M. masseter
  - Dysfunktion C 2–C 7
  - Dysfunktion SSB
- **oberflächliche Rückenlinie:**
  - verkürzte M. abductor hallucis, M. abductor digiti minimi
  - Adhäsion Fascia plantaris

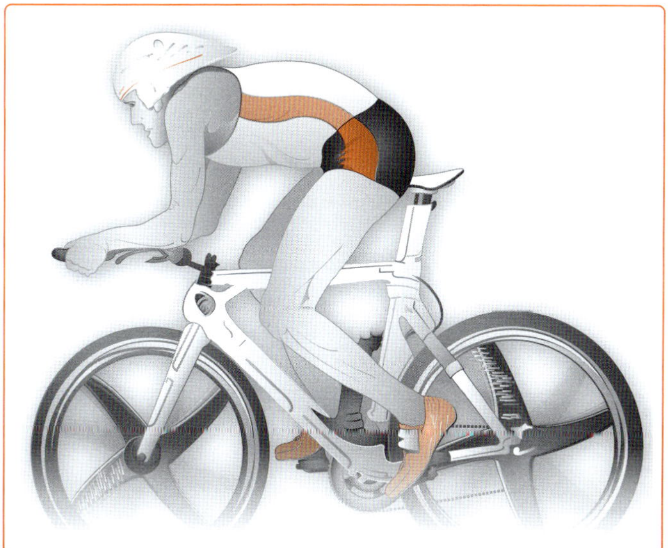

▶ **Abb. 4.2** Radfahrer mit Klick-Pedal.

- Dysfunktion Os calcaneus
- verkürzter M. gastrocnemius
- Dysfunktion Knie
- verkürzte ischiokrurale Muskulatur
- Dysfunktion ISG
- Verkürzung M. erector spinae
- Adhäsion Fascia sacrolumbale
- Dysfunktion Okziput

- **tiefe rückwärtige Armlinie:**
  - Dysfunktion C1–C4, C7–Th3
  - Verkürzung M. levator scapulae, Mm. rhomboidei
  - Dysfunktion Schulterblattgleitlager
  - Verkürzung M. supraspinatus, Rotatorenmanschette
  - Dysfunktion Schultergelenk
  - Verkürzung M. triceps brachii
  - Dysfunktion Ellenbogengelenk
  - Adhäsion Membrana interossea/Periost
  - Dysfunktion Handgelenk/Handwurzelknochen
- **tiefe frontale Armlinie:**
  - Dysfunktion Rippe 3–5
  - Adhäsion Fascia clavipectoralis, Verkürzung M. pectoralis minor
  - Dysfunktion Schulterblattgleitlager
  - Verkürzung M. biceps brachii
  - Dysfunktion Ellenbogengelenk
  - Adhäsion Lig. collaterale carpi radiale
  - Dysfunktion Os scaphoideum, Os trapezium, Metakarpale 1
- **Spirallinien:**
  - Dysfunktion Os occiput
  - Verkürzung M. splenius
  - Dysfunktion C6–Th5
  - Verkürzung M. rhomboideus
  - Adhäsion Schulterblattgleitlager
  - Dysfunktion Os ilium
  - Adhäsion Tractus iliotibialis
  - Dysfunktion Knie
  - Verkürzung M. tibialis anterior
  - Dysfunktion Metatarsale 1
  - Verkürzung M. fibularis longus
  - Dysfunktion Caput fibulae
  - Verkürzung M. biceps femoris
  - Dysfunktion ISG
  - Adhäsion Fascia sacrolumbale
  - verkürzter M. erector spinae

Trainingsbelastung und Technikschulung

- Schmerzsyndrome Hand: Veränderung Griffposition am Lenker, Lenkerhöhe
- Schmerzsyndrome LWS/HWS: Beurteilung der Haltung auf dem Fahrrad

Leitfragen zur Belastung:

- Wie sind der derzeitige Trainingsumfang und die Trainingsintensität?
- Wann wurde um wie viel gesteigert?
- Welche traumatischen Verletzungen gab es in letzter Zeit?

Leitfragen Sportgerät – Fahrrad:

- Wurde das Fahrrad verändert?
- Welche Strecken werden gefahren (Untergrund)? Hat es Veränderungen gegeben?
- Wann wurden zuletzt der Bewegungsablauf/die Haltung auf dem Fahrrad kontrolliert?

4.3

Rudern

Der Rudersport ist eine Ganzkörpersportart, die Kraft und Ausdauer erfordert. Rudern ist eine typische zyklische Kraftausdauersportart, die konditionell eine der anspruchsvollsten Sportarten ist.

4.3.1 Typische Merkmale der Sportart

Der Rudersport kann, neben den unterschiedlichen Bootsklassen, in Riemenrudern und Skullen unterteilt werden:

- Beim **Riemenrudern** wird mit beiden Händen ein Ruderblatt bewegt (entweder Backbord- oder Steuerbordseite).
- Beim **Skullen** werden gleichzeitig auf der Backbord- und Steuerbordseite beidhändig 2 Ruderblätter durch das Wasser gezogen.

Die Geschwindigkeit des Bootes ist abhängig von der Schlagfrequenz der Riemen-/Skull-Bewegung und von der Durchzugslänge durch das Wasser. Die Durchzugslänge richtet sich nach Kraftaufwand, Riemen-/Skull-Führung, Zugzeit, Wasserwiderstand und Trägheit der Gesamtmasse.

Typische motorische Hauptbeanspruchungsformen sind lokale/allgemeine aerobe/anaerobe Ausdauer, Koordination, Flexibilität und Kraft (dynamisch).

Klassische Distanzen im Rudersport sind Strecken über 500 m, 2000 m und bis zu 20 km (Achter).

Sauerstoffaufnahme. Die maximale Sauerstoffaufnahme kann in absolute und relative Form unterteilt werden. Weltklasseruderer weisen bei der absoluten Sauerstoffaufnahme Werte zwischen 6000 und 7000 ml/min auf, die relative maximale Sauerstoffaufnahme liegt durch das größere Körpergewicht der Ruderer bei 68–72 ml/kg und min. Vorteil des Ruderers (im Vergleich zum Läufer) ist, dass das Körpergewicht vom Boot getragen wird. Demnach hat im Rudersport die absolute maximale Sauerstoffaufnahme eine größere Bedeutung als die relative.

Rudern gehört damit leistungsphysiologisch zu den anspruchsvollsten Sportarten, bei der zu gleichen Teilen die aerobe Ausdauer des Herz-Kreislauf-Systems und die Kraft der Muskulatur beansprucht wird.

Rudern ist aus gesundheitssportlicher Sicht eine sehr sinnvolle Sportart. Ausdauer, im Sinne der organischen Leistungsfähigkeit, und Kraft des Halte- und Bewegungsapparats sind die wichtigsten motorischen Hauptbeanspruchungsformen. Sie werden zu gleichen Teilen trainiert. Rudern fördert damit die Funktionalität der inneren Organe, den körpereigenen Stoffwechsel, die gesamte Muskulatur des Bewegungsapparats, die Funktionalität der Atmung sowie die Adaption/Ökonomisierung der gesamten körpereigenen hormonellen/nervalen Steuerung (Hollmann u. Hettinger 2000).

Unvorteilhafte körperliche Einschränkungen, wie Wirbelsäulenerkrankungen, Gelenkanomalien etc., können durch forcierten Rudersport zu weiteren Störungen führen. Um diese Gefahr zu unterbinden, bedarf es korrekter Technik und angemessener quantitativer Belastung im Training. Voraussetzung ist zudem eine regelmäßige sportärztliche Untersuchung.

4.3.2 Typische Überlastungssyndrome

Schmerzregionen

Untere Extremität

- Knie: dumpfe femoropatellare Schmerzen bei und/oder nach Belastung, Schmerzen beim Treppab-Gehen, spitzer Schmerz bei der Streckbewegung im Knie am lateralen Femurkondylus

▼

▼

Wirbelsäule/Becken

- BWS/LWS: lokaler, teilweiser dumpfer bis spitzer bewegungsabhängiger Schmerz
- Becken/LWS: akut ausstrahlender Schmerz in die untere Extremität bei M.-piriformis-Beteiligung, ISG-Blockade oder Blockade der Facettengelenke in den unteren LWS-Segmenten

Obere Extremität

- Hand: Missempfindungen in der Hand im Versorgungsgebiet des N. medianus (Daumen, Zeige-, Mittel-, Ringfingerinnenseite)
- Handgelenk: akuter Bewegungsschmerz mit „Sehnenreiben“ im Handgelenk bei Flexion und Extension
- Finger: schmerzhafte Ausstrahlung bei Bewegung oder nach intensiver Belastung im lateralen oder medialen Handgelenksbereich bis in den Kleinfinger und/oder aufsteigender Schmerz in die Ulna

Femoropatellares Schmerzsyndrom

Ein Genu valgum mit einer Endorotationsstellung verursacht eine laterale Verlagerung der Patella. Anlagebedingte Fehlstellungen der Patella oder der Beinachsen begünstigen dieses Beschwerdebild. Begleiterscheinungen können sein: Synoviitis, Entzündungen der Hoffer'schen Fettkörper und Gelenkerguss. Ursächlich muss an die korrespondierenden Strukturen gedacht werden, dazu gehören die Fuß-, Hüftstellung und die Wirbelsäule.

Beim Rudern ist deshalb neben dem Training außerhalb des Bootes unbedingt auf die Stellung des Stemmbretts (Anstellwinkel) und die Fußposition zu achten. Ist die Fußposition z. B. fehlerhaft (leicht außenrotiert, innenrotiert, soweit das in der Fußführung möglich ist), kommt es zur Überlastung der Beinaußenseite.

Bei der klinischen Funktionsdiagnostik findet man dann häufig eine überlastete laterale Linie und eine Hypotonie oder Hypertonie des M. vastus medialis. Die isolierte Kräftigung eines hypotrophen M. vastus medialis ist wenig Erfolg versprechend, solange nicht an den Ursachen der Störung gearbeitet wird. Auch Muskeldysbalancen durch eine falsche Haltung sind nicht selten.

Tractus-iliotibialis-Syndrom (distal)

Eine Reizung am lateralen Femurkondylus entsteht durch Überlastung der lateralen Linie (unter Beteiligung eines stark gespannten Tractus iliotibialis; ▶ Abb. 11.4 b, ▶ S. 141). Mögliche Ursachen sind:

- laterale Belastung der Beinachse durch fehlerhafte Fußstellung
- massive trainingsbedingte Hypertrophie des M. vastus lateralis
- veränderte Beinachse durch Beckenverwringung
- fehlerhafte Beinachse durch falsche Stemmbrettstellung

Lumbago/Lumbalgie/Lumboischialgie

Dieses Beschwerdebild kann Folge einer fehlerhaften Haltung im Boot sein, die insbesondere beim Rudern die tiefe Frontallinie, die oberflächliche Rückenlinie und die Spirallinien betrifft.

Als Ursache kommen u. a. primäre Dysfunktionen, wie eine Beckenverwringung, in Betracht (unter Ausschluss von Diskusprotrusion/-prolaps). Muskuläre Dysbalancen können zum Hypertonus in der tiefen Lendenmuskulatur führen, Adhäsionen in den myofaszialen Strukturen (insbesondere Fascia thoracolumbalis; ▶ Abb. 11.3, ▶ S. 140) verringern die Beweglichkeit und so kann während der Ausholbewegung die nötige Elastizität im Lumbalbereich einschränkt sein.

Treten zusätzlich ausstrahlende Schmerzen in die untere Extremität auf, kann eine muskuläre Kompression des Ischiasnervs vorliegen, ausgelöst durch einen Hypertonus des M. piriformis (pseudoradikuläres Schmerzsyndrom).

Beckenverwringung/ISG-Blockaden

Upshift-/Downshift-Dysfunktion

Bei diesem Beschwerdebild muss an eine sog. Upshift-/Downshift-Dysfunktion des Iliums gedacht werden. Hier handelt es sich häufig um akute Gelenkblockaden. Im Rudersport besteht neben der eigentlichen Rudersportbewegung auch ein Verletzungsrisiko beim Konditionstraining, durch Sturz oder beim Tragen des Bootes mit fehlerhafter Hebetechnik (unphysiologische Beinbelastung).

Neben dem ISG sollte auch die umliegende Muskulatur berücksichtigt werden. So liegen bei chronischen Upshift-/Downshift-Dysfunktionen oft Dysbalancen der Abduktoren der Hüfte, des M. quadratus lumborum und manchmal des M. latissimus dorsi vor. Werden diese Verspannungen nicht mitbehandelt, entstehen rezidivierende Schmerzen. Diese Verspannungen können wiederum zu einer funktionellen Blockade im ISG führen.

Bei Sakrumfehlstellungen sind auch die Ligg. sacrotuberale und sacrospinale zu prüfen. Gerade durch die intensive Beinarbeit bei der Ruderzugbewegung treten enorme Kräfte in der glutealen Region auf. ISG-Beschwerden im Rudersport müssen ebenfalls differenzialdiagnostisch auf mögliche Steißbeinverletzungen geprüft werden. Durch Bewegung mit dem Rollsitz wird die Steißbein- und Sitzbeinhöckerregion teilweise einer intensiven Kompression ausgesetzt.

> **P Praxistipp**
> Die beteiligten myofaszialen Wirkungsketten sind die oberflächliche Rückenlinie, die Spirallinien, die funktionellen Linien und die tiefe Frontallinie.

Ilium anterior/posterior

Die am häufigsten auftretenden ISG-Blockaden sind Ilium anterior oder Ilium posterior. Wie oben erwähnt, liegen diese oft in Kombination mit einem Outflare/Inflare vor.

Es kommt selten zu einer primären Blockade, vielmehr reagiert das Ilium in den meisten Fällen mit einer Bewegungseinschränkung auf einwirkende Störungen aus der Peripherie (z. B. LWS, untere Extremität). Dauerhaft einwirkende Dysfunktionen/Verletzungen fixieren das Ilium bzw. führen zu Blockierungen.

BWS-Kyphose, Blockaden im Kostovertebralgelenk

Zu Beginn der Ruderzugphase ist die BWS in einer verstärkten kyphotischen Haltung. Der M. latissimus dorsi, die Mm. rhomboidei, Mm. serratus anterior und posterior kommen unter starken Zug und spannen an. Die mechanischen Zugkräfte, die dann auf die Wirbelsäule und Rippengelenke einwirken, sind massiv und können bei Überbelastung zu vermehrten Wirbel- und Rippengelenksblockaden führen. Im jugendlichen Alter, gerade in der Wachstumsphase, kann das zu strukturellen Veränderungen führen (als mögliche Folge wird das Auftreten des Morbus Scheuermann diskutiert).

P Praxistipp
Die oberflächliche Rückenlinie, die funktionelle Rückenlinie und die rückwärtigen Armlinien sind in der Ruderzugphase stark beansprucht.

Karpaltunnelsyndrom, Tendinosen der Extensorenloge

Das Karpaltunnelsyndrom kann als Teil des Thoracic-outlet-Syndroms gesehen werden. Das Thoracic-outlet-Syndrom zeichnet sich durch Engpassstellen im zervikothorakalen Übergang aus, die die nervale Versorgung des Armes irritieren können.

Darüber hinaus gibt es im Handgelenksbereich Dysfunktionen, die ebenfalls Missempfindungen und Schmerzsyndrome in der Hand auslösen können. Bei Ruderern ist in vielen Fällen eine Blockade der Handwurzelknochen, v.a. des Os lunatum, feststellbar. Die komplexe Griffhaltung während der Ruderbewegung, die mit einer intensiven Handflexion und -extension einhergeht, kann diese Blockade entstehen lassen. Häufig sind ebenfalls die gelenkigen Verbindungen zu den benachbarten Handwurzelknochen um das Os lunatum in Mitleidenschaft gezogen. Begleiterscheinung kann eine Tendovaginitis in der Extensorenloge sein.

Dysfunktion Handgelenk

Dysfunktion Discus triangularis

Der Discus triangularis liegt im proximalen Handgelenk zwischen dem Ulnakopf, Os triquetum und Os lunatum. Die Schmerzen ziehen häufig über die Ulna nach kranial oder sind im Handwurzelbereich lateral lokalisiert.

In einigen Fällen kann es auch zu einer Subluxation des Diskus kommen. Hier ist dann das mit dem Diskus verwachsene Lig. collaterale ulnare betroffen, kleine Rupturen sind möglich. Sowohl das Lig. collaterale ulnare wie folglich auch der Diskus sind ein Teil der tiefen rückwärtigen Armlinie. Dadurch können unphysiologische myofasziale Züge bis in die Skapula und den zervikothorakalen Übergang auftreten.

P Praxistipp
Wenn keine Verletzung vorliegt und die Ursache in einem unphysiologischen Griff liegt, sollte neben dem Umstellen der Grifftechnik die tiefe rückwärtige Armlinie intensiv behandelt werden.

Tendovaginitis stenosans de Quervain

Bei der Tendovaginitis stenosans de Quervain tritt der Schmerz medial im Handgelenk auf. Ursache ist eine Sehnenscheidenentzündung der Mm. extensor pollicis longus und brevis.

Die Loge der Daumenextensoren bildet die Verbindung am Übergang der Retinacula extensorum und flexorum. Diese Region wird durch die Daumenposition und durch die Drehbewegung des Handgelenks bei der Ruderblattbewegung stark beansprucht. Eine mögliche Stoffwechselstörung durch lokale Gewebeübersäuerung sollte geprüft werden. Eine verkrampfte Rudergriffhaltung kann darüber hinaus zum Hypertonus in der Haltegriffmuskulatur (Flexorengruppe der Finger) führen.

P Praxistipp
Durch den Hypertonus der Haltegriffmuskulatur ist v.a. die tiefe frontale Armlinie betroffen, die bei Schulterbeschwerden (z.B. beim Thoracic-outlet-Syndrom) oft unter Spannung steht. Aus therapeutischer Sicht ist wegen der komplexen Bewegung beim Rudern neben der Behandlung der tiefen frontalen Armlinie auch eine Behandlung des Ellenbogengelenks und des Schultergürtels in allen Gelenkbereichen notwendig.

4.3.3 Beteiligung myofaszialer Wirkungsketten

Betrachtet man die beteiligten myofaszialen Ketten, können folgende Kraftwirkungslinien, wenn sie gestört sind, eine Rolle spielen:

- Beginn der Ruderzugphase: oberflächliche und tiefe rückwärtige Armlinie, tiefe Frontallinie
- Durchziehphase des Ruderblattes: oberflächliche und tiefe frontale Armlinie, oberflächliche Frontallinie, Laterallinien, oberflächliche Rückenlinie

Betrachtet man eine bestimmte Sequenz im Bewegungsablauf, so ist die Eintauchphase mit Beginn der Zugphase interessant (► **Abb. 4.3**).

Myofasziale Wirkungsketten, die in dieser Bewegungsphase beteiligt sind:

- oberflächliche Rückenlinie (► **S. 7**)
- tiefe rückwärtige Armlinie (► **S. 13**)
- tiefe frontale Armlinie (► **S. 11**)
- oberflächliche frontale Armlinie (► **S. 12**)

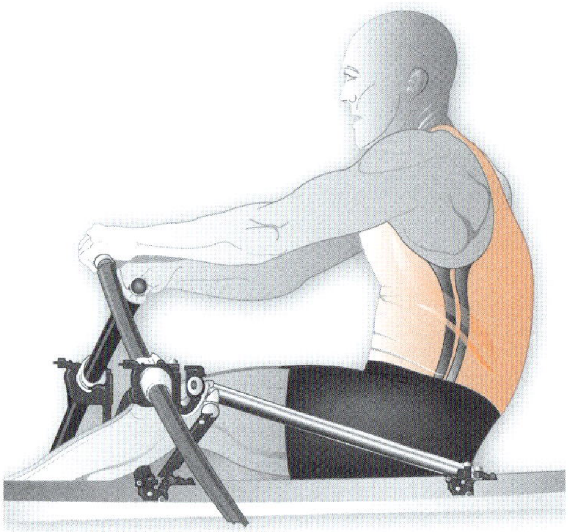

▸ **Abb. 4.3** Ruderer in starker Zugphase.

Folgende einschränkende Faktoren für die Wirksamkeit der myofaszialen Wirkungsketten können auftreten:

- **oberflächliche Rückenlinie:**
  - verkürzte M. abductor hallucis, M. abductor digiti minimi
  - Adhäsion Fascia plantaris
  - Dysfunktion Os calcaneus
  - verkürzter M. gastrocnemius
  - Dysfunktion Knie
  - verkürzte ischiokrurale Muskulatur
  - Dysfunktion ISG
  - Verkürzung M. erector spinae
  - Adhäsion Fascia sacrolumbale
  - Dysfunktion Okziput
- **tiefe rückwärtige Armlinie:**
  - Dysfunktion C1–C4, C7–Th3
  - Verkürzung M. levator scapulae, Mm. rhomboidei
  - Dysfunktion Schulterblattgleitlager
  - Verkürzung M. supraspinatus, Rotatorenmanschette
  - Dysfunktion Schultergelenk
  - Verkürzung M. triceps brachii
  - Dysfunktion Ellenbogengelenk
  - Adhäsion Membrana interossea/Periost
  - Dysfunktion Handgelenk/Handwurzelknochen
- **tiefe frontale Armlinie:**
  - Dysfunktion Rippe 3–5
  - Adhäsion Fascia clavipectoralis, Verkürzung M. pectoralis minor
  - Dysfunktion Schulterblattgleitlager
  - Verkürzung M. biceps brachii
  - Dysfunktion Ellenbogengelenk
  - Adhäsion Lig. collaterale carpi radiale
  - Dysfunktion Os scaphoideum, Os trapezium, Metakarpale 1
- **oberflächliche frontale Armlinie:**
  - Dysfunktion Klavikula
  - Verkürzung M. pectoralis
  - Dysfunktion Schultergelenk
  - Adhäsion Septum intermusculare brachii mediale
  - Dysfunktion Ellenbogengelenk
  - Verkürzung Fingerbeugemuskulatur
  - Adhäsion Karpaltunnel, Palmaraponeurose

Trainingsbelastung und Technikschulung

Leitfragen zur Belastung:

- Wie sind der derzeitige Trainingsumfang und die Trainingsintensität?
- Wann wurde um wie viel gesteigert?
- Welche traumatischen Verletzungen gab es in letzter Zeit?

Leitfragen Sportgerät – Boot, Ruderwinkel, Rollsitz, Stemmbrett:

- Wurde der Ruderwinkel verändert?
- Gab es einen Wechsel des Trainingsgewässers?
- Wann wurde zuletzt die Position im Boot unter bewegungstechnischen Aspekten kontrolliert?

4.4 Klassischer Skilanglauf

Der klassische Skilanglauf ist eine Bewegung auf Skiern, bei der durch Rückstoß horizontal oder sogar bergauf eine Fortbewegung stattfindet.

Es handelt sich um eine typische zyklische Ausdauersportart, die bei normalen Intensitäten einen hohen präventiven Effekt für Herz-Kreislauf-Erkrankungen hat.

4.4.1 Typische Merkmale der Sportart

Im klassischen Stil können folgende Techniken unterschieden werden:

- Doppelstockschub
- Diagonalschritt
- Halbgrätenschritt
- Grätenschritt

Neben dem klassischen Stil existiert auch noch das Skaten (freier Stil), welches durch seinen sportmotorischen Ablauf vermehrt die Kraftausdauer beansprucht.

4.4.2 Typische Überlastungssyndrome

Schmerzregionen

Untere Extremität
- Unterschenkel: Schienbeinschmerzen
- Knie: Schmerzen an der Patellaspitze, Kniegelenkerguss mit Druckschmerz

Wirbelsäule/Becken
- Sakrum: Kreuzbeinschmerzen

Shin-splint- oder Tibialis-anterior-Syndrom

Überlastung, Überreizung oder Mikrorisse werden als Hauptursache angegeben. Beim Skilanglauf spielt die Ski- und Schuhführung eine wichtige Rolle. Es darf während der Skilanglaufbewegung nicht zur Überpronation des Fußes kommen.

Pathomechanismus der Übersupination. Bei der Übersupination wird der Unterschenkel biomechanisch in eine Exorotation gezwungen. Dies betrifft sowohl die Tibia als auch die Fibula, da eine Gegenrotation der beiden Knochen stattfindet, bei der sich die Fibula minimal nach distal gegenüber der Tibia verschiebt. Die Membrana interossea wird gedehnt, kommt unter Spannung. Der N. peroneus profundus kann jetzt leicht unter Druck geraten und reizt dann die Extensoren. Die Mm. peronei werden gedehnt und können auf Dauer verkleben. Dasselbe gilt in weniger ausgeprägter Form auch für die Extensoren.

Die Reizung der Membrana interossea und der versorgenden Strukturen führt zu einem tiefen Schmerz, der über die faszialen Verbindungen bei weiterer Belastung auch ventral im Oberschenkel verspürt wird. Der Schmerz wird oft als brennend, krampfartig angegeben.

Fußfehlstellungen und Blockaden in den Sprunggelenken können weitere Ursachen sein.

Pathomechanismus der aktiven Überpronation. Bei der aktiven Überpronation muss v.a. an die Mm. peronei gedacht werden, die einen engen Bezug zu den myofaszialen Spiral- und Laterallinien haben. Der Schmerz wird zumeist als krampfartig angegeben und zieht im Oberschenkel mehr nach lateral oben.

Femoropatellares Schmerzsyndrom

Ein Genu valgum mit einer Endorotationsstellung verursacht eine laterale Verlagerung der Patella. Begleiterscheinungen können sein: Synoviitis, Entzündungen der Hoffer'schen Fettkörper und Gelenkerguss. Ursächlich muss an die korrespondierenden Strukturen gedacht werden, dazu gehören die Fuß-, Hüftstellung und die Wirbelsäule.

Beim Skilanglauf ist deshalb auf die Beinachsenstellung während der Laufbewegung zu achten (besonders in der Abdruckphase). Ist die Fuß-Knie-Position fehlerhaft (außenrotiert, innenrotiert), kommt es zur Überlastung der lateralen Linie. Auch Muskeldysbalancen durch eine unphysiologische Haltung sind nicht selten. In diesem Fall ist besonders die oberflächliche Frontallinie betroffen.

Lumbago/Lumbalgie/Lumboischialgie

Dieses Beschwerdebild kann Folge einer falschen Haltung sein, die insbesondere beim Skilanglauf die tiefe Frontallinie, die oberflächliche Rückenlinie und die Spirallinien betrifft.

Als Ursache kommen daneben primäre Dysfunktionen, wie eine Beckenverwringung, in Betracht (unter Ausschluss von Diskusprotrusion/-prolaps). Muskuläre Dysbalancen können zum Hypertonus in der tiefen Lendenmuskulatur führen und so während der Skilanglaufbewegung (insbesondere bei Einsatz diagonaler Zugkräfte) die nötige Flexibilität im Lumbalbereich einschränken.

4.4.3 Beteiligung myofaszialer Wirkungsketten

Betrachtet man die beteiligten myofaszialen Ketten, können folgende Kraftwirkungslinien, wenn sie gestört sind, eine Rolle spielen:
- Hüft-Bein-Bewegung: oberflächliche Frontallinie, oberflächliche Rückenlinie
- Körperstabilität: laterale Linien, tiefe frontale Linie
- Rumpfbewegung: Spirallinie, funktionelle Linien
- Armbewegung: alle Armlinien

Betrachtet man eine bestimmte Sequenz im Bewegungsablauf, so ist die Schwungphase interessant (▸ Abb. 4.4).

Myofasziale Wirkungsketten, die in dieser Bewegungsphase beteiligt sind:

- tiefe Frontallinie (▸ S. 16)
- oberflächliche frontale Armlinie (▸ S. 12)
- funktionelle Rückenlinie (▸ S. 15)
- funktionelle Frontallinie (▸ S. 15)

Folgende einschränkende Faktoren für die Wirksamkeit der myofaszialen Wirkungsketten können auftreten:

- **tiefe Frontallinie:**
  - Dysfunktion Zehengrundgelenke, unteres Sprunggelenk
  - Verkürzung M. tibialis posterior
  - Adhäsion Band-Kapsel-Apparat Knie
  - Verkürzung Adduktorenmuskelgruppe
  - Dysfunktion Os ilium/Os pubis
  - Adhäsion Diaphragma urogenitale/M. psoas major
  - Dysfunktion Os coccygis
  - Dysfunktion LWS
  - Adhäsion Diaphragma abdominale
  - myofasziale Dysfunktion Mediastinum/Fascia endothoracica, Lamina praetrachealis
  - Dysfunktion Os hyoideum/Mandibula
  - Verkürzung Mm. scaleni, M. masseter
  - Dysfunktion C2–C7
  - Dysfunktion SSB
- **oberflächliche frontale Armlinie:**
  - Dysfunktion Klavikula
  - Verkürzung M. pectoralis
  - Dysfunktion Schultergelenk
  - Adhäsion Septum intermusculare brachii mediale
  - Dysfunktion Ellenbogengelenk
  - Verkürzung Fingerbeugemuskulatur
  - Adhäsion Karpaltunnel, Palmaraponeurose
- **funktionelle Rückenlinie:**
  - Dysfunktion Schultergelenk
  - Adhäsion Fascia thoracolumbalis
  - Dysfunktion Os sacrum
  - Adhäsion M. vastus lateralis
  - Dysfunktion Knie
  - Adhäsion anteriores Kompartment Unterschenkel
  - Dysfunktion Os cuneiforme mediale
- **funktionelle Frontallinie:**
  - Dysfunktion Schultergelenk
  - Verkürzung M. pectoralis major
  - Dysfunktion Rippe 5 und 6
  - Adhäsion lateraler Rand Aponeurosis abdominalis
  - Dysfunktion Symphysis pubica
  - Verkürzung M. adductor longus

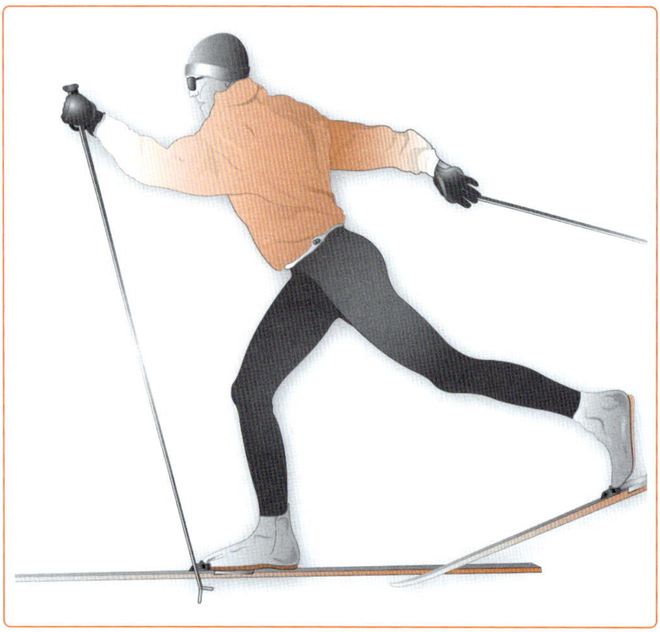

▸ **Abb. 4.4** Skilangläufer in Schwungphase.

Trainingsbelastung und Technikschulung

Leitfragen zur Belastung:

- Wie sind der derzeitige Trainingsumfang und die Trainingsintensität?
- Wann wurde um wie viel gesteigert?
- Welche traumatischen Verletzungen gab es in letzter Zeit?

Leitfragen Sportgerät – Ski, Stock (Länge), Schuhe:

- Wurden Ski, Schuh oder Stock gewechselt, verändert?
- Hat es einen Wechsel der Trainingsstrecke gegeben?
- Wann wurde zuletzt die Skilanglaufbewegung unter technischen Aspekten kontrolliert?

4.5 Kanusport

Der Kanusport erfordert Kraft und Ausdauer. Es handelt sich um eine typische Kraftausdauersportart.

4.5.1 Typische Merkmale der Sportart

Im Kanusport gibt es 2 verschiedene Bootstypen: den Canadier und das Kajak. Diese beiden Bootstypen unterscheiden sich wie folgt:

- Beim **Canadier** benutzt der Sportler das Stechpaddel (ein Paddel mit nur einem Blatt und einem Kopfgriff) vorwiegend auf einer Seite.
- Im **Kajak** setzt der Sportler sein 2-blättriges Paddel abwechselnd auf beiden Seiten ein. Typisch für die Sitzposition im Kajak ist, dass die Kniegelenke eine höhere Position haben als die Hüftgelenke.

In beiden Bootstypen gibt es unterschiedliche Bootsklassen (Einer, Zweier, Mannschaftsboote) und Wettkampfdisziplinen: Kanu-Rennsport, Kanu-Slalom, Kanu-Drachenboot, Kanu-Polo als Mannschaftsspiel (Engelhardt 2009, S. 379 f.).

Im klassischen Kanu-Rennsport ist die Geschwindigkeit des Bootes abhängig von der Schlagfrequenz der Paddelbewegung und von der Durchzugslänge durch das Wasser. Die Durchzugslänge richtet sich nach Kraftaufwand, Paddelführung, Zugzeit, Wasserwiderstand, Trägheit der Gesamtmasse.

Typische motorische Hauptbeanspruchungsformen sind lokale/allgemeine aerobe/anaerobe Ausdauer, Koordination, Flexibilität und Kraft (dynamisch).

4.5.2 Typische Überlastungssyndrome

Schmerzregionen

Obere Extremität

- Handgelenk: akuter Belastungsschmerz mit Reibegeräuschen in den Sehnenfächern oder aber Belastungsschmerz mit Beginn der Bewegung, der nach der Aufwärmphase wieder verschwindet
- Schultergelenk: akute Schmerzen bei der Abduktionsbewegung des Armes zwischen 60° und 90°, akuter Druckschmerz an den Weichteilstrukturen der Schulter (lange Bizepssehne, Bursae, Muskelinsertion Akromion, Humeruskopf, Lagerungsschmerz in der Nacht)

Wirbelsäule

- HWS: akuter Muskelschmerz bei Hartspann, schmerzhafte Bewegungseinschränkung bei der Kopfbewegung, eventuell Kopfschmerzen
- BWS: dumpfe bis stechende schmerzhafte Bewegungseinschränkung, eventuell atmungsabhängig
- LWS: dumpfe bis stechende Schmerzen in der tiefen LWS-Region, besonders bei verstärkter Flexion/Extension

Typische Beschwerdebereiche sind das Handgelenk, die Schulterregion und die Wirbelsäule. Bei den Überlastungssyndromen muss nach der Art der sportlichen Bewegung unterschieden werden:

- Kajak-Rennsportler/Wildwasserfahrer: Tendovaginitis, Rotatorenmanschettensyndrom, Bursitiden, Tendinitis Bizepssehne, Lumbago/Lumbalgie/Lumboischialgie
- Canadier-Rennsportler/Wildwasserfahrer: Lumbago, HWS-Syndrom, Impingement-Syndrom

Tendovaginitis

Besonders der Kanu-Rennsportler leidet aufgrund der ausgeprägten sportlichen Belastung oft an einer Entzündung der Sehnenscheiden im Handgelenksbereich (Tendovaginitis, insbesondere im Bereich der Sehnenfächer für die Finger- und Handgelenkflexoren). Das Beschwerdebild tritt besonders häufig auf, wenn die Paddeltechnik nicht exakt ist (Handgelenk in Extension).

Rotatorenmanschettensyndrom, Bursitiden, Tendinitis der Bizepssehne

Bei der Kraftübertragung über die Paddelbewegung auf das Wasser spielt die Schulter eine entscheidende Rolle. Anatomisch gesehen ist das Schultergelenk im menschlichen Organismus das Gelenk mit den meisten Freiheitsgraden, die durch einen komplexen Band-Kapsel-Apparat ermöglicht werden. Dies macht die Schulter bei Über- oder Fehlbelastung verletzungsanfällig.

Bei Langstrecken-Kajakfahrern sind Überlastungsschmerzen im Bereich der Rotatorenmanschette nicht selten. Bursitiden sowie Reizungen der langen Bizepssehne (Tendinitis) gehen mit den Beschwerden einher. Bei Kajakfahrern ergeben sich – bedingt durch das 2-blättrige Paddel – häufiger Schulterbewegungen in Außenrotation und Abduktion. Dies ist im Hinblick auf Schultergelenkluxationen eine risikoreichere Bewegung. Typisch ist eine Überlastung der funktionellen Linien und der Armlinien.

Lumbago/Lumbalgie/Lumboischialgie

Durch die Sitzhaltung und die Rotationsbewegung des Rumpfes während der Paddelbewegung im Kajak werden die thorakalen und lumbalen Bereiche der Wirbelsäule häufiger belastet. Muskuläre Dysbalancen im Bereich der oberflächlichen Rückenlinie/Frontallinie und tiefen Frontallinie können dieses Beschwerdebild begünstigen.

Die Stemmbewegung über die Beine gegen das Stemmbrett ist wichtig. Ein asymmetrischer Abdruck und/oder ein falsch eingestelltes Stemmbrett (zu weit entfernt, zu nah) können zu einer ungleichmäßigen Belastung im Becken führen, was wiederum Dysbalancen im lumbosakralen Übergang verursachen kann.

HWS-Syndrom

Der Canadierfahrer ist durch die einseitige Bewegung im Boot häufig im Bereich der Wirbelsäule von Schmerzen betroffen, vermehrt auch in der HWS.

Die einseitige Zugbewegung und spezielle Griffhaltung des Paddels führen auf der paddelknaufführenden Seite zu starken Verspannungen im Bereich des M. trapezius, M. levator scapulae und M. rhomboideus. Ein asymmetrischer Muskelzug über diese Muskeln auf die HWS provoziert Dysfunktionen in den Facettengelenken. Hier ist insbesondere der Funktionszusammenhang mit der oberflächlichen und tiefen rückwärtigen Armlinie zu beachten.

Zusätzlich treten bedingt durch die verstärkte Seitneigung des Rumpfes bei der Bewegungsausführung noch Beschwerden im lumbalen Bereich auf. Häufig liegt eine Überbelastung der lateralen Linien, tiefen Frontallinie und Spirallinie vor.

Impingement-Syndrom

Der Canadierfahrer muss verstärkt einseitige Innenrotationen mit abduziertem Arm durchführen. Durch die Fixierung des Paddels über den Paddelknauf ergeben sich oft sogar Elevationen von über 90° (▸ **Abb. 4.5 a**). Dies provoziert das Impingement-Syndrom.

4.5.3 Beteiligung myofaszialer Wirkungsketten

Betrachtet man die beteiligten myofaszialen Ketten, können folgende Kraftwirkungslinien, wenn sie gestört sind, eine Rolle spielen:

- Armbewegung: alle Armlinien, funktionelle Linien, Spirallinie
- Bein-Stemm-Bewegung: oberflächliche Frontallinie, oberflächliche Rückenlinie
- Körperstabilität: Laterallinien, tiefe Frontallinie

Betrachtet man eine bestimmte Sequenz im Bewegungsablauf, so ist die Zugphase beim Kajakfahrer interessant (▸ **Abb. 4.5 b**).

Myofasziale Wirkungsketten, die in dieser Bewegungsphase beteiligt sind:

- funktionelle Rückenlinie (▸ **S. 15**)
- funktionelle Frontallinie (▸ **S. 15**)
- Spirallinien (▸ **S. 10**)

Folgende einschränkende Faktoren für die Wirksamkeit der myofaszialen Wirkungsketten können auftreten:

- **funktionelle Rückenlinie:**
  - Dysfunktion Schultergelenk
  - Adhäsion Fascia thoracolumbalis
  - Dysfunktion Os sacrum
  - Adhäsion M. vastus lateralis
  - Dysfunktion Knie
  - Adhäsion anteriores Kompartment Unterschenkel
  - Dysfunktion Os cuneiforme mediale

- **funktionelle Frontallinie:**
  - Dysfunktion Schultergelenk
  - Verkürzung M. pectoralis major
  - Dysfunktion Rippe 5 und 6
  - Adhäsion lateraler Rand Aponeurosis abdominalis
  - Dysfunktion Symphysis pubica
  - Verkürzung M. adductor longus
- **Spirallinien:**
  - Dysfunktion Os occiput
  - Verkürzung M. splenius
  - Dysfunktion C6–Th5
  - Verkürzung M. rhomboideus
  - Adhäsion Schulterblattgleitlager
  - Dysfunktion Os ilium
  - Adhäsion Tractus iliotibialis
  - Dysfunktion Knie
  - Verkürzung M. tibialis anterior
  - Dysfunktion Metatarsale 1
  - Verkürzung M. fibularis longus
  - Dysfunktion Caput fibulae
  - Verkürzung M. biceps femoris
  - Dysfunktion ISG
  - Adhäsion Fascia sacrolumbale
  - verkürzter M. erector spinae

Trainingsbelastung und Technikschulung

Leitfragen zur Belastung:

- Wie sind der derzeitige Trainingsumfang und die Trainingsintensität?
- Wann wurde um wie viel gesteigert?
- Welche traumatischen Verletzungen gab es in letzter Zeit?

Leitfragen Sportgerät – Boot, Paddel, Stemmbrett:

- Wurde das Paddel gewechselt?
- Hat es einen Wechsel des Gewässers gegeben?
- Wann wurde zuletzt die Position im Boot unter bewegungstechnischen Aspekten kontrolliert?

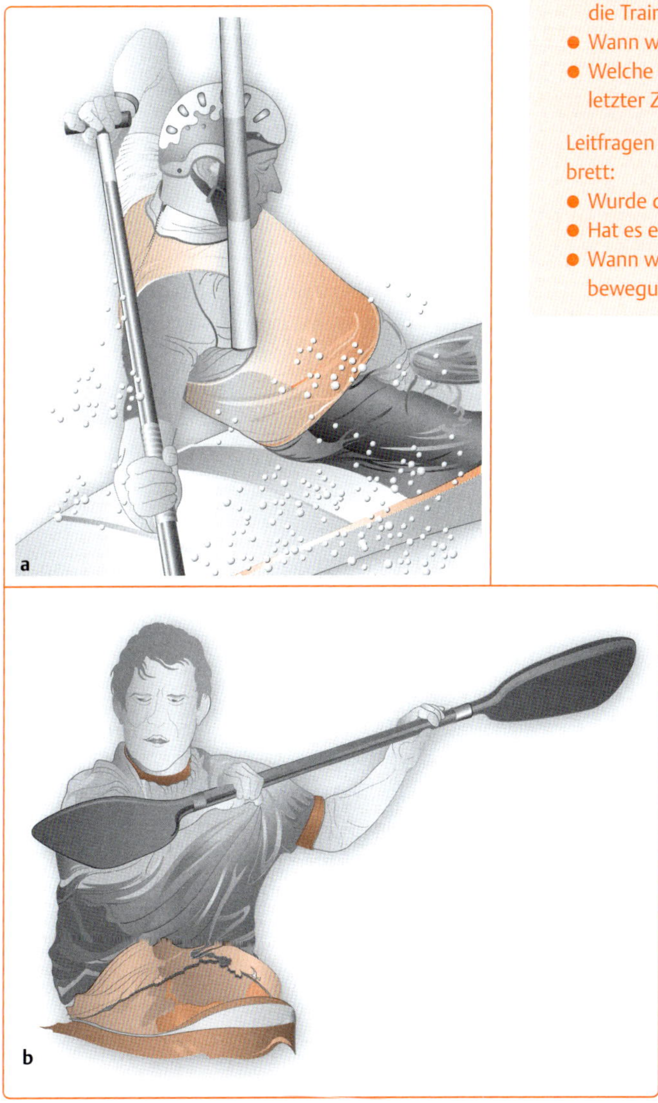

▸ **Abb. 4.5** Zwei Formen des Kanusports.
a Canadierfahrer.
b Kajakfahrer in Zugphase.

5 Kraft- und Schnellkraftsportarten

Dieses Kapitel informiert über die motorischen Hauptbeanspruchungsformen Kraft und Schnellkraft. Interessant sind die möglichen Unterteilungen dieser Bewegungsbeanspruchung. Deren Fazit allerdings ist: Es gibt nicht die Kraft schlechthin. Deshalb ist es im Rahmen der sportosteopathischen Behandlung notwendig, die verschiedenen Einflussfaktoren zu kennen.

Was ist Kraft?
Kraft ist gleich Masse × Beschleunigung. Als Basiskraft (Grundkraft) bezeichnet man die Kraft, die notwendig ist, um willkürlich durch das Nerven-Muskel-System einen Widerstand zu überwinden (dynamische Muskelarbeit, d.h. mit Muskelfaserverkürzung) oder um einen Widerstand halten zu können (statische Muskelarbeit, d.h. ohne Muskelfaserverkürzung).

Kraft kann unterteilt werden in Maximalkraft, Schnellkraft und Kraftausdauer (▸ **Abb. 5.1**). Sie kommt in jeder Sportart mit unterschiedlicher Gewichtung vor und ist damit wichtig für die sportartspezifische Entwicklung. Eine Sonderform der Schnellkraft ist die Relativkraft.

- Die höchstmögliche Kraft, die ein Körper willkürlich gegen einen Widerstand setzen kann, nennt sich Maximalkraft. Sie kommt besonders beim Gewichtheben zum Tragen.
- Schnellkraft ist die Fähigkeit, mit hoher Kontraktionsgeschwindigkeit einen Widerstand zu überwinden. Ein typisches Beispiel hierfür ist der Start beim 100-Meter-Sprint.
- Kraftausdauer bedeutet, der Organismus kann über einen längeren Zeitraum eine Kraftbelastung durchführen. Das Rudern über längere Distanzen ist hier ein gutes Beispiel.

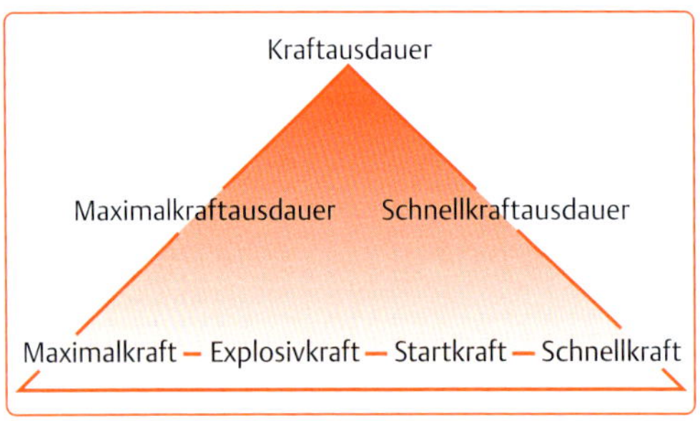

▸ **Abb. 5.1** Die Wechselbeziehungen der 3 Hauptformen der Kraft (Weineck u. Weineck 2010a, S. 133).

Muskelarbeit kann dynamisch und statisch erfolgen. Wenn ein Widerstand bewegt wird, ist das eine konzentrische Muskelarbeit. Wird dem Widerstand nachgegeben, spricht man von exzentrischer Muskelarbeit. Findet keine Bewegung statt (statisch), dann ist das eine isometrische Muskelarbeit.

Dieser Mechanismus kommt bei der Relativkraft zum Tragen. Wenn ein Weitspringer anläuft und abspringt, dann kommt es zu extremen Formen der konzentrischen und exzentrischen Bewegung. Aus derem schnellen Wechsel heraus kann sich ein starker Kraftstoß ergeben.

Leistungsbegrenzende Faktoren der dynamischen Kraft sind das Ausmaß der statischen Kraft, die zu überwindende Masse (Gewicht), die Kontraktionsgeschwindigkeit, Muskelvordehnung, Koordination, körpereigene Hebelverhältnisse und die Körperposition (Hollmann u. Hettinger 2000).

Anpassung des Körpers. Wird der Organismus trainiert, ergeben sich Anpassungserscheinungen. Es folgt eine Übersicht, welche Adaptionen durch ein funktionelles Krafttraining möglich sind:

- Querschnittsvergrößerung der Muskelfaser (Muskelhypertrophie)
- Stärkung des Bindegewebes
- verbesserte Gelenkstabilität
- erhöhte Kapillarisierung des Gewebes
- verbesserte Koordination innerhalb des Muskels und der Muskeln untereinander
- Fettreduzierung im Gewebe

5.1 Weitsprung

Der Weitsprung besteht aus einer Verbindung von verschiedenen konditionellen Fähigkeiten, Sprintschnelligkeit, Sprungkraft sowie koordinativen Fähigkeiten (Technik). Die Höhe der Sprintschnelligkeit und die Intensität der Sprungkraft stehen im Zusammenhang mit der Sprungweite.

5.1.1 Typische Merkmale der Sportart

Der Ablauf der Weitsprungbewegung kann in 4 Phasen unterteilt werden:

- Anlauf
- Absprung
- Flug
- Landung

Der Sportler beschleunigt in der Anlaufphase bis zur maximal kontrollierbaren Geschwindigkeit (Geschwindigkeitssteigerungslauf).

In der Absprungphase entwickelt er vertikale Geschwindigkeit und versucht, den Verlust an horizontaler Geschwindigkeit zu minimieren. Dabei schnellt das Schwungbein nach vorne, der Absprungfuß wird über die gesamte Fußsohle abgerollt.

Die klassischen Techniken für die Flugphase sind Hang-, Lauf- und Schrittsprung. Sie dienen der Landungsvorbereitung.

Das Ziel in der Flugphase ist, eine maximale Distanz zum Absprungort zu erreichen und bei der Landung ein Zurückfallen zu vermeiden.

5.1.2 Typische Überlastungssyndrome

Schmerzregionen

Untere Extremität

- Fuß: stechende Schmerzen im Vorfuß
- Sprunggelenk: ziehende Schmerzen um den Knöchel, an der Ferse und der Achillessehne
- Unterschenkel: brennende Schmerzen vorne am Schienbein
- Knie: drückende Schmerzen im Knie, stechende Schmerzen um die Patella

Insertionstendopathien und Muskelzerrungen treten häufig auf, weil durch die schnellkräftigen Bewegungen beim Anlauf und Absprung maximale Belastungen auftreten.

In Vorbereitung für den Absprung erfolgt ein Stemmschritt, bei dem der Körperschwerpunkt leicht abgesenkt wird. Eine zu lange Stemmphase führt zu vermehrter mechanischer Belastung von Knie und Fuß. Diese Belastung beeinträchtigt besonders die Knorpelstrukturen und die Menisken.

Achillodynie

Die Stemm-, aber auch die Landungsphase führen zu einer sehr starken Dehnungsbelastung der Achillessehne und Plantarfaszie (▸ **Abb. 11.5**, ▸ **S. 142**). Jede Einschränkung in der oberflächlichen Rückenlinie fixiert diese Strukturen. Die Achillessehne und/oder die Plantarfaszie können Mikrotraumen erleiden, die bei weiteren Belastungen zu rezidivierenden Verletzungen führen können.

Alte Distorsionen verursachen nicht nur eine Koordinationsstörung und somit sekundäre Dysfunktionen in anderen Körperregionen, sondern oft auch eine Dysfunktion oder gar Blockade der Sprunggelenke. Sowohl in der Stemm- als auch in der Landungsphase führt das zur Überlastung der umliegenden Strukturen, v. a. der Achillessehne.

Distorsionen, Dysfunktion Sprunggelenk

Anlauf und Absprung müssen genau koordiniert sein. Die Distorsion verursacht sehr oft eine leichte Verzögerung der Reizgeschwindigkeitsleitung im N. peroneus. Das Abrollen des Fußes wird gestört. Der Stemmschritt vor dem Sprung ist in seiner Feinkoordination gehemmt. Das kostet mehr Bewegungskraft und bei Wiederholung der Bewegung tritt eine schnellere Ermüdung auf (Fehlerquelle für weitere Koordinationsstörungen).

Beim Anlauf muss eine ausreichende Dorsalflexion durch Aktivität der Fußextensoren, v. a. des M. tibialis anterior, vorhanden sein: Eine Schwäche des M. tibialis anterior und seiner faszialen Strukturen verursacht nicht nur ein Shin-splint- oder Tibialis-anterior-Syndrom (s. u.), sie ist oft die Ursache für eine rezidivierende Distorsion, da der Fuß bei der Landung nicht ausreichend fixiert werden kann.

Durch mögliche Schonhaltungen und kompensatorische Haltungsmuster, die die gesamte Körperstatik betreffen, können zudem Schulterbeschwerden hervorgerufen werden. Der Schultergürtel ist, neben dem Beckengürtel, sehr wichtig für das körperliche Gleichgewicht während der gesamten Bewegung (besonders beim Absprung).

Eine Wechselwirkung zwischen Fuß- und Schulterbeschwerden ist durch die gestörten Zugkräfte über die myofaszialen Wirkungsketten nicht selten.

Belastungsfrakturen im Fuß

Latente Fußfehlstellungen führen zu einem instabilen Fußgewölbe. Die Druck- und Zugkräfte, v.a. in den Mittelfußknochen, werden unphysiologisch und die knöcherne Festigkeit wird überbelastet. Die gelenkigen Verbindungen im Fußwurzelbereich werden ebenfalls unphysiologisch belastet. Das wiederum kann zu einer erhöhten Punktbelastung und damit zur vorzeitigen Arthrosebildung oder Belastungsfraktur führen.

P Praxistipp
Eine aktive Stabilisation der Fußmuskulatur ist grundlegend für Training und Therapie nach Verletzungen.

Shin-splint-, Tibialis-anterior-Syndrom

Beim Weitsprung liegt die größte Gefahr für ein Tibialis-anterior-Syndrom in der unphysiologischen Stemmbewegung zum Absprung. Die Fußbewegung geht zu sehr in Richtung Pronation. Nicht selten liegt eine Hypertonie der Mm. peronei vor und eine Überbelastung der Spiral- und Laterallinie.

Bandverletzungen im Knie

Ligamentäre Instabilitäten und Verletzungen im Kniebereich treten bei den Sprungdisziplinen häufig auf. Dabei liegt die Ursache nicht immer direkt im Kniegelenk, sondern ist eine Folge von Ausgleichbewegungen, die durch Instabilität im Fußgelenk sowie Bewegungsstörungen der Hüfte verursacht werden können.

Der M. quadriceps femoris und die ischiokrurale Muskulatur haben eine starke bewegungshemmende, exzentrische Funktion. Durch die Schwäche der Muskulatur muss ein Großteil der Kräfte durch fasziales Gewebe und Bänder gehemmt werden, statt durch die Muskeln. Ist der Becken-Lenden-Bereich (Einheit für Stabilität: Bauchmuskulatur und Fascia thoracolumbalis, Lendenmuskulatur) instabil, verstärkt sich die Belastung auf das Kniegelenk.

Auch myofasziale Wirkungsketten, die in ihrer physiologischen Zugkraft beeinträchtigt sind, können ursächlich sein. Hier ist besonders an die Korrespondenz Kiefergelenk und Fehlsichtigkeit der Augen zu denken (▸ S. 84).

Meniskopathien

Gerade beim Weitsprung ist eine extreme Belastung im Knie gegeben. Die Bewegungssequenz von der Beschleunigung zum Absprung ist koordinativ sehr anspruchsvoll. Bei dieser geht es darum, die Laufgeschwindigkeit in Sprungweite umzusetzen.

Es kommt sehr oft zu einer Kompression/Rotationsbelastung im Knie, die besonders die Menisken belastet. Durch eine mögliche koordinative Dysbalance der Strecker- und Beugemuskeln des Knies kann es schnell zu Verletzungen der Menisken kommen. Bei ständiger Fehlbelastung ist letztlich eine Meniskopathie vorprogrammiert.

Femoropatellares Schmerzsyndrom, Patellaspitzensyndrom (jumper's knee)

Die entzündliche Reizung der Patellasehne am unteren Pol der Kniescheibe geht häufig mit einer Periostreizung einher. Der M. rectus femoris wird beim Absprung und Landen stark gefordert. Er muss eine enorme konzentrische (Absprung) und anschließend exzentrische (Landung) Zugkraft bewältigen. Das muss koordinativ genau mit dem restlichen Körper abgestimmt sein, sonst kommt es zur lokalen Überbelastung. Aber auch Fehlbelastungen durch Fehlhaltungen in Hüfte, Knie, Sprung- oder Fußgelenken sind möglich.

! Beachte: Besonders bei intensiver Sprungbelastung kann es in der Pubertät möglicherweise zum Morbus Schlatter kommen.

Nach Abheilen dieser Stoffwechselstörung an der Tuberositas tibiae kann im Röntgenbild häufig eine knöcherne Verdickung festgestellt werden. Es entsteht eine andere Zugrichtung am Lig. patellae und somit auch an der Patella und ihrer Steuerungsmuskulatur. Bei Belastung kann das zu einem jumper's knee mit starken Schmerzen an der Kniescheibenspitze führen.

Pes-anserinus-Syndrom

Der Pes anserinus ist ein Ansatzbereich medial der Tuberositas tibiae von 3 Muskeln: M. sartorius, M. gracilis und M. semitendinosus (▶ S. 45).

Bei muskulärer Dysbalance durch einseitiges Training kann es zur Hypertonie des M. gracilis und M. semitendinosus kommen. Das führt zu einer veränderten Zugbelastung und Zugrichtung am Pes anserinus.

Der M. sartorius wird beim Weitspringer extrem belastet. Er muss nicht nur die Streckkraft unterstützen, sondern v.a. die Rotation des Knies stabilisieren.

Durch die Scherkräfte der 3 beteiligten Muskeln ist eine Reizung vorprogrammiert.

5.1.3 Beteiligung myofaszialer Wirkungsketten

Betrachtet man die beteiligten myofaszialen Ketten, können folgende Kraftwirkungslinien, wenn sie gestört sind, eine Rolle spielen:

- Anlauf: oberflächliche Frontallinie, oberflächliche Rückenlinie
- Körperstabilität: laterale Linien, tiefe frontale Linie
- Rumpfbewegung: Spirallinie, funktionelle Linien
- Absprung: oberflächliche, tiefe Frontallinie, laterale Linien, funktionelle Linien, alle Armlinien

Betrachtet man eine bestimmte Sequenz im Bewegungsablauf, so ist die Absprungbewegung interessant (▶ Abb. 5.2).

Myofasziale Wirkungsketten, die in dieser Bewegungsphase beteiligt sind:

- oberflächliche Frontallinie (▶ S. 8)
- tiefe Frontallinie (▶ S. 16)
- oberflächliche frontale Armlinie (▶ S. 12)
- funktionelle Frontallinie (▶ S. 15)

Folgende einschränkende Faktoren für die Wirksamkeit der myofaszialen Wirkungsketten können auftreten:

- **oberflächliche Frontallinie:**
  - Verkürzung Zehenstreckermuskeln, M. tibialis anterior
  - Dysfunktion Knie
  - Verkürzung M. quadriceps
  - Dysfunktion Os ilium/Os pubis
  - Adhäsion M. rectus abdominis, M. pyramidalis

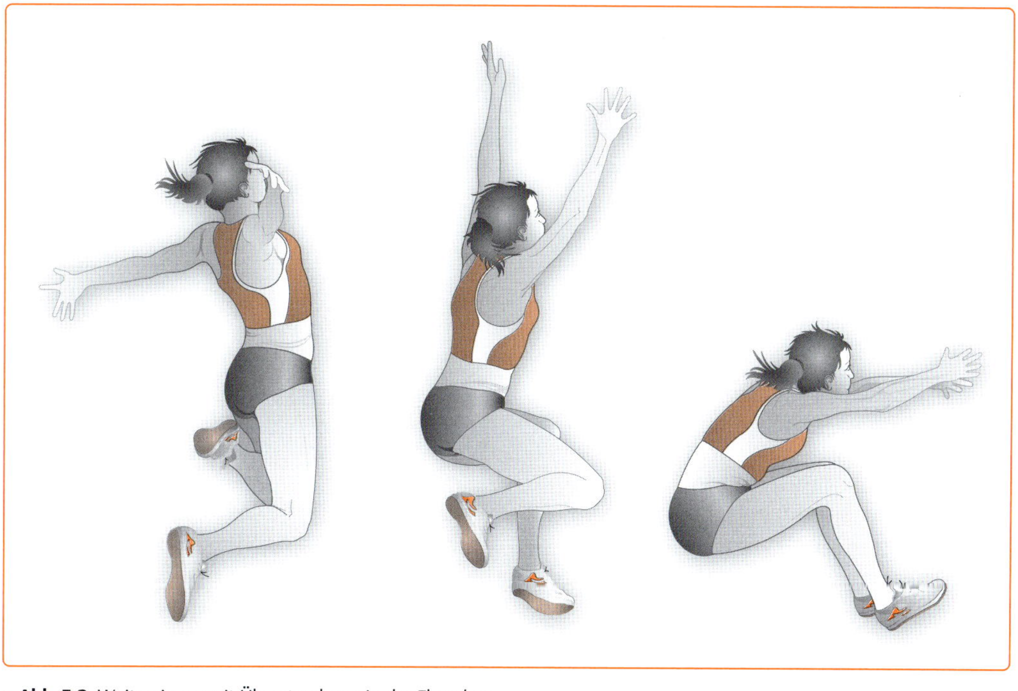

▶ **Abb. 5.2** Weitspringer mit Überstreckung in der Flugphase.

  - Dysfunktion Rippe 5
  - Verkürzung M. sternocleidomastoideus
  - Dysfunktion Os temporale
- **tiefe Frontallinie:**
  - Dysfunktion Zehengrundgelenke, unteres Sprunggelenk
  - Verkürzung M. tibialis posterior
  - Adhäsion Band-Kapsel-Apparat Knie
  - Verkürzung Adduktorenmuskelgruppe
  - Dysfunktion Os ilium/Os pubis
  - Adhäsion Diaphragma urogenitale/ M. psoas major
  - Dysfunktion Os coccygis
  - Dysfunktion LWS
  - Adhäsion Diaphragma abdominale
  - myofasziale Dysfunktion Mediastinum/Fascia endothoracica, Lamina praetrachealis
  - Dysfunktion Os hyoideum/Mandibula
  - Verkürzung Mm. scaleni, M. masseter
  - Dysfunktion C 2–C 7
  - Dysfunktion SSB
- **oberflächliche frontale Armlinie:**
  - Dysfunktion Klavikula
  - Verkürzung M. pectoralis
  - Dysfunktion Schultergelenk
  - Adhäsion Septum intermusculare brachii mediale
  - Dysfunktion Ellenbogengelenk
  - Verkürzung Fingerbeugemuskulatur
  - Adhäsion Karpaltunnel, Palmaraponeurose
- **funktionelle Frontallinie:**
  - Dysfunktion Schultergelenk
  - Verkürzung M. pectoralis major
  - Dysfunktion Rippe 5 und 6
  - Adhäsion lateraler Rand Aponeurosis abdominalis
  - Dysfunktion Symphysis pubica
  - Verkürzung M. adductor longus

Trainingsbelastung und Technikschulung

Leitfragen zur Belastung:

- Wie sind der derzeitige Trainingsumfang und die Trainingsintensität?
- Wann wurde um wie viel gesteigert?
- Welche traumatischen Verletzungen gab es in letzter Zeit?

5.2 Speerwurf

Der Speerwurf ist eine azyklische Wurfbewegung. Typisch für diese Sportdisziplin ist die hohe Geschwindigkeit des Anlaufs und die Wurftechnik, bei der explosionsartig Kraft freigesetzt wird. Anschließend muss an der Abwurflinie die Geschwindigkeit, die durch den Anlauf aufgebaut wurde, abgebremst und gleichzeitig die Schwungbewegung nach dem Speerabwurf abgefangen werden.

5.2.1 Typische Merkmale der Sportart

Der Bewegungsablauf der Speerwurfbewegung kann unterteilt werden in:

- Auftakt
- Rücknahme
- 5-Schritt-Rhythmus mit Abwurf
- anschließendes Abfangen

Der Werfer beschleunigt in der 1. Phase durch Anlaufen den Speer.

Der Speer wird in der 5-Schritt-Phase zurückgeführt, die Geschwindigkeit aufrechterhalten und der Sportler bereitet sich auf den Abwurf vor.

In der Abwurfphase erfolgt der Impulsschritt. Dabei wird die Geschwindigkeit von den Beinen auf den Rumpf übertragen. Beim anschließenden Stemmschritt wird über die Körperbogenspannung (extreme Rotation von Becken und Oberkörper mit Hyperextension der Wirbelsäule) und Armführung die Geschwindigkeit vom Rumpf auf den Arm übertragen. Anschließend verlässt der Speer die Hand.

In der Abfangphase stoppt der Sportler kontrolliert den Körper und gelangt ins Gleichgewicht. Der 5-er Rhythmus beinhaltet:

- Rücknahme
- Impulsschritt
- Abwurf

Es wird die optimale Wurfgeschwindigkeit aufgebaut.

5.2.2 Typische Überlastungssyndrome

Schmerzregionen

Untere Extremität

- Hüfte: Adduktorenmuskelgruppe: akute Belastungsschmerzen in der Schambeinregion und/ oder im betroffenen Muskel, akuter Muskelhartspann

Oberkörper

- LWS/BWS: akuter Muskelhartspann in der Rückenstreckermuskulatur, bei Rückenschmerz tief in der LWS, ggf. Ausstrahlung bis in die Gesäßhälfte
- Schultergürtel: akuter Bewegungsschmerz bei subakromialer Enge durch Anheben des Armes zwischen 60° und 90°, bei Bursitiden eventuell mit Weichteilschwellung, instabile Schultergelenkkapsel mit akutem Schmerz in der langen Bizepssehne (Tendinitis)

Obere Extremität

- Ellenbogengelenk: Belastungschmerz am Epicondylus medialis
- ziehend stechender Schmerz bei aktiver Flexion der Finger

Die Wurfbewegungen sind schnelle, kräftige und schnellkräftige Bewegungen. Deshalb sind Zerrungen, Muskelverhärtungen und Bandverletzungen typische Überlastungssyndrome.

Besonders sind die Regionen der Schultermuskulatur, Rumpfmuskulatur (hier besonders die Rückenstrecker, Bauchmuskulatur) und Oberschenkeladduktoren betroffen. Aber auch die Wirbelsäule kann durch die Hyperlordosierung bei der Bogenspannung irritiert sein. Ellenbogen und Finger sind durch die auftretenden Zug- und Drehkräfte ebenfalls anfällig.

Distorsion, Dysfunktion Sprunggelenk

Die Distorsion kann v.a. beim Seitenschritt in der Anlaufphase des Speerwurfs auftreten und ist oft eine komplexe Verletzung, die sehr schnell chronifiziert. Aus diagnostischer Sicht muss grundsätzlich unterschieden werden zwischen dem oberen und unteren Sprunggelenk und ihrer spezifischen Bewegungsmöglichkeit/Mobilität:

- Oberes Sprunggelenk: Das strukturelle Gelenk besteht aus dem Talus und der Malleolengabel. Darüber hinaus gehört zum funktionellen Gelenk auch die Syndesmose und das proximale Tibiofibulargelenk.
- Unteres Sprunggelenk: Das strukturelle Gelenk besteht aus Talus, Kalkaneus und Navikulare, das funktionelle Gelenk reicht über die gelenkigen Verbindungen von Kuboideum, Cuneiforme 3 bis zur Metatarsale 3 und 4.

Bei dem Distorsionsgeschehen kann man diese beiden Gelenke funktionell nicht voneinander trennen. Das bedeutet, dass bei einer Distorsion das primäre Verletzungsfeld vom Vorfuß, über die Sprunggelenke bis an das Kniegelenk reicht. Deshalb muss die Behandlung auch hierauf ausgerichtet sein, sowohl periartikulär als auch artikulär.

Risikofaktoren, die zum Distorsionsgeschehen in der Bewegung führen können, sind z.B. Defizite in der Propriozeption (▶ S. 45), intermuskuläre Störungen der Koordination durch übermäßiges Training (Übertraining), Schwäche der Mm. peroneus longus und brevis durch Dysbalance der myofaszialen lateralen Linie, Hypermobilität im Sprunggelenksbereich.

Adduktorenzerrung, Adduktorenansatzreizung

Hier handelt es sich in vielen Fällen um eine Zerrung einer der Adduktorenmuskeln im sehnigen Bereich bzw. im Übergang zum Os pubis. Ursache beim Speerwurf sind die massiven Scherkräfte bei der Abwurfbewegung. Typische Symptome sind je nach Region der betroffenen Muskulatur Schmerzen in der Leistengegend, Symphysenschmerz. Der Schmerz kann durch Adduktion des betroffenen Beines gegen Widerstand provoziert werden.

Die Zerrung führt zu einer lokalen Hypertonie. Wird diese nicht rechtzeitig behandelt, kommt es zu Dysbalancen in der Muskelfunktion und zur Beeinträchtigung der beteiligten myofaszialen Wirkungskette. Beim Speerwurf werden v.a. die Spirallinien, tiefe frontale Linie und die funktionellen Linien sehr beansprucht. Die vordere Linie mit dem M. rectus abdominis, M. obliquus externus abdominis und M. pectoralis major wird auf Spannung gebracht. Die Adduktoren sind Teil der tiefen frontalen Linie. Eine optimale Koordination dieser Linien ist Voraussetzung für einen gut koordinierten Wurf.

Liegt eine Hypertonie in der Bauchmuskelregion vor, z.B. durch falsches Training oder aus reflektorischen Gründen durch viszerale Dysfunktion innerer Organe, kann das eine erhöhte Empfindlichkeit im Bereich der Adduktoren begünstigen. Durch die Dysbalance der Bauchmuskeln und der vorderen Adduktoren (M. pectineus, M. adductor longus und M. gracilis) kommt es zu einer unphysiologischen Vorspannung der Adduktoren, eine Zerrung ist dann nicht unwahrscheinlich. Weitere Ursachen können ISG-Blockaden, Hüftgelenksdysfunktion oder Symphysenreizungen sein.

Beckenverwringung, Rotationsverletzungen der Wirbelsäule, Lumbago/Lumbalgie/Lumboischialgie, Facettensyndrom

Die Abwurfbewegung beim Speerwurf verlangt neben einer extremen Bogenspannung auch eine starke Verwringung im Oberkörper und Beckenbereich und damit auch im ISG. Beim rechtshändigen Speerwerfer wird im Moment des Abwurfs das linke Bein als „Stemmbein" eingesetzt, um aus dem Anlauf eine möglichst optimale Kraftstoßübertragung auf den Speer zu ermöglichen. Dabei wird beim Abwurf das rechte Ilium durch die aufgelöste Bogenspannung in eine anteriore Position gezwungen, während das linke Ilium durch die Stemmphase in einer posterioren Stellung fixiert wird.

Befindet sich beim Abwurf das Stemmbein zu sehr in Endorotation oder Exorotation, kann das ISG nicht optimal stabilisiert werden. Die kinematische Kraftkette wird beim Abwurf gestört, und es kann zu unphysiologischen Fehlbelastungen in der Wirbelsäule kommen. Allein die extreme Oberkörperrotation mit Hyperextension und Beckenrotation ist in sich schon stark wirbelsäulenbelastend. Rotationsverletzungen, Blockaden in der LWS, BWS oder auch Blockaden der kostovertebralen Gelenke sind möglich.

Impingement-Syndrom, Dysfunktion Schultergürtel, Bursitis deltoidea, Rotatorenmanschettensyndrom

Wenn sich der oben beschriebene Pathomechanismus der Beckenverwringung als unphysiologischer Zug in den myofaszialen Wirkungsketten nach kranial fortsetzt, kann es zu Schmerzen in der Schulterregion kommen.

Eine unphysiologische Belastung der Schultergelenkmuskulatur (Überlastung der Rotatorenmanschette, überdehnte Gelenkkapsel) führt zu Schmerzen in den überbeanspruchten Strukturen. Die Muskeln der Rotatorenmanschette sind für eine physiologische Justierung des Oberarmkopfes in der Schultergelenkpfanne verantwortlich. Können sie das Schultergelenk nicht optimal stabilisieren, kommt es zu schmerzhaften Veränderungen zwischen dem Akromion (Schulterdach), der Rotatorenmanschette und den Schleimbeuteln (Bursitis, Schwächung der Rotatoren, Schulterinstabilität).

Besonders durch die extreme Wurftechnik des Speers wird die Rotatorenmanschette im ventralen und dorsalen Bereich stark belastet.

Thoracic-outlet-Syndrom/neurovaskuläres Kompressionssyndrom

Beim Thoracic-outlet-Syndrom werden die neurovaskulären Strukturen, die zum Arm führen, komprimiert. Das kann an verschiedenen Stellen geschehen:

Skalenuslücke. Die A. subclavia und der Plexus brachialis verlaufen durch die hintere Skalenuslücke zwischen den Mm. scalenus medialis und anterior (▸ **Abb. 11.1**, ▸ **S. 138**). Die V. subclavia, die größeren Lymphgefäße und der N. phrenicus verlaufen durch die vordere Skalenuslücke, d.h. vor dem M. scalenus anterior und hinter dem M. sternocleidomastoideus.

Der M. sternocleidomastoideus ist sehr stressempfindlich und oft verspannt. Das führt zu einer Belastung der durchtretenden Vene und Lymphgefäße. Die Folge ist ein verminderter venolymphatischer Abfluss des Blutes und der Lymphe aus der Armregion. So kann es zur stoffwechseltechnischen Übersäuerung im Muskel- und Bindegewebe des Armes kommen, die die Zirkulation der funktionellen Gewebe des Armes beeinträchtigt. Es können Symptome, wie Tennisarm, Karpaltunnelsyndrom, Schweregefühl der Hand, Anschwellen der Hand, auftreten.

Der N. phrenicus innerviert motorisch das Diaphragma abdominale und versorgt sensibel die Pleura parietalis (Pars diaphragmatica und mediastinalis), Perikard, Peritoneum (insbesondere Leberkapsel und Eingangsbereich des Magens). Gelangt bei Hypertension des Diaphragmas der N. phrenicus unter Stress, kann das zu einer reaktiven Blockade von C 3–C 4 führen. Diese Dysfunktion kann wiederum zu einem Hypertonus der Skalenusmuskeln führen.

Kostoklavikularer Durchgang. Der kostoklavikulare Durchgang kann durch einen Hochstand der 1. Rippe verengt sein. Der Rippenhochstand ist auf der Schulter-Nacken-Linie vor dem M. trapezius palpierbar. Daneben kann der M. subclavius diesen Durchgang ebenfalls verengen. Dieser Muskel wird aus dem Bereich C3–C4 innerviert. Hier tritt auch der N. phrenicus, der sensorische Informationen aus den Oberbauchorganen zum ZNS weiterleitet, aus.

Verschiedene viszerale Störungen können eine Irritation des N. phrenicus verursachen. Reflektorisch kann es zu einer Dysfunktion von C3–C5 kommen. Der M. subclavius ist dann ebenfalls hyperton, der kostoklavikulare Durchgang verengt. Stress kann Organreizungen verursachen. Wird diese Belastung größer oder hält sie länger an, kann es möglicherweise zu einem Thoracic-outlet-Syndrom kommen. Auch eine hypertone Skalenusmuskulatur kann die Skalenuslücke (s. o.) verengen und den durchtretenden N. phrenicus irritieren.

Durch einen Sturz auf die Schulter kann eine Blockade im Art. sternoclaviculare entstehen. Das wiederum kann zu Reizungen der umliegenden Strukturen führen und Druck auf die neurovaskulären Strukturen ausüben.

Korakopektoraler Durchgang. Der korakopektorale Durchgang kann durch eine Hypertrophie oder eine Verkürzung des M. pectoralis minor verengt werden. Der M. pectoralis minor gehört zur tiefen frontalen Armlinie (▸ S. 11). Diese Linie wird v. a. aktiv, wenn der Arm im Schultergelenk bei der Speerwurfbewegung über die 90°-Abduktion oder in Anteversion geführt wird.

Der M. pectoralis minor ist in eine Faszie eingebettet, die auch den M. subclavius umfasst. Diese Faszie verläuft von der Klavikula zur Achselhöhle und hat Verbindungen zum neurovaskulären Strang. Folglich kann auch die Spannung des M. subclavius diesen Durchgang beeinträchtigen.

Rotatorenmanschettensyndrom

Trotz verschiedener Auslöser gleichen sich die Beschwerden der Rotatorenmanschette, verlangen aber eine komplett andere Behandlung.

Zur Rotatorenmanschette gehören der M. teres minor, der M. subscapularis, die Mm. infraspinatus und supraspinatus. Die Sehnen dieser Muskeln sind in der Region des eigentlichen Schultergelenks miteinander und mit der Gelenkkapsel verbunden.

Der M. infraspinatus und M. subscapularis sorgen dafür, dass der Gelenkkopf in der Pfanne zentriert wird. Der M. supraspinatus und M. deltoideus stabilisieren ihn kranial in der Gelenkpfanne.

Alle diese Muskeln gehören zu verschiedenen myofaszialen Wirkungsketten und können somit durch verschiedene periphere Dysfunktionen gestört werden. Eine Dysbalance der Muskulatur stört die Zentrierung des Humeruskopfes und führt somit zu einer Dysfunktion des Schultergelenks. Dadurch entstehen in den verschiedenen Weichteilstrukturen (Kapsel, Bänder) akute schmerzhafte Reizungen.

Die M. deltoideus, M. teres major, M. latissimus dorsi und M. pectoralis major gehören nicht direkt zur Rotatorenmanschette, stehen aber funktionell mit ihr in enger Beziehung.

Die M. trapezius, M. levator scapulae, Mm. rhomboidei major und minor sowie M. serratus anterior und M. pectoralis minor bewegen die Skapula in ihrem skapulothorakalen Gleitlager. Liegt hier eine funktionelle Störung (muskuläre Verkürzung, myofasziale Adhäsion in den Muskelschichten) vor, wird sich auch die Funktion der Rotatorenmanschette ändern und bei der weit ausholenden Speerwurfbewegung Beschwerden verursachen.

Epikondylitis, Tennisarm/Golferarm

Der Speerwurf ist eine koordinative Hochleistung der Gesamtkörperbewegung, die bis in die obere Extremität optimal gesteuert werden muss.

Der Arm wird in der Ausholbewegung fast maximal gestreckt und holt die Kraft zum Wurf aus der Schulter und der aufgebauten gebündelten Ganzkörperspannung. Eine Instabilität im Schultergürtel bedeutet eine unphysiologische Belastung für den Arm (▸ Abb. 11.4 a, ▸ S. 140). Das Anspannen der Extensorenmuskulatur führt zu einer Streckung des Ellbogen- und Handgelenks. Durch die explosive Kraftentwicklung im Moment des Abwurfs kommt es auch zu Traktionskräften im medialen Ellenbogenbereich und Handgelenk. Im Ellenbogen entsteht dadurch eine vermehrte Valgusstellung, die die Insertionen in diesem Bereich unter Stress setzen kann. Der Daumen-Zeigefinger-Griff (häufigste Griffart) sichert den Kontakt zwischen Wurfhand und Speer. Es ist also eine sehr intensive und fein abgestimmte Zusammenarbeit zwischen der dorsalen und ventralen Armmuskelkette notwendig.

Das ist auch der Grund, warum beim Speerwurf neben einer Epicondylitis lateralis/medialis außerdem Probleme im zervikothorakalen Übergang und/oder der Schulterregion und im Handgelenk auftreten können. Die Therapie besteht daher aus Behandlungstechniken für die obere Extremität, HWS und BWS.

Betrachtet man die myofaszialen Wirkungsketten, so sind die Extensoren Teil der oberflächlichen rückwärtigen Armlinie (▶ S. 14). Da diese Linie der Gegenspieler der oberflächlichen frontalen Armlinie ist, liegt hier ein sehr sensibles, v. a. durch die Stabilität der Schulter gesteuertes Gleichgewicht vor.

Karpaltunnelsyndrom, Missempfindungen in der Hand

Das Karpaltunnelsyndrom kann einerseits seine Ursache in einem Thoracic-outlet-Syndrom haben, andererseits können hierfür Blockaden im Handwurzelgelenk (v. a. Os lunatum) verantwortlich sein. Diese Blockade kann durch eine ungenügende Grifftechnik, mangelnde Arm-Hand-Koordination oder durch Schwächung der beteiligten Muskulatur entstehen.

P Praxistipp

Die lokale Behandlung des Karpaltunnels erfolgt durch Deblockierung der verschiedenen kleinen Gelenke im Handwurzelbereich, v. a. der Gelenke um das Os lunatum.

Die Überlastungssyndrome durch zentrale Störungen sind zur Dysfunktion Schultergürtel aufgeführt (s. o.).

Dysfunktion Handgelenk

Dysfunktion Discus triangularis

Typische Symptome sind Schmerzen, die häufig über die Ulna nach kranial ziehen oder im Handwurzelbereich lateral lokalisiert sind.

Die Ursache kann häufig – von traumatischen Verletzungen abgesehen – eine ungünstige Grifftechnik sein. Dabei verliert der zwischen dem lateralen Handknöchel und der Ulna liegende Diskus seine stoßdämpfende Funktion.

In einigen Fällen kann es auch zu einer Subluxation des Diskus kommen. Hier ist dann das mit dem Diskus verwachsene Lig. collaterale ulnare betroffen. Kleine Rupturen durch unphysiologische Dauerbelastung sind möglich. Sowohl das Lig. collaterale ulnare als auch der Discus triangularis sind ein Teil der tiefen rückwärtigen Armlinie.

Nicht selten können Schmerzen bis in den zervikothorakalen Übergang oder in das skapulothorakale Gleitlager ausstrahlen.

P Praxistipp

Neben der Technikkorrektur der Griffhaltung kann ein lokales Taping am Handgelenk von Vorteil sein.

Tendovaginitis stenosans de Quervain

Ein medialer Handgelenkschmerz kann auf eine Tendovaginitis stenosans de Quervain, also eine Sehnenscheidenentzündung der Mm. extensor pollicis longus und brevis, hinweisen.

Die Loge der Daumenextensoren liegt am Übergang vom Retinaculum extensorum und flexorum. Eine fehlerhafte Grifftechnik ist die häufigste Ursache. Durch den unphysiologischen Griff kommt es zu einer Verkrampfung der Fingerbeugemuskulatur. Vor allem die tiefe frontale Armlinie kann betroffen sein, die u. a. bei Schulterbeschwerden, wie dem Thoracic-outlet-Syndrom, häufig unter Spannung steht.

5.2.3 Beteiligung myofaszialer Wirkungsketten

Betrachtet man die beteiligten myofaszialen Ketten, können folgende Kraftwirkungslinien, wenn sie gestört sind, eine Rolle spielen:

- Anlauf: oberflächliche Frontallinie, oberflächliche Rückenlinie
- Körperstabilität: laterale Linien, tiefe frontale Linie
- Rumpfbewegung: Spirallinie, funktionelle Linien
- Absprung: oberflächliche, tiefe Frontallinie, funktionelle Linien, alle Armlinien

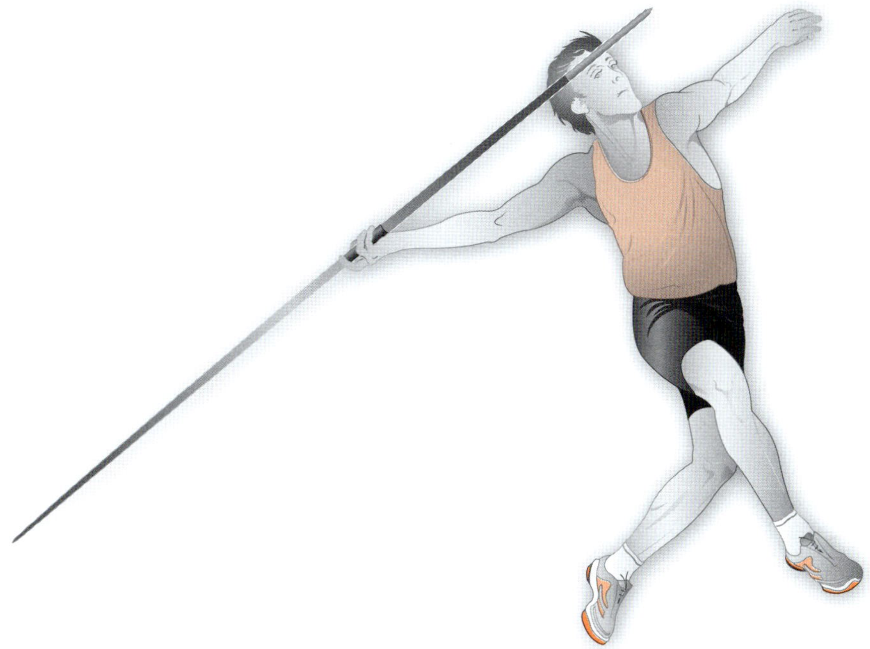

▶ **Abb. 5.3** Speerwerfer mit Ausholbewegung.

Betrachtet man eine bestimmte Sequenz im Bewegungsablauf, so ist der Moment des Speerabwurfs interessant (▶ Abb. 5.3).

Myofasziale Wirkungsketten, die in dieser Bewegungsphase beteiligt sind:

- oberflächliche frontale Armlinie (▶ S. 12)
- funktionelle Frontallinie (▶ S. 15)
- funktionelle Rückenlinie (▶ S. 15)
- Spirallinien (▶ S. 10)

Folgende einschränkende Faktoren für die Wirksamkeit der myofaszialen Wirkungsketten können auftreten:

- **oberflächliche frontale Armlinie:**
  - Dysfunktion Klavikula
  - Verkürzung M. pectoralis
  - Dysfunktion Schultergelenk
  - Adhäsion Septum intermusculare brachii mediale
  - Dysfunktion Ellenbogengelenk
  - Verkürzung Fingerbeugemuskulatur
  - Adhäsion Karpaltunnel, Palmaraponeurose
- **funktionelle Frontallinie:**
  - Dysfunktion Schultergelenk
  - Verkürzung M. pectoralis major
  - Dysfunktion Rippe 5 und 6
  - Adhäsion lateraler Rand Aponeurosis abdominalis
  - Dysfunktion Symphysis pubica
  - Verkürzung M. adductor longus
- **funktionelle Rückenlinie:**
  - Dysfunktion Schultergelenk
  - Adhäsion Fascia thoracolumbalis
  - Dysfunktion Os sacrum
  - Adhäsion M. vastus lateralis
  - Dysfunktion Knie
  - Adhäsion anteriores Kompartment Unterschenkel
  - Dysfunktion Os cuneiforme mediale
- **Spirallinien:**
  - Dysfunktion Os occiput
  - Verkürzung M. splenius
  - Dysfunktion C6–Th5
  - Verkürzung M. rhomboideus
  - Adhäsion Schulterblattgleitlager
  - Dysfunktion Os ilium
  - Adhäsion Tractus iliotibialis
  - Dysfunktion Knie

- Verkürzung M. tibialis anterior
- Dysfunktion Metatarsale 1
- Verkürzung M. fibularis longus
- Dysfunktion Caput fibulae
- Verkürzung M. biceps femoris
- Dysfunktion ISG
- Adhäsion Fascia sacrolumbale
- verkürzter M. erector spinae

Trainingsbelastung und Technikschulung

Leitfragen zur Belastung:

- Wie sind der derzeitige Trainingsumfang und die Trainingsintensität?
- Wann wurde um wie viel gesteigert?
- Welche traumatischen Verletzungen gab es in letzter Zeit?

6 Kampfsportarten

Das motorische Anforderungsprofil der Kampfsportarten ist sehr komplex und umfasst alle Bereiche der motorischen Hauptbeanspruchungsformen: Ausdauer, Kraft, Schnelligkeit, Koordination und Beweglichkeit.

Der Bereich der Koordination und der Schnelligkeit ist beim Kampfsport von großer Bedeutung. Ständig muss der Gegner kontrolliert und beobachtet werden, um strategisch wichtige Handlungen durchführen zu können. Hier geht es insbesondere um Reaktionsschnelligkeit, Konzentration und Differenzierungsfähigkeit (z. B. Auswahl der Technik), Reaktionsfähigkeit (auf plötzliche gegnerische Abwehr), Umstellungsfähigkeit (veränderte Wettkampfsituation und damit veränderte Angriffs- oder Verteidigungstechnik).

! Beachte: Um eine Bewegung zu realisieren, kommt es zu einer komplexen Verzahnung der motorischen Hauptbeanspruchungsformen, die ohne die koordinativen Fähigkeiten nicht möglich wäre.

6.1 Fechtsport

Der Fechtsport ist aus einer Kampftechnik entstanden. Es wird mit verschiedenen Waffengattungen gefochten, dem Florett, dem Degen und dem Säbel. Die Waffen unterscheiden sich in Klingenform, Griff, Größe und Gewicht. Das Florett und der Degen werden zu den Stoßwaffen gezählt. Der Säbel ist eher eine Hieb- und Stichwaffe.

6.1.1 Typische Merkmale der Sportart

Die Fechtsporttechnik ist Bestandteil der Kampfsporthandlung. Sie ist also kein Selbstzweck (wie beim Geräteturnen). Die Fechttechnik ist die motorische Entscheidung, den Kontrahenten treffen zu wollen. Dazu bedarf es neben der Technik auch kognitiver Fähigkeiten sowie der Situationsanalyse und strategisch-taktischer Entscheidungen. Daraus folgt, dass im Fechttraining nicht nur die korrekte Körperhaltung, Arm- und Beinarbeit geübt wird, sondern insbesondere auch Konzentration, Schnelligkeit und Reaktionsschnelligkeit trainiert werden müssen (Engelhardt 2009, S. 481).

Durch die seitenbetonte Fechtposition und den Passgang in der Fortbewegung treten häufig muskuläre Dysbalancen auf, die durch ein vielseitiges Training unbedingt vermieden werden müssen, da es sonst zum sog. „Fechterbuckel“ kommt. Das ist eine seitliche Verbiegung der Wirbelsäule bedingt durch ihre asymmetrische Überlastung. Das Halten der Waffe erfolgt immer einseitig und führt zur Körperschwerpunktverlagerung, die die kompensatorische Seitneigehaltung des Oberkörpers provoziert. In der Wachstumsphase kann sich daraus eine Kyphoskoliose entwickeln, die einer strukturellen Schädigung der Wirbelsäule gleichkommt (vgl. Menke, S. 189).

6.1.2 Typische Überlastungssyndrome

Schmerzregionen

Untere Extremität

- Knie: nach der sportlichen Aktivität medialer Schmerz, schmerzhaftes Treppab-Gehen, Schmerz bei passiver Verschiebung der Patella
- Tibiakante: stechend-brennender Schmerz in der Knochenhaut
- Fuß: stechender Druckschmerz in der Fußsohle oder im Vorfuß, belastungsabhängiger Schmerz an der Insertion der Achillessehne

Wirbelsäule

- LWS: akuter Muskelhartspann in der Rückenstreckermuskulatur, bei Rückenschmerz tief in der LWS, ggf. Ausstrahlung bis in die Gesäßhälfte

Obere Extremität

- Ellenbogen: akuter leistungsabhängiger Schmerz am Epicondylus lateralis
- Hand: Missempfindungen im Versorgungsgebiet des N. medianus

Meniskopathien, Bandverletzungen im Knie, femoropatellares Schmerzsyndrom

Die abrupten Stoppbewegungen des vorderen Beines beim Passgang werden in vielen Fällen auf der Ferse abgefangen: Dies erfordert eine sehr gute Stabilität in den Fußgelenken. Erst wenn diese gegeben ist, kann die Vorwärts- in eine schnelle Rückwärtsbewegung umgesetzt werden.

Ist der Fuß instabil, ergibt sich daraus eine erhöhte Pronation oder Supination kombiniert mit einer Rotationsstellung des Beines. Die Verwringung im Knie provoziert eine starke Belastung der Kollateralbänder im Knie und/oder eine starke mechanische Belastung der Menisken. Durch das heftige und schnelle Abbremsen entstehen Scherkräfte am Lig. patellae und am Pes anserinus superficialis/profundus. Die erhöhte Dysbalance des M. semimembranosus (Pes anserinus profundus) führt zu einer vermehrten Reizung des medialen Bandes und des medialen Meniskus.

Die Beininstabilität muss durch erhöhte Kompensationskräfte aus der Oberkörperhaltung ausgeglichen werden. Das wiederum erhöht ein myofasziales Ungleichgewicht im Rumpf und Schultergürtel.

Pes-anserinus-Syndrom, Leistenbeschwerden

Durch den ständigen Passschritt kommt es häufig zu Dysbalancen in der Beinmuskulatur. Das vordere Bein wird in einer konstanten Hüft- und Knieflexion belastet. Gleichseitig müssen die Hüft- und Knieextensoren eine starke exzentrische Arbeit leisten. Der M. iliopsoas und auch die Adduktoren sind deshalb oft hyperton. Es kann auch zu einer Hüftbeugekontraktur kommen. Eine Hypertension der Adduktoren provoziert nicht selten eine Reizung in der Leiste am Übergang zu den Bauchmuskeln.

Kann das Knie nicht optimal stabilisiert werden, kann es zur Abweichung des Knies nach medial kommen. Die Endorotation des Beines und die Flexionsstellung führen zu einer Dehnung des M. sartorius, der damit unter passiven Zug gerät. An seinem Ansatz kann es zu einer Tendinose im Bereich des Pes anserinus kommen.

Beckenverwringung

Das Becken muss sich dem extremen Ausfallschritt anpassen. Das vordere Bein provoziert ein physiologisches Ilium posterior. Eine Instabilität im Fuß kann eine Endorotation des Beines verursachen, die mit einem Ilium anterior einhergehen kann. Biomechanik und Muskelkraft arbeiten in diesem Fall entgegengesetzt. Das kann zu Blockaden im ISG oder zur Überlastung im lumbosakralen Übergang führen.

Das hintere Bein wird sehr stark in Exorotation gestreckt, was durch eine anteriore Position des Iliums und eine Lordosierung der LWS begünstigt wird. Die Exorotation der Hüfte wirkt auf die Stellung des Iliums ein. Ist die Muskulatur nicht in der Lage, die Bewegungen zu stabilisieren, kann es zu verstärkten Leistenbandirritationen kommen.

Der M. sartorius des hinteren Beines ist häufiger hyperton. Das wiederum kann zu einem Ilium in anteriorer Position führen. Bei intensiveren Belastungen kommt es zu Leistenverletzungen und Zerrungen des Muskels. In diesem Fall müssen auch die muskuloligamentären Verbindungen im Hüftgelenk berücksichtigt werden (s. u.).

Jede Dysbalance im Beckenbereich kann eine unphysiologische Belastung des Schultergürtels provozieren (kompensatorischer Ausgleich über die myofaszialen Wirkungsketten). Umgekehrt ist es möglich, dass eine Dysfunktion des Schultergürtels eine Dysfunktion im Beckenbereich auslöst.

Muskuloligamentäre Verbindungen des Hüftgelenks. Die ligamentäre Sicherung des Hüftgelenks steht in enger Korrespondenz mit der Muskulatur, die die Bewegungen des Hüftgelenks steuert.

Alle Ligamente sind in Hüftflexion entspannt und werden in der Extension biomechanisch unter Zug gebracht:

- Lig. pubofemorale: Das Lig. pubofemorale ist an seinem Ursprung über die myofaszialen Strukturen mit dem M. pectineus verschmolzen. Die Adduktorenkontraktur führt somit auch zu einer ligamentären Beeinflussung der Hüfte bei Exorotation und Abduktion. Besteht diese myofasziale Adhäsion länger als 6–8 Wochen, ist sie schwerer zu normalisieren, da sich die Faserrichtung in ca. 6 Wochen an die neuen Zugkräfte angepasst hat.

- Lig. iliofemorale (Bertini-Band): Das Lig. iliofemorale ist an seinem Ursprung über die myofaszialen Strukturen mit dem M. rectus femoris verschmolzen. Vor allem die Adduktion der gestreckten Hüfte wird gehemmt, in der Rotation ist ein Teil des Bandes entspannt und ein anderer Teil angespannt. Bei Verspannung des M. rectus femoris kann die physiologische Wirkung der Bänder beeinträchtigt sein.
- Lig. ischiofemorale: Das Lig. ischiofemorale ist über die myofaszialen Strukturen kranial mit dem M. obturatorius externus verbunden, der an der Exorotation und Adduktion der Hüfte beteiligt ist. Das Ligament wird bei der Endorotation und Abduktion gedehnt.

P Praxistipp

Bei Bewegungseinschränkungen im Hüftgelenk, die länger als 6–8 Wochen anhalten, müssen bei der Behandlung die ligamentären Störungen mit berücksichtigt werden (Differenzialdiagnose: Ausschluss eine akuten Hüftgelenkarthrose).

Achillodynien, Plantarfasziitis

Eine Achillodynie/Plantarfasziitis kann im Fechtsport an beiden Füßen auftreten. Der hintere Fuß befindet sich während des Passgangs häufig in einer Außenrotationsstellung, aus der beim Angriff über die Großzehe der Kraftimpuls für eine schnelle Bewegung nach vorne initiiert wird. Die Wadenmuskulatur wird dabei stark beansprucht. Die Rotationsstellung mit Belastung des Großzehenballens vergrößert die Spannung auf die Plantarfaszie, v. a. auf den medialen Strang (▸ Abb. 11.5, ▸ S. 142).

Durch Spannungen der statischen Fußmuskulatur erhöht sich auch die Spannung auf die Plantarfaszie und auf das Lig. plantare. Osteopathische Dysfunktionen im Bereich der Sprunggelenke sind möglich.

Morton'sche Neuralgie

Eine Blockade der Sprunggelenke (das untere Sprunggelenk verläuft funktionell bis zwischen die Os metatarsale 3 und 4 nach kaudal) und die extreme Belastung des Vorderfußes kann schnell zu einer Kompression des N. plantaris führen (zumeist zwischen dem Os metatarsale 3 und 4, also im funktionellen unteren Bereich des Sprunggelenks). Typisch ist der akut einschießende Schmerz bei Druckbelastung im Vorfuß.

Shin-splint-, Tibialis-anterior-Syndrom

Dieses überlastungsbedingte Schmerzsyndrom tritt in der Regel an der vorderen distalen Tibiakante auf. Die Ursachen sind vielfältig. Distorsionen und Blockaden der Sprunggelenke, aber auch die Hypertonie der Mm. peronei können in einigen Fällen zu einem Shin-splint-Syndrom führen. Liegt der Schmerz mehr medial, kann über den mechanischen Zug von Muskeln und Faszien das Periost gereizt sein. Tritt der Schmerz mehr lateral auf, muss auch an ein Kompartmentsyndrom der Loge des M. tibialis anterior gedacht werden.

Bei Shin-splint-Beschwerden kann auch unterschieden werden zwischen dem Überlastungssyndrom der Mm. peroneus longus und brevis (aktive Überpronation) und einer Übermüdung der Strukturen (Abflachen des Fußes = instabile, passive Überpronation). Bei der aktiven Überpronation kommt es eher zu einer Verspannung der Spirallinien. Durch passive Instabilität tritt eher eine Abknickbewegung des Fußes auf.

Die Hypertension der Mm. peronei (funktionelles laterales Kompartmentsyndrom) verursacht einen Druck auf den N. peroneus superficialis, der in seiner Funktion eingeschränkt wird. Ein Hypertonus der Muskulatur kann also über die Funktionsstörung des zugehörigen Nervs zu einer verminderten Reizleitungsgeschwindigkeit führen und eine Koordinationsstörung der Fußbewegung provozieren.

Epikondylitis, Tennisarm/Fechterellenbogen

Verspannungen in der Hand können schnell zu einer Verkrampfung der Armmuskulatur und der Skalenusmuskeln führen (s. Thoracic-outlet-Syndrom, s. u.). Durch Überlastung kann es auch zu einer Insertionstendopathie der Extensorengruppe kommen, die sich durch Schmerzen an der Außenseite des Ellenbogens äußert (▸ Abb. 11.4 a, ▸ S. 140).

Karpaltunnelsyndrom/Fechtmeisterkrankheit

Der Waffengriff liegt in der Hohlhand und der Beugeseite des Handgelenks. Das kann zu einer Druckirritation auf den Karpaltunnel (Irritation des

N. medianus) führen. Das Karpaltunnelsyndrom kann wiederum auch als Teil des Thoracic-outlet-Syndroms (s. u.) betrachtet werden. In vielen Fällen liegt auch eine Blockade der Handwurzelknochen vor, dabei ist häufig das Os lunatum betroffen. Diese Blockade kann bei Überlastung oder bei einer falschen Griffhaltung entstehen.

P Praxistipp

Die lokale Behandlung des Karpaltunnels besteht in der Deblockierung der verschiedenen kleinen Gelenke im Handwurzelbereich und Mobilisierung der Retinacula extensorum und flexorum (Bezug zur oberflächlichen frontalen Armlinie und oberflächlichen rückwärtigen Armlinie).

Thoracic-outlet-Syndrom

Beim Thoracic-outlet-Syndrom werden die neurovaskulären Strukturen, die zum Arm führen, komprimiert. Das kann an verschiedenen Stellen geschehen:

Skalenuslücke. Die A. subclavia und der Plexus brachialis verlaufen durch die hintere Skalenuslücke zwischen den Mm. scalenus medialis und anterior (▶ Abb. 11.1, ▶ S. 138). Die V. subclavia, die größeren Lymphgefäße und der N. phrenicus verlaufen durch die vordere Skalenuslücke, d. h. vor dem M. scalenus anterior und hinter dem M. sternocleidomastoideus.

Der M. sternocleidomastoideus ist sehr stressempfindlich und oft verspannt. Das führt zu einer Belastung der durchtretenden Vene und Lymphgefäße. Die Folge ist ein verminderter venolymphatischer Abfluss des Blutes und der Lymphe aus der Armregion. So kann es zur stoffwechseltechnischen Übersäuerung im Muskel- und Bindegewebe des Armes kommen, die die Zirkulation der funktionellen Gewebe des Armes beeinträchtigt. Es können Symptome, wie Tennisarm, Karpaltunnelsyndrom, Schweregefühl der Hand, Anschwellen der Hand, auftreten.

Der N. phrenicus, der das Diaphragma abdominale innerviert, gelangt bei Hypertension des Diaphragmas unter Stress und kann zu einer reaktiven Blockade von C 3–C 4 führen, welche wiederum einen Hypertonus der Skalenusmuskeln nach sich ziehen kann.

Kostoklavikularer Durchgang. Der kostoklavikulare Durchgang kann durch einen Hochstand der 1. Rippe verengt sein. Der Rippenhochstand ist auf der Schulter-Nacken-Linie vor dem M. trapezius palpierbar. Daneben kann der M. subclavius diesen Durchgang ebenfalls verengen. Dieser Muskel wird aus dem Bereich C3–C4 innerviert. Hier tritt auch der N. phrenicus aus, der sensorische Informationen aus den Oberbauchorganen zum ZNS weiterleitet.

Verschiedene viszerale Störungen können eine Irritation des N. phrenicus verursachen. Reflektorisch kann es zu einer Dysfunktion von C3–C5 kommen. Der M. subclavius ist dann ebenfalls hyperton und der kostoklavikulare Durchgang verengt. Stress kann Organreizungen verursachen. Wird diese Belastung größer oder hält sie länger an, kann es gegebenenfalls zu einem Thoracic-outlet-Syndrom kommen. Auch eine hypertone Skalenusmuskulatur kann die Skalenuslücke (s. o.) verengen und den durchtretenden N. phrenicus irritieren.

Durch einen Sturz auf die Schulter kann eine Blockade im Art. sternoclaviculare entstehen. Das wiederum kann zu Reizungen der umliegenden Strukturen führen und Druck auf die neurovaskulären Strukturen ausüben.

Korakopektoraler Durchgang. Der korakopektorale Durchgang kann durch eine Hypertrophie oder eine Verkürzung des M. pectoralis minor verengt werden. Der M. pectoralis minor gehört zur tiefen frontalen Armlinie (▶ S. 11). Diese Linie wird v. a. aktiv, wenn der Arm im Schultergelenk über die 90°-Abduktion oder in Anteversion geführt wird.

Der M. pectoralis minor ist in eine Faszie eingebettet, die auch den M. subclavius umfasst. Diese Faszie verläuft von der Klavikula zur Achselhöhle und hat Verbindungen zum neurovaskulären Strang. Folglich kann auch die Spannung des M. subclavius diesen Durchgang beeinträchtigen.

Lumbago/Lumbalgie/Lumboischialgie

Lumbalgien im Fechtsport entstehen v. a. durch Hyperlordosierung der Wirbelsäule. Es muss unterschieden werden zwischen einer hypertonen (tiefen) Rückenmuskulatur, die eher eine Kompression/Lordosierung verursacht, und der biomechanischen Folge der Beckeninstabilität, die eine verstärkte passive Lordosierung begünstigt.

Im ersten Fall gerät der Discus vertebralis in den unteren LWS-Segmenten unter erhöhte mechanische Belastung. Im zweiten Fall ist eher zu erwarten, dass eine arthrogene Lumbago entsteht (Gelenkblockade der Facettengelenke ohne Diskusbeteiligung).

6.1.3 Beteiligung myofaszialer Wirkungsketten

Betrachtet man die beteiligten myofaszialen Ketten, können folgende Kraftwirkungslinien, wenn sie gestört sind, eine Rolle spielen:

- Hüft-Bein-Bewegung: oberflächliche Frontallinie, oberflächliche Rückenlinie
- Körperstabilität: laterale Linien, tiefe frontale Linie
- Rumpf-Arm-Bewegung: Spirallinie, funktionelle Linien, alle Armlinien

Betrachtet man eine bestimmte Sequenz im Bewegungsablauf, so ist der Ausfallschritt interessant (▶ Abb. 6.1).

Myofasziale Wirkungsketten, die in dieser Bewegungsphase beteiligt sind:

- funktionelle Rückenlinie (▶ S. 15)
- Spirallinien (▶ S. 10)
- oberflächliche Frontallinie (▶ S. 8)
- oberflächliche Rückenlinie (▶ S. 7)
- tiefe Frontallinie (▶ S. 16)

Folgende einschränkende Faktoren für die Wirksamkeit der myofaszialen Wirkungsketten können auftreten:

- **funktionelle Rückenlinie:**
  - Dysfunktion Schultergelenk
  - Adhäsion Fascia thoracolumbalis
  - Dysfunktion Os sacrum
  - Adhäsion M. vastus lateralis
  - Dysfunktion Knie
  - Adhäsion anteriores Kompartment Unterschenkel
  - Dysfunktion Os cuneiforme mediale
- **Spirallinien:**
  - Dysfunktion Os occiput
  - Verkürzung M. splenius
  - Dysfunktion C6–Th5
  - Verkürzung M. rhomboideus
  - Adhäsion Schulterblattgleitlager
  - Dysfunktion Os ilium
  - Adhäsion Tractus iliotibialis
  - Dysfunktion Knie
- **oberflächliche Frontallinie:**
  - Verkürzung Zehenstreckermuskeln, M. tibialis anterior
  - Dysfunktion Knie
  - Verkürzung M. quadriceps
  - Dysfunktion Os ilium/Os pubis
  - Adhäsion M. rectus abdominis, M. pyramidalis
  - Dysfunktion Rippe 5

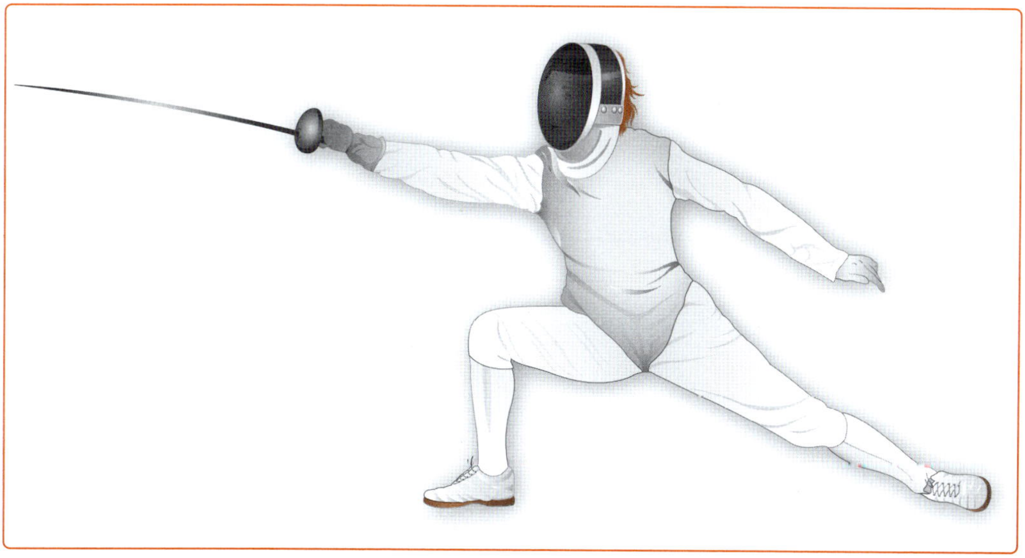

▶ **Abb. 6.1** Fechter in der Ausfallschrittbewegung.

- Verkürzung M. sternocleidomastoideus
- Dysfunktion Os temporale
- **oberflächliche Rückenlinie:**
  - verkürzte M. abductor hallucis, M. abductor digiti minimi
  - Adhäsion Fascia plantaris
  - Dysfunktion Os calcaneus
  - verkürzter M. gastrocnemius
  - Dysfunktion Knie
  - verkürzte ischiokrurale Muskulatur
  - Dysfunktion ISG
  - Verkürzung M. erector spinae
  - Adhäsion Fascia sacrolumbale
  - Dysfunktion Okziput
- **tiefe Frontallinie:**
  - Dysfunktion Zehengrundgelenke, unteres Sprunggelenk
  - Verkürzung M. tibialis posterior
  - Adhäsion Band-Kapsel-Apparat Knie
  - Verkürzung Adduktorenmuskelgruppe
  - Dysfunktion Os ilium/Os pubis
  - Adhäsion Diaphragma urogenitale/ M. psoas major
  - Dysfunktion Os coccygis
  - Dysfunktion LWS
  - Adhäsion Diaphragma abdominale
  - myofasziale Dysfunktion Mediastinum/Fascia endothoracica, Lamina praetrachealis
  - Dysfunktion Os hyoideum/Mandibula
  - Verkürzung Mm. scaleni, M. masseter
  - Dysfunktion C 2–C 7
  - Dysfunktion SSB

Trainingsbelastung und Technikschulung

Leitfragen zur Belastung:
- Wie sind der derzeitige Trainingsumfang und die Trainingsintensität?
- Wann wurde um wie viel gesteigert?
- Welche traumatischen Verletzungen gab es in letzter Zeit?

6.2 Judo

Judo ist eine alte japanische Kampfsportart und bedeutet „Der sanfte Weg".

6.2.1 Typische Merkmale der Sportart

Innerhalb des Judosports lassen sich verschiedene Techniken unterscheiden, die den Stand-, Boden- und Falltechniken zuzuordnen sind:
- Zu den **Standtechniken** gehören die Wurftechniken, um den Gegner auf den Boden zu bringen. Hier kommt es zu intensiven Eindrehbewegungen der unteren Extremität, besonders bei den Schulter- und Hüftwürfen.
- Bei den **Bodentechniken** wird unterschieden zwischen Halte-, Würge- und Hebetechniken. Hier werden neben den Händen und Fingern auch die Zehen stark belastet.
- Die Judorolle und der Fall nach vorne, zur Seite und rückwärts gehören zu den **Falltechniken**. Beim missglückten Fallen kann es zur Überbelastung der Schulter, beim falschen Landen zu Irritationen im Ellenbogengelenk sowie in der HWS und LWS kommen.

6.2.2 Typische Überlastungssyndrome

Schmerzregionen

Untere Extremität
- Sprunggelenk: ziehende Schmerzen um den Knöchel
- Knie: drückende Knieschmerzen

Wirbelsäule
- HWS: brennende oder krampfartige Nackenschmerzen

Obere Extremität
- Schultergürtel: bewegungsbedingte Schulterschmerzen
- Ellenbogen: stechende Ellenbogenschmerzen

Bei den unterschiedlichen Techniken werden verschiedene Körperregionen belastet.

Eine typische Belastung im Judo ist das Eindrehen auf 1 oder 2 Füßen (Beispiel: Harai Goshi, der Hüftfeger). Hier gibt es 2 Varianten:
- Entweder der Angreifer (Tori) dreht auf der Stelle um das Standbein oder
- er macht einen Drehsprung.

Direkt folgend wird das Spielbein mit maximalem Schwung von außen nach innen hinter den eigenen Körper und das Standbein des Gegners (Uke) gebracht. Dem Gegner werden hierbei die Beine unter dem Körper weggefegt (Hüftfeger). Der Angreifer wirft ihn durch die Gegenrotation des Körpers über das Schwungbein und bringt den Gegner dann mit einer Halbdrehung seines Körpers zu Boden. Ein häufiger Fehler ist das zu starke Einhaken des Schwungbeines.

Beim jeweiligen Eindrehen ist das Standbein des Angreifers sehr gefährdet. Sowohl Distorsionen, Meniskopathien als auch Kniebandläsionen sind durch die starken Scherkräfte möglich (begünstigt durch den relativ weichen Mattenuntergrund).

Das zu starke Einhaken des Beines ist eine Verletzungsgefahr für beide Sportler:

- Der Angreifer hat weniger Kontrolle, weniger Schwung und muss mehr mit unkoordinierter Kraft arbeiten.
- Der Gegner kann schlechter über das gegnerische Bein drehen und erhält häufig einen Schlag auf das Kniegelenk, wodurch eine Bandverletzung nicht auszuschließen ist.

Distorsionen, Dysfunktion Sprunggelenk

Die leichteste Dysfunktion der Fußketten verursacht schnell eine chronisch-rezidivierende Distorsion des Standbeines. Damit wird die Koordination der Fußbewegungen mit jeder neuen Verletzung schwieriger. Da fast immer auch der N. peroneus mit betroffen ist, kommt es nicht nur zu einer Dysbalance der Lateral- und Spirallinien, sondern auch der oberflächlichen Frontallinie. Eine Dysbalance in der aufrechten Haltung ist die Folge.

Meniskopathien

Die entgegengesetzte Rotation von Oberkörper und Bein verlangt eine sehr gute Abstimmung im Standbein.

Wird das Standbein durchgestreckt, um die Kniestabilität zu erhöhen, kommt es zu einer verspäteten Reaktion auf die Drehkräfte. Das Knie verwringt sich und die Menisken sind massiven Scherkräften ausgesetzt.

Wird das Bein zu stark angewinkelt, muss es das gesamte Körpergewicht tragen und gleichzeitig die Bewegung des Körpers stabilisieren. Es kommt ebenfalls zu einer Verwringung, jetzt allerdings unter erhöhtem Einsatz der Muskulatur. Dabei werden die Menisken durch die Knieflexoren häufig zu heftig fixiert und erleiden Mikrotraumen, die sich bei wiederkehrenden Belastungen zu einer tatsächlichen Meniskopathie entwickeln können.

Bandverletzungen im Knie

Die komplexe Bewegung verlangt eine hoch koordinierte Stabilität des Standbeines. Vor allem die seitlichen Kniebänder müssen sehr viel auffangen. Kniebandverletzungen müssen von der Muskulatur kompensiert werden. Neben Bandverletzungen kommt es daher leicht zur Überlastung der umliegenden Muskulatur. Das Lig. collaterale mediale hat eine Verbindung zum medialen Meniskus sowie zum M. semimembranosus.

HWS-Syndrom

Häufige Stauchungen der HWS durch Stürze können auf Dauer chronische Verletzungen nach sich ziehen, die die Beweglichkeit der HWS einschränken. Das führt über die myofaszialen Wirkungsketten u.a. auch zur Einschränkung der Beinkoordination. Das Gesamtkörpergleichgewicht ist gestört.

HWS-Stauchungen oder Schleudertraumata reizen den gesamten Band-Kapsel-Apparat der HWS. Beschwerden können mit Zeitverzögerung auftreten, auch dann, wenn der Sportler nicht mehr aktiv ist. Die verstärkte Arthrosebildung in den Facetten- und/oder Unkovertebralgelenken führt zu Schmerzsyndromen. Beim aktiven Sportler kann dies deutlich zeitnaher auftreten, weil sich zumeist mehrere leichte Verletzungen über die Wettkampfzeiten summiert haben. Bei einem Schleudertrauma liegt nicht selten eine Verkrampfung der Mm. scaleni vor. Judosportler haben hier oft starke, schwer zu lösende Verspannungen. Daher sind beim HWS-Syndrom immer auch die ventralen Strukturen zu behandeln.

Die Symptome eines HWS-Syndroms zeigen sich ebenfalls besonders häufig in der oberen Extremität. Daneben treten oft Kopfschmerzen auf. Bei Nachfrage gibt der Sportler zumeist an, dass der Kopfschmerz aus der Nackenregion kommt.

Die oberen Segmente der HWS reagieren sensibel auf Störungen der Augenmuskulatur (sog. Phoriestörungen) sowie auf Störungen im stomatognathen Apparat (z. B. falsch eingeschliffene Zähne, unkorrekter Biss). Das kann nicht nur zur kraniomandibulären Dysfunktion (CMD), sondern oft auch zu Störungen in der oberen HWS führen. Diese Störungen können die gesamte Körperstatik und -dynamik betreffen.

Der zervikothorakale Übergang hat einen direkten Einfluss auf die Weiteinstellung der Pupille (und umgekehrt). Commotio cerebri, Schleudertrauma und weitere Verletzungen im Kopf-Nacken-Bereich können eine visuelle Wahrnehmungsstörung ergeben, die zu Haltungs- und Koordinationsstörungen, wie leichter Schwindel, leichte Instabilität etc., führen kann.

P Praxistipp

Da diese Symptome durch den Sportler selten mit einer vergangenen HWS-Verletzung und somit mit einem HWS-Syndrom in Verbindung gebracht werden, muss dies anamnestisch sehr genau abklärt werden.

Dysfunktion nach Akromionbruch

Ein Akromionbruch nach einem Sturz ist keine Seltenheit. Stauchungen werden verharmlost. Dieses schränkt aber die physiologische Beweglichkeit im Schultergelenk ein, sowohl beim Wurf (Ziehen mit der angemessenen Kraft und Geschwindigkeit in die richtige Richtung) als auch beim Fallen (unphysiologische Anspannung der Schultermuskulatur, um die Schulter zu schützen)

Jede unphysiologische Bewegung zieht neue Verletzungsrisiken nach sich. Schulterverletzungen führen zu Störungen der Arm-Schulter-Koordination und -Stabilisation. Die Kraft und die Koordination im Arm lassen nach, unbewusst versucht der Sportler mehr Kraft einzusetzen, was das Problem nur verstärkt. Es kommt zum Impingement- und Thoracic-outlet-Syndrom.

Impingement-Syndrom

Das Impingement-Syndrom ist ein Sammelbegriff für eine Vielzahl pathologischer Prozesse im subakromialen Raum. Zwischen dem Akromion und dem Humeruskopf existiert ein schmaler Raum, durch den die Sehne des M. supraspinatus verläuft. Dort befindet sich auch die Bursa subacromialis. Das laterale Ende des Akromions kann individuell verschiedene Formen haben – mal abgeflacht, mal mehr nach kaudal abgeknickt. Ist das laterale Ende des Akromions nach kaudal geneigt, haben die Sehne und Bursa weniger Platz und geraten unter Druck oder werden in ihrer Gleiteigenschaft massiv eingeschränkt.

Eine weitere oft auftretende Ursache für ein Impingement-Syndrom ist die Spornbildung an der Akromionspitze oder unter dem Akromiondach. Hier handelt es sich zumeist um eine Ansatzreizung der Rotatorenmanschette. Typische Symptome sind plötzliche Bewegungseinschränkungen des Armes in Anteversion, Elevation und/oder Abduktion. Ein Liegen auf der Schulter ist oft nicht mehr möglich.

Die Ursachen sind vielfältig, oft summieren sie sich: Übertraining, verminderte Regenerationszeiten, unphysiologisches Krafttraining, nicht auskurierte Wettkampfverletzungen etc.

Die klinische Funktionsdiagnostik zeigt in vielen Fällen einen hypertonen M. supraspinatus. Auch die anderen Muskeln der Rotatorenmanschette sind häufig in Mitleidenschaft gezogen. Die Muskeln ziehen den Humeruskopf fester in die Gelenkpfanne, der schmale subakromiale Raum wird so noch weiter verengt. Dadurch wird der Druck auf die Supraspinatussehne und auf die Bursa verstärkt. Fällt der Judoka nun häufiger auf seine Schulter, kann das akute Schmerzsymptome auslösen.

Daneben sind häufig akute Wirbelblockaden in der HWS oder auch im zervikothorakalen Übergang vorhanden.

Über die myofaszialen Wirkungsketten steht die Schulter in Verbindung mit der auf der Gegenseite liegenden Hüfte/unteren Extremität. Nicht selten liegt die Ursache der Schulterproblematik in einem falschen Gangmuster, Dysfunktionen in der Hüfte bzw. im oberen und unteren Sprunggelenk. Für den Judosport ist das bedeutsam, weil die aktive Körperstatik bei der sportlichen Bewegung gestört werden kann (falscher Stand, Störung des Gesamtkörpergleichgewichts).

Ellenbogenschmerzsyndrom, Judoellenbogen

Ellbogenverletzungen sind nicht nur beim Wurf, sondern v.a. auch bei den Bodentechniken (Armhebel) gefürchtet. Eine Überstreckung, aus der sich der Judoka zu befreien versucht, kann schnell zu einer Subluxation des Ellenbogengelenks und zur Überstreckung/Überdehnung des Bandapparats führen.

Neben den traumatischen Ursachen, wie der Subluxation, muss bei einer Ellenbogeninstabilität v.a. an ein Plica-Syndrom im Art. radiohumorale (oft in Kombination mit einer ligamentären Instabilität) gedacht werden. Es entstehen bei allen Bewegungen Schmerzen im Bereich des Epicondylus lateralis. Differenzialdiagnostisch ist hier eine Epicondylitis lateralis abzugrenzen, bei der in den meisten Fällen nur die Rotationsbewegung und eine Zugbelastung schmerzhaft sind. Manchmal kann auch ein Knorpelschaden vorhanden sein.

Durch wiederholte Verletzungen kann es zu freien Gelenkkörpern im Ellenbogengelenk kommen (Chondromatose). Häufig geht das Beschwerdebild neben akuten Schmerzen mit einer Ergussbildung und Schwellung einher. Die freien Gelenkkörper können das Gelenk blockieren.

Die Instabilität des Ellenbogens verursacht zudem eine Überlastung der umliegenden Strukturen. Oft wird eine Kompensationsbewegung durchgeführt, die zur verstärkten Belastung des Hand- und Schultergelenks führt.

6.2.3 Beteiligung myofaszialer Wirkungsketten

Betrachtet man die beteiligten myofaszialen Ketten, können folgende Kraftwirkungslinien, wenn sie gestört sind, eine Rolle spielen:

- Hüft-Bein-Bewegung: oberflächliche Frontallinie, oberflächliche Rückenlinie
- Körperstabilität: laterale Linien, tiefe frontale Linie
- Rumpf-Arm-Bewegung: Spirallinie, funktionelle Linien, alle Armlinien

Betrachtet man eine bestimmte Sequenz im Bewegungsablauf, so ist der Hüftwurf interessant (▶ Abb. 6.2).

Myofasziale Wirkungsketten, die in dieser Bewegungsphase beteiligt sind:

- Spirallinien (▶ S. 10)
- oberflächliche frontale Armlinie (▶ S. 12)
- oberflächliche Rückenlinie (▶ S. 7)

Folgende einschränkende Faktoren für die Wirksamkeit der myofaszialen Wirkungsketten können auftreten:

- **Spirallinien:**
  - Dysfunktion Os occiput
  - Verkürzung M. splenius
  - Dysfunktion C 6–Th 5
  - Verkürzung M. rhomboideus
  - Adhäsion Schulterblattgleitlager
  - Dysfunktion Os ilium
  - Adhäsion Tractus iliotibialis
  - Dysfunktion Knie
  - Verkürzung M. tibialis anterior
  - Dysfunktion Metatarsale 1
  - Verkürzung M. fibularis longus
  - Dysfunktion Caput fibulae
  - Verkürzung M. biceps femoris
  - Dysfunktion ISG
  - Adhäsion Fascia sacrolumbale
  - verkürzter M. erector spinae

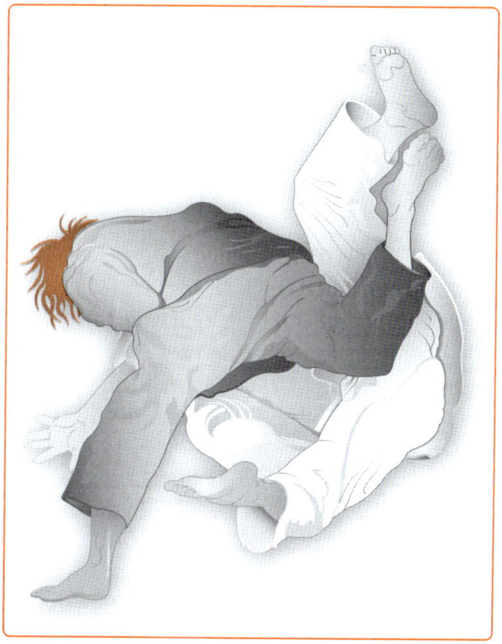

▶ **Abb. 6.2** Judoka beim Hüftwurf.

- **oberflächliche frontale Armlinie:**
  - Dysfunktion Klavikula
  - Verkürzung M. pectoralis
  - Dysfunktion Schultergelenk
  - Adhäsion Septum intermusculare brachii mediale
  - Dysfunktion Ellenbogengelenk
  - Verkürzung Fingerbeugemuskulatur
  - Adhäsion Karpaltunnel, Palmaraponeurose
- **oberflächliche Rückenlinie:**
  - verkürzte M. abductor hallucis, M. abductor digiti minimi
  - Adhäsion Fascia plantaris
  - Dysfunktion Os calcaneus
  - verkürzter M. gastrocnemius
  - Dysfunktion Knie
  - verkürzte ischiokrurale Muskulatur
  - Dysfunktion ISG
  - Verkürzung M. erector spinae
  - Adhäsion Fascia sacrolumbale
  - Dysfunktion Okziput

Trainingsbelastung und Technikschulung

Leitfragen zur Belastung:

- Wie sind der derzeitige Trainingsumfang und die Trainingsintensität?
- Wann wurde um wie viel gesteigert?
- Welche traumatischen Verletzungen gab es in letzter Zeit?

7 Mannschaftssportspiele mit gegnerischem Körperkontakt

Grundsätzlich kann man zum sportlichen Anforderungsprofil der Mannschaftssportspieler Folgendes festhalten: Das motorische Anforderungsprofil ist sehr komplex und umfasst alle Bereiche der motorischen Hauptbeanspruchungsformen Ausdauer, Kraft, Schnelligkeit, Koordination und Beweglichkeit.

Der Bereich der Koordination ist beim Mannschaftsspiel von großer Bedeutung, insbesondere die Verbindung zum Spielpartner bzw. Gegenspieler. Hier geht es um Orientierungsfähigkeit (z.B. genaues Zuspiel), Kopplungsfähigkeit (z.B. Sprung und Zuspiel), Differenzierungsfähigkeit (z.B. hoher oder flacher Pass), Reaktionsfähigkeit (auf plötzliche gegnerische Abwehr), Umstellungsfähigkeit (veränderte Spielsituation und damit veränderte Spieltechnik, z.B. statt Distanzwurf ein Dunking).

! Beachte: Um eine Bewegung zu realisieren, kommt es zu einer komplexen Verzahnung der motorischen Hauptbeanspruchungsformen, die ohne die koordinativen Fähigkeiten nicht möglich wäre. Bei den Sportspielen ergeben sich aus der Spielsituation verschiedenste Anforderungen.

7.1 Basketball

Basketball gehört zu den Ballsportarten, bei der 2 Mannschaften, bestehend aus jeweils 5 Spielern, versuchen, den Spielball in den gegnerischen Basketballkorb zu bringen.

Die Basketballkörbe sind an den gegenüberliegenden schmalen Seiten des Spielfelds angebracht und befinden sich in einer Höhe von 3,05 m. Es gewinnt die Mannschaft, die innerhalb der Spielzeit die meisten Punkte (Korbtreffer) erzielt hat. Mit Würfen innerhalb der 3-Punkte-Zone bzw. direkten Korbwürfen sind 2 Punkte zu erzielen, Distanzwürfe ab der 3-Punkte-Zone zählen 3 Punkte.

Basketball wird in der Sporthalle, aber auch auf Außenplätzen als Streetball und Beachbasketball gespielt.

7.1.1 Typische Merkmale der Sportart

Aufgabe einer jeden Mannschaft ist es, den Ball dribbelnd bzw. durch Passzuspiel in die gegnerische Spielhälfte zu bringen und dort den Ball in den gegnerischen Korb zu werfen. Neben den Distanzwürfen (s.o.) kann der eigentliche Wurf auf den Korb in Form des Korblegers oder des Dunking erfolgen:

- Beim **Korbleger** wird der Ball mit einer Hand im Sprung direkt in den Korb oder an das Brett gelegt. Der eigentlichen Korblegerbewegung geht eine bestimmte Schrittfolge und Absprungtechnik voraus.
- Wird der Ball mit beiden Händen von oben in den Korb gedrückt, spricht man von einem **Dunking.**

7.1.2 Typische Überlastungssyndrome

Schmerzregionen

Untere Extremität

- Fuß: stechende Vorfußschmerzen, v.a. bei Belastung
- Sprunggelenk: ziehende Knöchelschmerzen
- Unterschenkel: Schmerzen an der Außenseite des Unterschenkels, brennender Schmerz vorne oder seitlich am Unterschenkel
- Knie: ziehende Schmerzen um die Patella oder im Knie, teils mit Schwellung
- Oberschenkel: zerrende Schmerzen an der Innenseite der Oberschenkel

Der Kontakt mit dem Gegner findet zumeist in Korbnähe statt – zum einen, um die angreifende Mannschaft beim Punktwurf zu stören, zum anderen, wenn bei einem missglückten Korbwurf der Ball vom Korb abprallt und in den eigenen Besitz gebracht werden soll.

Die häufigsten Überlastungssyndrome finden sich im Fuß- und Kniegelenksbereich, weniger im Schultergürtel.

Dysfunktion Sprunggelenk

Eine Distorsion kann eine Blockade in den Sprunggelenken verursachen. Eine Möglichkeit ist die Fehlstellung des Kalkaneus in eine Valgus-Stellung bzw. Abduktion. Das Abrollen des Fußes findet in einer verstärkten Pronation statt. Das wiederum kann die Stellung des Iliums (vermehrt anterior) beeinflussen. Der Schritt scheint verkürzt. Die Abrollbewegung des Fußes ist verkürzt und das Ilium blockiert auf Dauer in anterior. Die Hüfte wird am Ende der Bewegung nicht gestreckt. Es kann zu verschiedenen Dysfunktionen und Überlastungssyndromen im Hüft-Becken-Bereich kommen.

Mittelfußsyndrom

Die exakte Differenzialdiagnose ist oft schwer zu stellen, weil es sich häufig um einen Symptomen-/Ursachenkomplex handelt. Bei Verdacht auf eine Fraktur muss eine radiologische Abklärung erfolgen. Sollte die Untersuchung ohne Befund sein, die Beschwerden aber weiter anhalten, muss die radiologische Untersuchung nach 8–10 Tagen wiederholt werden, da dann ggf. eine Kallusbildung an der Knochenfissur (Bruchrand) festzustellen ist. Eine sofortige Untersuchung mittels MRT bietet sich an, weil selbst kleinste Fissuren sichtbar gemacht und auch Ödeme im umgebenden Gewebe diagnostiziert werden können. Wird die Fraktur nicht erkannt, kommt es häufig zu einer zu frühen Neubelastung und dadurch zur Chronifizierung der Beschwerden.

Ermüdungsbrüche

Die Ursachen für Ermüdungsbrüche können vielfältig sein. Eine Ursache kann die funktionelle Fußfehlstellung sein. In den meisten Fällen erkennt man ein leichtes Absenken des Fußgewölbes, das zu Einschränkungen des Stoffwechsels führt.

Trägt der Sportler zudem unangepasstes Schuhwerk, kann das eine Fußfehlstellung eher verstärken oder selbst zu funktionellen Störungen im Vorfuß führen. Mechanische Überlastungen oder die Fernwirkung aus den beteiligten myofaszialen Wirkungsketten können zur Summation der Überbelastung führen und damit zur Ermüdungsfraktur. In diesem Zusammenhang muss auch die Trainingsintensität und -methode überprüft werden.

Arthrosen in den Metatarsophalangealgelenken

Fußbelastungen durch ein unphysiologisches Gangmuster, unpassende und/oder sekundäre Belastungen durch Dysfunktionen in den myofaszialen Wirkungsketten können zu Arthrosen in den Metatarsophalangealgelenken führen. Das Abrollen des Fußes wird schmerzhaft, der Basketballspieler nimmt eine Schonhaltung ein. Es entwickelt sich ein unphysiologisches Bewegungsmuster in der Laufbewegung. Schnelle Richtungswechsel beim Angriffsspiel, plötzlicher Sprint beim Tempogegenstoß oder kräftiger Absprung beim Korbwurf können durch Schmerzen in den Zehengrundgelenken beeinträchtigt werden. Die koordinative Leistung von Laufen und exakter Wurftechnik kann gestört werden.

Möglicher Pathomechanismus: Der Spieler wird die Abrollphase des Fußes frühzeitig abbrechen und das Bein notgedrungen mehr aus dem Knie und/oder der Hüfte anheben. Es folgt oft eine laterolaterale Ausweichbewegung des Beines (das Bein wird „geschleppt"). Der bewegungstechnisch optimale Krafteinsatz von Laufbewegung und Zuspiel wird gestört.

Weiche Einlagen bieten womöglich eine Entlastung, aber eine zu weiche Sohle erfordert deutlich mehr Fortbewegungsenergie bei der Abrollbewegung des Fußes als eine vergleichsweise härtere Sohle. Daher gilt: Die Schuhsohle muss so hart wie möglich (aber nicht steif) und so weich wie nötig sein. Zu weiche Schuhsohlen können bei intensiven Belastungen ein Faktor für Ermüdungsbrüche im Fuß sein (s. o.).

> **P Praxistipp**
> Bei Arthrosen muss neben dem Behandlungsprinzip der Mobilisation insbesondere die Ernährung kontrolliert werden.

Shin-splint-, Tibialis-anterior-Syndrom

Dieses überlastungsbedingte Schmerzsyndrom tritt an der Tibiakante auf. Die Ursachen sind vielfältig. Distorsionen und Blockaden der Sprunggelenke, aber auch die Hypertonie des M. peroneus können in einigen Fällen zu einem Shin-splint-Syndrom führen.

Bei Shin-splint-Beschwerden muss unterschieden werden zwischen dem Überlastungssyndrom der Mm. peronei longus und brevis (aktive Überpronation) und einer Übermüdung der Strukturen (Abflachen des Fußes = instabile, passive Überpronation). Bei der aktiven Überpronation kommt es eher zu einer Verspannung der Spirallinien. Durch passive Instabilität tritt eher eine Abknickbewegung des Beines auf.

Peroneus-brevis-Syndrom, funktionelles laterales Kompartmentsyndrom

Die Hypertension der Mm. peronei (funktionelles laterales Kompartmentsyndrom) verursacht einen Druck auf den N. peroneus superficialis, der in seiner Funktion eingeschränkt wird. Ein Hypertonus der Muskulatur kann also über die Funktionsstörung des zugehörigen Nervs zu einer verminderten Reizleitungsgeschwindigkeit führen und eine Koordinationsstörung der Fußbewegung provozieren.

Femoropatellares Schmerzsyndrom

Ein Genu valgum mit einer Endorotationsstellung verursacht eine laterale Verlagerung der Patella. Begleiterscheinungen können sein: Synoviitis, Entzündungen der Hoffer'schen Fettkörper und Gelenkerguss. Ursächlich muss an die korrespondierenden Strukturen gedacht werden, dazu gehören die Fuß-, Hüftstellung und die Wirbelsäule.

In der klinischen Funktionsdiagnostik ist häufig eine überlastete laterale Linie und eine Hypotonie oder eine exzentrische Hypertonie des M. vastus medialis sichtbar. Ein isoliertes Krafttraining des M. vastus medialis ist in dieser Situation nicht hilfreich, solange die Körperhaltung (Muskeldysbalancen) nicht korrigiert wird und die ursächlichen Störungen nicht behandelt werden.

Übergeordnetes Ziel ist, mögliche unphysiologische Endorotationen im Kniebereich (z.B. beim Absprung zum Korbleger) zu unterbinden, d.h. eine Ilium-anterior-Bewegung zu vermeiden. Diese kann die physiologische Beinachsenstellung stören und die Wirkung des M. rectus femoris beeinträchtigen.

Plica-Syndrom, Meniskopathien

Bei der Laufbewegung und den Absprungbewegungen zum Korbwurf ist während des Basketballspiels insbesondere das Puffersystem des Kniegelenks gefordert. Die Menisken und Plica im Knie bilden eine Art Puffer zwischen den inkongruenten Gelenkflächen des Os femoris und der Tibia. Beide Strukturen (Menisken, Plica) können zu ähnlichen Bewegungseinschränkungen führen, die aber unterschiedlich diagnostiziert und behandelt werden müssen.

Plica-Syndrom

Funktionsweise der Plica. Die Gelenkkapsel ist eine 2-schichtige Struktur: Die äußere Schicht sorgt für die Stabilität, die innere Schicht sorgt hauptsächlich für die Bildung der Synovia. Teilweise verlaufen beide Schichten parallel, teilweise verläuft die äußere Schicht direkt zum Kapselansatz weiter, wobei die innere Schicht den Konturen des Gelenks folgt und hier eine Falte (Plica) bildet. Diese Plica sorgt somit für eine bessere Kongruenz der beiden Gelenkanteile Femur und Tibia.

Durch Reizung der Gelenkkapsel wird der synoviale Kapselanteil manchmal zu einer erhöhten Synoviaproduktion angeregt. Folge ist eine diffuse Schwellung im Gelenk. Bei chronischen Zuständen ist eine häufig irreversible Verdickung der Plica zu erkennen. Diese verdickte Plica sorgt dann für Bewegungseinschränkungen und -blockaden im Kniegelenk.

Funktionelle Diagnose des Plica-Syndroms. Neben den beschriebenen Bewegungstests zur Erfassung der funktionellen myofaszialen Wirkungsketten (▶ S. 26 ff.) bietet sich hier auch der Ödemtest an („tanzende Patella"). Er ist in vielen Fällen positiv. Die Bewegung ist eingeschränkt nach dem Kapselmuster (erst in Flexion, dann in Extension). Im Gehen ist eine Unsicherheit wahrzunehmen, weil die Kongruenz der Kapsel nicht mehr gegeben ist und das periartikuläre Gewebe das Knie nicht mehr optimal stabilisieren kann. Eine Ruhephase führt meist zur Linderung der Beschwerden, bei erneuter Belastung treten sie aber schnell wieder auf.

P Praxistipp

In der osteopathischen Behandlung werden neben dem Kniegelenk insbesondere folgende myofaszialen Wirkungsketten behandelt: oberflächliche Frontal-, Spiral- und Laterallinie.

Darüber hinaus ist Koordinationstraining von großer Bedeutung. Das multifunktionelle myofasziale Zusammenspiel für die Kniegelenksbewegung muss geschult werden, damit es sich in jeder Situation mit minimalem Einsatz stabilisieren kann.

Zusätzlich können in der Praxis Funktionstapes und neurophysiologische, propriozeptive Therapiesohlen eingesetzt werden.

Menisken

Der laterale Meniskus hat neben seinen 2 Befestigungspunkten (ventral und dorsal auf dem Tibiaplateau) eine myofasziale Verbindung zum M. popliteus. Der M. popliteus zieht während der Knieflexion den Meniskus nach dorsal, damit er nicht eingeklemmt wird. Bei der Extension muss der M. popliteus wieder entspannen, damit der laterale Meniskus zurückgleiten und eine Pufferung der Extension sicherstellen kann.

Oft stellt man eine Hypertonie des M. popliteus fest (man beachte insbesondere die myofasziale Verbindung zum M. soleus). Diese Hypertonie stört nicht nur die Extension im Knie, sondern auch die Beweglichkeit des lateralen Meniskus. Der Meniskus subluxiert nach dorsal, was zur Reibung und zu stärkerem Verschleiß des Meniskus führt. In einigen Fällen bildet sich sogar eine Art Ganglion, das oft mit einer Baker-Zyste verwechselt wird. Die Reizung kann auch zu einem Anschwellen in der Kniekehle führen.

Liegt eine Baker-Zyste vor, ist manchmal eine extreme Verspannung im M. popliteus feststellbar. Inwieweit sich diese beiden Störungen gegenseitig beeinflussen, ist nicht bekannt.

P Praxistipp

Bei der Behandlung ist hier differenziert vorzugehen: lokale Detonisierung des Muskels, Drainagetechniken zur Kapselentstauung des Kniegelenks.

Der mediale Meniskus hat 2 wesentliche Befestigungspunkte auf dem Tibiaplateau und eine enge Verbindung mit dem Lig. collaterale mediale. Dadurch ist er weniger beweglich als der laterale Meniskus. Weniger Mobilität bedeutet mehr Verletzungsgefahr. Der mediale Ansatz wird muskulär durch den M. semimembranosus (Pes anserinus profundus) gesteuert. Bei Flexion des Knies wird der mediale Meniskus somit nach mediodorsal aus der Gefahrenzone gezogen, muss aber bei der Extension wieder die Möglichkeit bekommen zurückzugleiten. Bei Verspannung des M. semimembranosus subluxiert der mediale Meniskus nach medial. Dies kann ebenfalls zur Verletzung des Meniskus führen.

Unphysiologische myofasziale Zugkräfte über den M. semimembranosus (enger Bezug auch zur tiefen Frontallinie und oberflächlichen Rückenlinie) können die Laufbewegung stören, weil das Puffersystem im Kniegelenk gestört wird.

P Praxistipp

Nach einer periartikulären Vorbehandlung lässt sich der Meniskus, wenn kein struktureller Schaden vorliegt, gut reponieren. Im Vorfeld oder in der Nachbearbeitung müssen Dysfunktionen in den myofaszialen Wirkungsketten, z. B. die oberflächliche Rückenlinie, behandelt werden.

Bandinstabilität im Kniegelenk, Bandzerrungen

Sie sind häufig die Folge einer Körperdrehung, bei der der Fuß fixiert ist oder aufgrund der Bodenhaftung nicht schnell genug auf die Körperdrehung reagieren kann.

Eine Verletzung der lateralen Bänder verursacht eine Instabilität im Stehen. Die Bänder sind im Verlauf der Flexion zur Extension teils entspannt und teils gespannt. Daher sollte während der Untersuchung auch immer der komplette Bewegungsbogen untersucht werden.

Oft ist eine fasziale Verbindung zu den umliegenden Strukturen verklebt (Adhäsion), was zur Änderung der Zugrichtung und zu Bewegungseinschränkungen führen kann. Vor allem die Verbindung des lateralen Lig. collaterale fibulare zum Tractus iliotibialis ist häufig verfestigt (▶ Abb. 11.4 b, ▶ S. 141). Damit ist ein Teil der Lateral- und Spirallinien weniger beweglich.

P Praxistipp

Wenn keine Bandanrisse bzw. -rupturen vorliegen, sollten insbesondere Verbindungen der Lateral- und Spirallinie kontrolliert und behandelt werden.

Das Lig. collaterale mediale hat eine Verbindung zum medialen Meniskus sowie zum M. semimembranosus. Es gehört somit zur tiefen Frontallinie.

Adduktorenreizung, -zerrung

Hier handelt es sich in vielen Fällen um eine Zerrung einer der Adduktorenmuskeln. Ursachen können sein: ein unkoordinierter Ballkontakt, Beinkontakt mit einem Gegner, Ausrutschen auf nassem Hallenboden (Schweiß). Eine Adduktorenreizung verursacht vermehrt Leistenschmerzen.

Die Zerrung führt zu einen lokalen Hypertonie. Wird diese nicht rechtzeitig behandelt, kommt es zu Dysbalancen in der Muskelfunktion sowie zu Ausweichbewegungen und somit zu weiteren Störungen (z. B. ISG-Blockaden, Knieschmerzen).

Eine Dysbalance der Bauchmuskeln und der vorderen Adduktoren (M. pectineus, M. adductor longus und M. gracilis) kann zu einer Vorspannung und Reizung der Adduktoren führen, eine Zerrung ist dann nicht unwahrscheinlich.

7.1.3 Beteiligung myofaszialer Wirkungsketten

Betrachtet man die beteiligten myofaszialen Ketten, können folgende Kraftwirkungslinien, wenn sie gestört sind, eine Rolle spielen:

- Hüft-Bein-Bewegung: oberflächliche Frontallinie, oberflächliche Rückenlinie
- Körperstabilität: laterale Linien, tiefe frontale Linie
- Rumpf-Arm-Bewegung: Spirallinie, funktionelle Linien, alle Armlinien

Betrachtet man eine bestimmte Sequenz im Bewegungsablauf, so ist das Angriffsspiel des Basketballspielers interessant (▸ **Abb. 7.1**).

Myofasziale Wirkungsketten, die in dieser Bewegungsphase beteiligt sind:

- Spirallinien (▸ **S. 10**)
- oberflächliche Rückenlinie (▸ **S. 7**)
- tiefe Frontallinie (▸ **S. 16**)

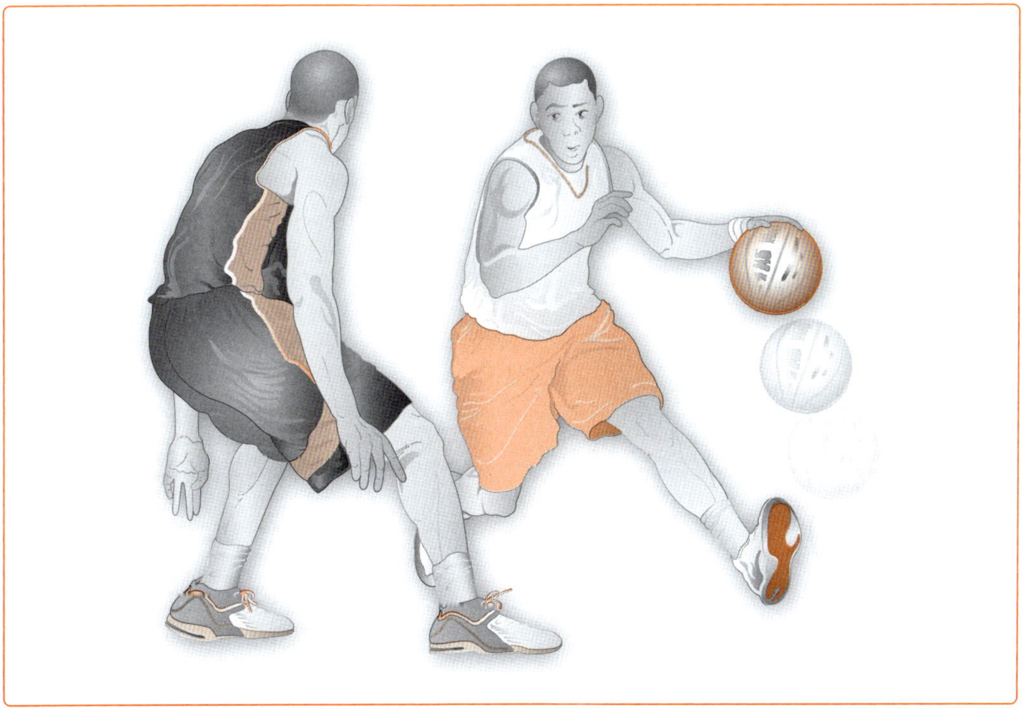

▸ **Abb. 7.1** Basketballer beim Angriffsspiel.

Folgende einschränkende Faktoren für die Wirksamkeit der myofaszialen Wirkungsketten können auftreten:

- **Spirallinien:**
  - Dysfunktion Os occiput
  - Verkürzung M. splenius
  - Dysfunktion C6–Th5
  - Verkürzung M. rhomboideus
  - Adhäsion Schulterblattgleitlager
  - Dysfunktion Os ilium
  - Adhäsion Tractus iliotibialis
  - Dysfunktion Knie
  - Verkürzung M. tibialis anterior
  - Dysfunktion Metatarsale 1
  - Verkürzung M. fibularis longus
  - Dysfunktion Caput fibulae
  - Verkürzung M. biceps femoris
  - Dysfunktion ISG
  - Adhäsion Fascia sacrolumbale
  - verkürzter M. erector spinae
- **oberflächliche Rückenlinie:**
  - verkürzte M. abductor hallucis, M. abductor digiti minimi
  - Adhäsion Fascia plantaris
  - Dysfunktion Os calcaneus
  - verkürzter M. gastrocnemius
  - Dysfunktion Knie
  - verkürzte ischiokrurale Muskulatur
  - Dysfunktion ISG
  - Verkürzung M. erector spinae
  - Adhäsion Fascia sacrolumbale
  - Dysfunktion Okziput
- **tiefe Frontallinie:**
  - Dysfunktion Zehengrundgelenke, unteres Sprunggelenk
  - Verkürzung M. tibialis posterior
  - Adhäsion Band-Kapsel-Apparat Knie
  - Verkürzung Adduktorenmuskelgruppe
  - Dysfunktion Os ilium/Os pubis
  - Adhäsion Diaphragma urogenitale/ M. psoas major
  - Dysfunktion Os coccygis
  - Dysfunktion LWS
  - Adhäsion Diaphragma abdominale
  - myofasziale Dysfunktion Mediastinum/Fascia endothoracica, Lamina praetrachealis
  - Dysfunktion Os hyoideum/Mandibula
  - Verkürzung Mm. scaleni, M. masseter
  - Dysfunktion C2–C7
  - Dysfunktion SSB

Trainingsbelastung und Technikschulung

Leitfragen zur Belastung:

- Wie sind der derzeitige Trainingsumfang und die Trainingsintensität?
- Wann wurde um wie viel gesteigert?
- Welche traumatischen Verletzungen gab es in letzter Zeit?

7.2

Fußball

Fußball gehört zu den Ballsportarten, bei der 2 Mannschaften, bestehend aus jeweils 11 Spielern (10 Feldspieler und 1 Torwart), versuchen, den Spielball in das gegnerische Tor zu bringen. Die Tore sind an den schmalen Seiten des Spielfelds positioniert.

Der Ball wird in der Regel mit dem Fuß gespielt, grundsätzlich auch mit Kopf, Rumpf und Beinen. Arme und Hände dürfen nicht eingesetzt werden. Nur der Torwart darf im eigenen Strafraum auch Hände und Arme einsetzen.

7.2.1 Typische Merkmale der Sportart

Typische Spieltechniken mit dem Ball sind:

- Dribbeln
- Passen
- Ballannahme und -mitnahme
- Schießen
- Kopfball

7.2.2 Typische Überlastungssyndrome

Schmerzregionen

Untere Extremität

- Unterschenkel: Ziehen in der Wade, Stechen vorne am Schienbein
- Knie: Druckschmerz im Knie, teils mit Schwellung
- Hüfte/Leiste: Leistenschmerzen, teils ziehend, medial am Oberschenkel

Wirbelsäule

- LWS: Schmerzen im unteren Lendenbereich

Achillodynie

Eine Ursache der Achillodynie kann der Sportschuh sein (▶ S. 50). Die Stollen unter den Fußballschuhen können sich als Instabilitätsfaktor auf das gesamte Körpergleichgewicht auswirken.

Ein Tritt in die Ferse ist eine weitere mögliche Verletzungsursache. Die Achillessehne wird verletzt, und es kommt zu einer Funktionsstörung der oberflächlichen Rückenlinie.

Oft entstehen schleichende Beschwerden in der Achillessehne durch Reizung der Plantarsehne nach Überlastung. Zunächst treten die Schmerzen am Ende der Belastungsphase auf, später sind Dauerschmerzen keine Ausnahme.

Anatomisch sind die Strukturen der Achillessehne und der Plantarfaszie eng miteinander verbunden, daher entsteht oft eine Kombination der beiden Verletzungen.

Überlastung ist oft eine Folge der muskulären Dysbalance zwischen den verschiedenen Ketten (oberflächliche Rückenlinie, tiefe Frontallinie). Nicht immer ist die oberflächliche Plantarfaszie betroffen, auch das tiefer liegende Lig. plantare kann beteiligt sein (▶ Abb. 11.5, ▶ S. 142).

Shin-splint-, Tibialis-anterior-Syndrom

Beim Fußballspiel wird der Fuß beim Ballkontakt mit der Innenseite stark aktiv proniert, die Lateral- und Spirallinien sind deutlich angespannt. Beim Laufen, aber auch beim Abschuss wird der Unterschenkel stark beansprucht. Die Membrana interossea cruris wird durch die auftretenden Scherkräfte im Unterschenkel ebenfalls belastet.

Bandverletzungen im Knie, Meniskopathien, Plica-Syndrom

Typische Belastungen während des Fußballspiels sind u. a. spontanes Abbremsen und Antreten, plötzlicher Richtungswechsel, schnelles Ballspiel etc. Das exzentrische Training, z. B. des M. quadriceps femoris, ist wichtig für die Verletzungsprophylaxe. Liegt hier ein Defizit vor, kommt es zur Überlastung des Gelenks, seiner Bänder und faszialen Verbindungen.

Sowohl die Menisken als auch die (Kreuz)Bänder stehen unter ständiger Belastung. Die Muskulatur muss diese Belastung abfangen und die Bewegungsenergie physiologisch über die myofaszialen Wirkungsketten weiterleiten. Sind die Menisken beschädigt, können die Dämpfungsfunktion im Kniegelenk und die Bewegungsführung nicht mehr optimal stattfinden: Der M. popliteus und M. semimembranosus werden überfordert. Kommt es zu Mikroverletzungen, so können bei nicht ausreichender Heilung Belastungsschäden entstehen.

Leistenbeschwerden, Adduktorenverletzungen

Leistenbeschwerden und Adduktorenverletzungen sind typische Beschwerdebilder im Fußballsport.

Leistenbeschwerden können neben einer Adduktorenreizung auch durch eine Reizung des M. iliopsoas entstehen. Aber auch tief liegende, teils unter dem Leistenband versteckte Leistenbrüche können dieses Schmerzsyndrom auslösen.

Die Adduktoren bilden mit den querverlaufenden Bauchmuskeln eine Kette, die in der Mitte durch das Os pubis eine knöcherne Verbindung hat. Ein übermäßiges, v. a. konzentrisches Bauchmuskeltraining kann die Fixationsstelle am Os pubis reizen. Es entsteht neben der Insertionstendopathie auch ein Zug an den Adduktorenmuskeln, was wiederum zur Hypertonie dieser Muskelgruppe führen kann.

Eine Überlastung der Adduktoren durch einseitiges Balltraining kann zu den gleichen Symptomen führen. Hier handelt es sich in vielen Fällen um eine Zerrung eines der Adduktoren. Ursachen können sein: falscher Ballkontakt, Beinkontakt mit dem Gegner, Ausrutschen auf glattem Rasen. Dadurch können die physiologischen Züge der myofaszialen Wirkungsketten gestört werden und zu chronischen Verletzungen führen.

Die Adduktorenreizung ist nicht selten begleitet von einer Reizung des Pes anserinus superficialis.

Störungen des M. iliopsoas können auch Folge von viszeralen Störungen sein, z. B. der Niere. Ist die Niere in Dysfunktion kann es zum Hypertonus des M. psoas major kommen. Das kann wiederum Irritationen in der Leistenregion nach sich ziehen.

P Praxistipp

Ist die Niere in Dysfunktion (hier ist eine ärztliche Abklärung akuter Nierenleiden notwendig), sollte die Niere ergänzend osteopathisch behandelt werden. Leistenbrüche müssen differenzialdiagnostisch ausgeschlossen werden.

Beckenverwringung, Upshift-/ Downshift-Dysfunktion

Verletzungen entstehen z. B. durch Hängenbleiben des Fußes, Sturz auf das Gesäß, ins „Leere“ treten. Es sollte aber nicht nur das ISG berücksichtigt werden, sondern auch die umliegende Muskulatur.

Upshift-/Downshift-Dysfunktion

So sieht man bei chronischer Upshift-/Downshift-Dysfunktion oft Dysbalancen der Hüftabduktoren, des M. quadratus lumborum und manchmal selbst des M. latissimus dorsi. Werden diese Verspannungen nicht mitbehandelt, entstehen rezidivierende Schmerzen. Diese Verspannungen können wiederum zu einer funktionellen Blockade im ISG führen.

Beim Sturz auf das Gesäß sollte man nicht nur an das ISG denken, sondern auch an die Ligg. sacrotuberale und sacrospinale sowie an das Steißbein. Die beteiligten myofaszialen Wirkungsketten sind die oberflächliche Rückenlinie, die Spirallinien, die funktionellen Linien und die tiefe Frontallinie.

Ilium anterior/posterior

Häufige ISG-Blockaden sind das Ilium anterior oder Ilium posterior, oft mit einem Outflare/ Inflare oder Inflare/Outflare kombiniert. In den meisten Fällen reagiert das Ilium mit einer Blockade auf die einwirkende Störungen. In der Anamnese wird häufig von vorausgegangenen Beinverletzungen oder Beinfehlstellungen berichtet. Diese Dysfunktionen/Verletzungen fixieren auf Dauer das Ilium bzw. führen später zu Blockaden.

Lumbago/Lumbalgie/Lumboischialgie

Dieses Beschwerdebild kann Folge einer lang anhaltenden Schonhaltung sein, die insbesondere die tiefe Frontallinie, die oberflächliche Rückenlinie und die Spirallinien betrifft. Aber auch primäre Dysfunktionen, wie Beckenverwringung, Meniskopathien, Achillodynien, kommen als Ursache infrage (unter Ausschluss von Diskusprotrusion/-prolaps).

Äußere Bedingungen beim Ausüben der Sportart können ebenfalls Einfluss haben. Vor allem kaltes und nasses Wetter kann einen sog. „Hexenschuss“ begünstigen. In vielen Fällen ist aber nicht Kälte oder Schwitzen das Problem, sondern das mangelnde Warming-up.

> **P Praxistipp**
> Bei Überlastung sollte nur ein leichtes Entspannungstraining durchgeführt werden.

Die Funktion der Fascia thoracolumbalis ist bei diesem Schmerzsyndrom nicht unerheblich (▸ Abb. 11.3, ▸ S. 140). Die LWS ist über einen festen Band-Kapsel-Apparat gesichert. Der M. erector spinae und die tiefen autochthonen Rückenmuskeln stabilisieren die lumbale Wirbelsäule. Die Fascia thoracolumbalis umhüllt diese Strukturen in verschiedenen Ebenen.

Die Fascia thoracolumbalis wird u. a. vom M. gluteus maximus, M. latissimus dorsi, M. transversus abdominis und den Mm. obliqui abdomini stabilisiert. Die genannten Bauchmuskeln setzen wiederum an der Faszie des M. rectus femoris an. Sie wirken zusammen mit der Fascia thoracolumbalis wie ein stabilisierender Gürtel (▸ Abb. 11.2, ▸ S. 139). Die Bauchmuskeln bilden eine indirekte Querverbindung zwischen der oberflächlichen Rückenlinie und der oberflächlichen Frontallinie.

Jede Ungleichmäßigkeit der Steuerungsmuskeln der Fascia thoracolumbalis kann die Funktionalität des M. erector spinae und die kleinen tiefen Rückenmuskeln stören. Diese ermüden und werden hyperton. Besteht die Verspannung länger, kommt es zu einer erhöhten Druckbelastung der Wirbelgelenke. Zusätzlich kann es zur lokalen Gewebeübersäuerung kommen, die die Gleiteigenschaften der faszialen und nervalen Strukturen beeinträchtigen kann.

Der Lumbago ist in vielen Fällen Folge einer Dysfunktion der Rückengürtelmuskulatur. Eine Schwäche der Bauchmuskulatur verursacht einer Störung der Stabilität der Fascia thoracolumbalis. Dies wiederum führt zu einer Instabilität der Wirbelsäule und einem mangelnden Halt der Rückenmuskulatur, sodass die Stabilisation der LWS durch Kompression eingeschränkt wird.

7.2.3 Beteiligung myofaszialer Wirkungsketten

Betrachtet man die beteiligten myofaszialen Ketten, können folgende Kraftwirkungslinien, wenn sie gestört sind, eine Rolle spielen:

- Hüft-Bein-Bewegung: oberflächliche Frontallinie, oberflächliche Rückenlinie

- Körperstabilität: laterale Linien, tiefe frontale Linie
- Rumpf-Arm-Bewegung: Spirallinie, funktionelle Linien, alle Armlinien

Betrachtet man eine bestimmte Sequenz im Bewegungsablauf, so ist die Abschussbewegung interessant (▶ Abb. 7.2).

Myofasziale Wirkungsketten, die in dieser Bewegungsphase beteiligt sind:

- oberflächliche Frontallinie (▶ S. 8)
- Laterallinien (▶ S. 9)
- tiefe Frontallinie (▶ S. 16)

Folgende einschränkende Faktoren für die Wirksamkeit der myofaszialen Wirkungsketten können auftreten:

- **oberflächliche Frontallinie:**
  - Verkürzung Zehenstreckermuskeln, M. tibialis anterior
  - Dysfunktion Knie
  - Verkürzung M. quadriceps
  - Dysfunktion Os ilium/Os pubis

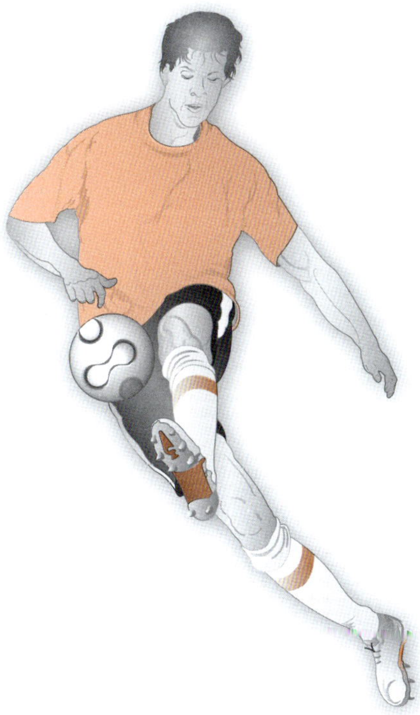

▶ **Abb. 7.2** Fußballer beim Abschuss.

  - Adhäsion M. rectus abdominis, M. pyramidalis
  - Dysfunktion Rippe 5
  - Verkürzung M. sternocleidomastoideus
  - Dysfunktion Os temporale
- **Laterallinien:**
  - Dysfunktion Os metatarsale 1
  - Verkürzung Mm. fibularis longus, brevis
  - Dysfunktion Caput fibulae
  - Adhäsion Tractus iliotibialis
  - Verkürzung Mm. glutei
  - Dysfunktion Os ilium
  - Adhäsion Mm. intercostales interni/externi
  - Dysfunktion Rippe 1 und 2
  - Verkürzung M. sternocleidomastoideus
- **tiefe Frontallinie:**
  - Dysfunktion Zehengrundgelenke, unteres Sprunggelenk
  - Verkürzung M. tibialis posterior
  - Adhäsion Band-Kapsel-Apparat Knie
  - Verkürzung Adduktorenmuskelgruppe
  - Dysfunktion Os ilium/Os pubis
  - Adhäsion Diaphragma urogenitale/ M. psoas major
  - Dysfunktion Os coccygis
  - Dysfunktion LWS
  - Adhäsion Diaphragma abdominale
  - myofasziale Dysfunktion Mediastinum/Fascia endothoracica, Lamina praetrachealis
  - Dysfunktion Os hyoideum/Mandibula
  - Verkürzung Mm. scaleni, M. masseter
  - Dysfunktion C2–C7
  - Dysfunktion SSB

Trainingsbelastung und Technikschulung

Leitfragen zur Belastung:

- Wie sind der derzeitige Trainingsumfang und die Trainingsintensität?
- Wann wurde um wie viel gesteigert?
- Welche traumatischen Verletzungen gab es in letzter Zeit?

Leitfragen Sportgerät – Fußballschuh:

- Wurden die Schuhe gewechselt oder verändert?

7.3

Handball

Handball ist eine Mannschaftssportart, bei der 2 Gruppen aus je 7 Spielern (6 Feldspieler und 1 Torwart) gegeneinander spielen. Ziel im Handballspiel ist, den Ball in das gegnerische Tor zu bringen.

7.3.1 Typische Merkmale der Sportart

Die Feldspieler bewegen den Ball dribbelnd und fangend auf dem Spielfeld. Ohne Ballbewegung darf der Spieler höchstens 3 Schritte machen. Er darf den Ball maximal 3 s halten.

Verschiedene Wurftechniken:

- Schlagwurf: Der Ball wird aus dem Stand geworfen.
- Sprungwurf: Die Wurfbewegung ist mit der Schlagwurfbewegung identisch, wird aber aus dem Sprung heraus ohne Bodenkontakt gespielt.
- Fallwurf: Diese Wurfart wird im Torraum benutzt, um im Fallen möglichst dicht an das Tor zu gelangen. Wird der Wurf frontal ausgeführt, ähnelt er dem Sprungwurf. Der Sportler drängt mit Tempo vorwärts und fällt bäuchlings in den Torraum. In der Luft wird der Ball auf das Tor gespielt.

Das motorische Anforderungsprofil für den Handballspieler ist sehr komplex und umfasst alle Bereiche der motorischen Hauptbeanspruchungsformen: Ausdauer, Kraft, Schnelligkeit, Koordination und Beweglichkeit.

7.3.2 Typische Überlastungssyndrome

Schmerzregionen

Untere Extremität

- Unterschenkel: brennende Schmerzen vorne am Schienbein, ziehende Schmerzen um den Knöchel
- Knie: reibende Schmerzen an der Kniescheibe

Obere Extremität

- Schultergürtel: Bewegungsschmerz an der Schulter
- Hand: Druckschmerz im Handgelenk

Am häufigsten treten Verletzungen an der unteren und oberen Extremität auf.

Shin-splint-, Tibialis-anterior-Syndrom

Überlastung, Überreizung oder Mikrorisse innerhalb der Membrana interossea mit Reizung des N. peroneus profundus werden als Hauptursache angegeben. Die Mm. peroneus longus und brevis sind ebenfalls beteiligt durch eine unphysiologische Belastung an der Insertion.

Vor allem die Laufbelastung mit schnellen Richtungswechseln scheint zu einer Überpronation in der Fußbewegung zu führen und damit eine der Hauptursachen dieser Verletzung zu sein kann.

Pathomechanismus der Übersupination. Bei der Übersupination wird der Unterschenkel biomechanisch in eine Exorotation gezwungen. Dies betrifft sowohl die Tibia als auch die Fibula, da eine Gegenrotation der beiden Knochen stattfindet, bei der sich die Fibula minimal nach distal gegenüber der Tibia verschiebt. Die Membrana interossea wird gedehnt, kommt unter Spannung. Der N. peroneus profundus kann jetzt leicht unter Druck geraten und reizt dann die Extensoren. Die Mm. peronei werden gedehnt und können auf Dauer verkleben. Dasselbe gilt in weniger ausgeprägter Form auch für die Extensoren.

Die Reizung der Membrana interossea und der versorgenden Strukturen führt zu einem tiefen Schmerz, der über die faszialen Verbindungen bei weiterer Belastung auch ventral im Oberschenkel verspürt wird. Der Schmerz wird oft als brennend, krampfartig angegeben.

P Praxistipp

Therapeutisch sind Fußfehlstellungen und Blockaden in den Sprunggelenken zu behandeln. Die Behandlung der Muskulatur und die Mobilisation der Verbindung zwischen Tibia und Fibula darf nicht fehlen, ebensowenig wie die der myofaszialen Verbindungen innerhalb der tiefen Frontallinie.

Pathomechanismus der aktiven Überpronation. Bei der aktiven Überpronation muss v.a. an die Mm. peronei gedacht werden, die einen engen Bezug zu den myofaszialen Spiral- und Laterallinien haben. Der Schmerz wird zumeist als krampfartig angegeben und zieht im Oberschenkel mehr nach lateral oben.

Distorsionen, Dysfunktion Sprunggelenk

Die Distorsion ist oft eine komplexe Verletzung, die sehr schnell chronifiziert. Aus diagnostischer Sicht muss grundsätzlich unterschieden werden zwischen dem oberen und unteren Sprunggelenk und deren spezifischer Bewegungsmöglichkeit/Mobilität:

- Oberes Sprunggelenk: Das strukturelle Gelenk besteht aus dem Talus und der Malleolengabel. Darüber hinaus gehört zum funktionellen Gelenk auch die Syndesmose und das proximale Tibiofibulargelenk.
- Unteres Sprunggelenk: Das strukturelle Gelenk besteht aus Talus, Kalkaneus und Navikulare, das funktionelle Gelenk reicht über die gelenkigen Verbindungen von Kuboideum, Cuneiforme 3 bis zur Metatarsale 3 und 4.

Bei dem Distorsionsgeschehen kann man diese beiden Gelenke funktionell nicht voneinander trennen. Das bedeutet, dass bei einer Distorsion das primäre Verletzungsfeld vom Vorfuß, über die Sprunggelenke bis an das Kniegelenk reicht. Deshalb muss die Behandlung auch hierauf ausgerichtet sein, sowohl periartikulär als auch artikulär.

P Praxistipp

Zu Beginn empfiehlt es sich lokal zu behandeln. Sobald Schmerzlinderung eintritt, kann im weiteren Verlauf der myofaszialen Wirkungsketten ergänzend behandelt werden.

Neben der Überdehnung von Ligamenten, Kapseln und Sehnen (zumeist lateral), treten häufig Kompressionsverletzungen an der medialen Seite des Gelenks auf. Die Kompressionsverletzung führt häufig zu einer dauerhaften statischen Änderung im Gelenk. Diese konstante Störung kann die verschiedenen Ketten negativ beeinflussen.

Ein größeres Problem nach einer Distorsion sind aber nicht die strukturellen Störungen, sondern die neurologischen Folgen. Während der Distorsion wird auch der N. peroneus communis mit seinen beiden Ästen gedehnt. In vielen Fällen, unabhängig von dem Schweregrad der Distorsion, ist der N. peroneus profundus stark geschädigt (Kleinrensink 1997).

Diese scheinbar minimale Schädigung sorgt dafür, dass der Nerv bei der leichtesten folgenden Dehnung mit einer verzögerten Reizleitungsgeschwindigkeit reagiert und somit die Muskeln zu spät aktiviert werden. Eine erneute Distorsion ist vorprogrammiert.

Der N. peroneus communis verläuft um das Caput fibulare. Der N. peroneus superficialis durchbohrt dann die Faszie und innerviert die Mm. peroneus longus und brevis. Der N. peroneus profundus durchbohrt das Septum intermusculare und innerviert die Extensoren. An diesen Durchtrittsstellen kann der Nerv bei Verengung eingeklemmt werden (häufig distal des Caput fibulae). Dadurch wird die Gleitfähigkeit des Nervs in seiner Hülle eingeschränkt. Die geringste Traktion hat jetzt eine wesentlich größere Verletzungsgefahr für den N. peroneus zur Folge.

P Praxistipp

Therapeutisches Ziel ist es, alle Blockaden und Engpassstellen zu lösen sowie das Gleichgewichts- und Koordinationstraining zu forcieren, um eine verbesserte neuromuskuläre Feinabstimmung zu erreichen.

Femoropatellares Schmerzsyndrom

Ein Genu valgum mit einer Endorotationsstellung verursacht eine laterale Verlagerung der Patella. Begleiterscheinungen können sein: Synoviitis, Entzündungen der Hoffer'schen Fettkörper und Gelenkerguss. Ursächlich muss an die korrespondierenden Strukturen gedacht werden, dazu gehören die Fuß-, Hüftstellung und die Wirbelsäule.

Muskeldysbalancen, entstanden durch eine falsche Haltung, sind nicht selten. Kommt es zu einem medialen Abweichen des Knies, entsteht die genannte Schmerzsymptomatik. Diese Beinachsenstellung kann eine Hallux-valgus-Bildung provozieren.

In der klinischen Funktionsdiagnostik fällt eine überlastete laterale Linie und eine Hypotonie oder eine exzentrische Hypertonie des M. vastus medialis auf. Eine isolierte Kräftigung des M. vastus medialis bringt wenig Erfolg, solange nicht an der allgemeinen Haltung und den Ursachen der Störung gearbeitet wird.

Impingement-Syndrom

Osteopathische Dysfunktionen im Schulterbereich treten bei Handballern häufig als Folge von abgeblockten Würfen auf. Es kommt zur Kapselreizung, die einen Störfaktor für die Extensorensorenmuskeln, die das Schultergelenk justieren, darstellt.

Das Impingement-Syndrom ist ein Sammelbegriff für eine Vielzahl an pathologischen Prozessen im subakromialen Raum. Zwischen dem Akromion und dem Humeruskopf existiert ein schmaler Raum, durch den die Sehne des M. supraspinatus verläuft. Dort befindet sich auch die Bursa subacromialis. Das laterale Ende des Akromions kann individuell verschiedene Formen haben – mal abgeflacht, mal mehr nach kaudal abgeknickt. Ist das laterale Ende des Akromions nach kaudal geneigt, haben die Sehne und Bursa weniger Platz und geraten unter Druck oder klemmen sich sogar ein.

Eine weitere auftretende Ursache für ein Impingement-Syndrom ist die Spornbildung an der Akromionspitze oder unter dem Akromiondach. Hier handelt es sich zumeist um eine Ansatzreizung der Rotatorenmanschette. Typische Symptome sind plötzliche Bewegungseinschränkungen des Armes in Anteversion, Elevation und/oder Abduktion. Ein Liegen auf der Schulter ist oft nicht mehr möglich.

In vielen Fällen liegen verschiedene kleinere Ursachen vor, eine alleinige Hauptursache gibt es selten. Dies sind Übertraining, verminderte Regenerationszeiten, unphysiologisches Krafttraining, nicht auskurierte Wettkampfverletzungen etc.

Die klinische Funktionsdiagnostik zeigt in vielen Fällen einen hypertonen M. supraspinatus. Auch die anderen Muskeln der Rotatorenmanschette sind häufig in Mitleidenschaft gezogen. Die Muskeln ziehen den Humeruskopf fester in die Gelenkpfanne, der schmale Durchgang wird so noch weiter verengt. Dadurch wird der Druck auf die Supraspinatussehne und auf die Bursa verstärkt. Fällt der Handballer nun häufiger auf seine Schulter, kann das akute Schmerzsymptome auslösen.

Daneben sind häufig akute Wirbelblockaden in der HWS oder auch im zervikothorakalen Übergang vorhanden.

Über die myofaszialen Wirkungsketten steht die Schulter in Verbindung mit der auf der Gegenseite liegenden Hüfte/unteren Extremität. Nicht selten liegt die Ursache der Schulterproblematik in einem falschen Gangmuster, Dysfunktionen in der Hüfte sowie im oberen und unteren Sprunggelenk.

Rotatorenmanschettensyndrom

Dieses Syndrom steht für verschiedene Pathologien. Wesentliche Fragen sind:

- Welcher Muskel ist betroffen?
- Handelt es sich um eine primäre oder sekundäre Dysfunktion?
- Liegt ein (Sport)Unfall vor?

Trotz verschiedener Auslöser gleichen sich die Beschwerden der Rotatorenmanschette, verlangen aber eine komplett andere Behandlung.

Zur Rotatorenmanschette gehören der M. teres minor, der M. subscapularis, die Mm. infraspinatus und supraspinatus. Die Sehnen dieser Muskeln sind in der Region des eigentlichen Schultergelenks miteinander und mit der Gelenkkapsel verbunden.

Das Lig. coracohumerale umschließt die Sehne des M. supraspinatus und verläuft weiter im M. infraspinatus. Sehnenfasern des M. supraspinatus verlaufen durch den Sulcus bicipitalis zum M. subscapularis, dessen Sehnenfasern zum Teil wiederum unten durch den Sulkus verlaufen und den Boden des Sulkus bilden.

Der M. infraspinatus und M. subscapularis sorgen dafür, dass der Gelenkkopf in der Pfanne zentriert wird. Der M. supraspinatus und M. deltoideus fixieren den Gelenkkopf nach kranial in der Pfanne.

Alle diese Muskeln gehören zu verschiedenen myofaszialen Wirkungsketten und können somit durch verschiedene periphere Dysfunktionen gestört werden. Gemeinsam sorgen alle Muskeln der Rotatorenmanschette für die zentrale Stabilisation des Humeruskopfes in der Gelenkpfanne. Eine Dysbalance der Muskulatur führt also zu einer Verlagerung des Humeruskopfes und somit einer Dysfunktion des Schultergelenks. Dadurch entsteht in den Muskelansätzen eine Dauerbelastung.

Die M. deltoideus, M. teres major, M. latissimus dorsi und M. pectoralis major gehören nicht direkt zur Rotatorenmanschette, stehen aber funktionell in enger Beziehung mit dieser.

Die M. trapezius, M. levator scapulae, Mm. rhomboidei major und minor sowie M. serratus anterior und pectoralis minor fixieren die Skapula am Körper. Liegt hier eine funktionelle Störung vor, wird sich auch die Funktion der Rotatorenmanschette ändern und bei der weit ausholenden Wurfbewegung Beschwerden verursachen.

Dysfunktion Handgelenk, Fingergelenke

Die Griffhaltung am Handball und die Handbewegung beim Wurf beanspruchen sämtliche Strukturen der Hand.

Dysfunktion Discus triangularis

Typische Symptome sind lokale Schmerzen, die öfter über die Ulna nach kranial oder im Handwurzelbereich nach lateral ziehen.

Ein Sturz oder eine Überdehnung des Handgelenks können zu einer Diskopathie führen. Dabei verliert der zwischen den lateralen Handknöcheln und der Ulna liegende Diskus seine stoßdämpfende Funktion.

In einigen Fällen kann es auch zu einer Subluxation des Diskus kommen. Hier ist dann das mit dem Diskus verwachsene Lig. collaterale ulnare betroffen, kleine Rupturen sind möglich. Sowohl das Lig. collaterale ulnare wie folglich auch der Diskus sind ein Teil der tiefen rückwärtigen Armlinie.

Es kommt öfter zu Störungen bis in die Skapula und den zervikothorakalen Übergang, v.a. wenn keine Verletzung vorliegt und die Ursache in einer falschen Grifftechnik beim Halten des Balles zu finden ist.

P Praxistipp

Neben dem Umstellen der Grifftechnik ist mit einem Taping in den meisten Fällen ein guter Erfolg zu erzielen.

Tendovaginitis stenosans de Quervain

Bei der Diskopathie liegt zumeist ein lateraler Schmerz vor (s.o.). Tritt dieser medial auf, so kann eine Tendovaginitis stenosans de Quervain, also eine Sehnenscheidenentzündung der Mm. extensor pollicis longus und brevis, vorliegen.

Die Loge der Daumenextensoren bildet die Verbindung zwischen den Retinacula extensorum und flexorum. Neben der Möglichkeit einer vorliegenden Stoffwechselstörung sind oft beide in Mitleidenschaft gezogen. Grifffehler sind die häufigste Ursache. Ist der Griff unphysiologisch, kommt es zu einer Verkrampfung der Fingerbeugemuskulatur. Vor allem die tiefe frontale Armlinie wird betroffen sein, die u.a. bei Schulterbeschwerden, wie dem Thoracic-outlet-Syndrom, häufig unter Spannung steht.

7.3.3 Beteiligung myofaszialer Wirkungsketten

Betrachtet man die beteiligten myofaszialen Ketten, können folgende Kraftwirkungslinien, wenn sie gestört sind, eine Rolle spielen:

- Hüft-Bein-Bewegung: oberflächliche Frontallinie, oberflächliche Rückenlinie
- Körperstabilität: laterale Linien, tiefe frontale Linie
- Rumpf-Arm-Bewegung: Spirallinie, funktionelle Linien, alle Armlinien

Betrachtet man eine bestimmte Sequenz im Bewegungsablauf, so ist die Ausholbewegung beim Standwurf interessant (▸ **Abb. 7.3**).

Myofasziale Wirkungsketten, die in dieser Bewegungsphase beteiligt sind:

- tiefe Frontallinie (▸ **S. 16**)
- Laterallinien (▸ **S. 9**)
- Spirallinien (▸ **S. 10**)
- oberflächliche frontale Armlinie (▸ **S. 12**)
- tiefe frontale Armlinie (▸ **S. 11**)

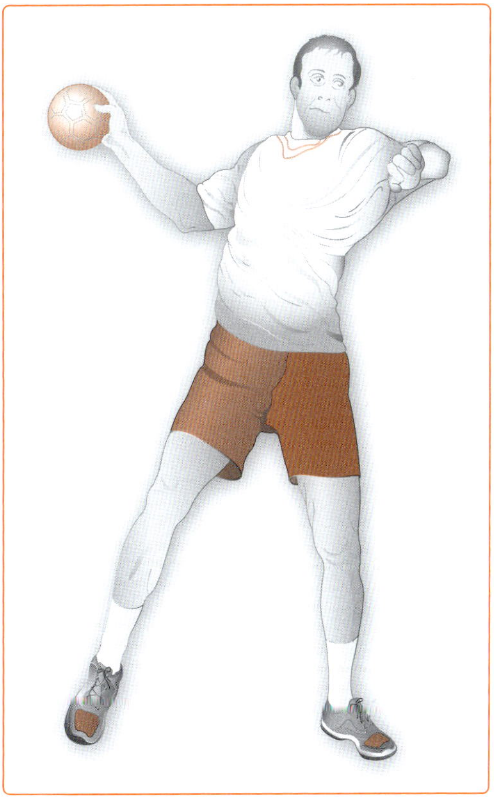

▸ **Abb. 7.3** Handballer beim Standwurf.

Folgende einschränkende Faktoren für die Wirksamkeit der myofaszialen Wirkungsketten können auftreten:

- **tiefe Frontallinie:**
  - Dysfunktion Zehengrundgelenke, unteres Sprunggelenk
  - Verkürzung M. tibialis posterior
  - Adhäsion Band-Kapsel-Apparat Knie
  - Verkürzung Adduktorenmuskelgruppe
  - Dysfunktion Os ilium/Os pubis
  - Adhäsion Diaphragma urogenitale/M. psoas major
  - Dysfunktion Os coccygis
  - Dysfunktion LWS
  - Adhäsion Diaphragma abdominale
  - myofasziale Dysfunktion Mediastinum/Fascia endothoracica, Lamina praetrachealis
  - Dysfunktion Os hyoideum/Mandibula
  - Verkürzung Mm. scaleni, M. masseter
  - Dysfunktion C2–C7
  - Dysfunktion SSB
- **Laterallinien:**
  - Dysfunktion Os metatarsale 1
  - Verkürzung Mm. fibularis longus, brevis
  - Dysfunktion Caput fibulae
  - Adhäsion Tractus iliotibialis
  - Verkürzung Mm. glutei
  - Dysfunktion Os ilium
  - Adhäsion Mm. intercostales interni/externi
  - Dysfunktion Rippe 1 und 2
  - Verkürzung M. sternocleidomastoideus
- **Spirallinien:**
  - Dysfunktion Os occiput
  - Verkürzung M. splenius
  - Dysfunktion C6–Th5
  - Verkürzung M. rhomboideus
  - Adhäsion Schulterblattgleitlager
  - Dysfunktion Os ilium
  - Adhäsion Tractus iliotibialis
  - Dysfunktion Knie
  - Verkürzung M. tibialis anterior
  - Dysfunktion Metatarsale 1
  - Verkürzung M. fibularis longus
  - Dysfunktion Caput fibulae
  - Verkürzung M. biceps femoris
  - Dysfunktion ISG
  - Adhäsion Fascia sacrolumbale
  - verkürzter M. erector spinae
- **oberflächliche frontale Armlinie:**
  - Dysfunktion Klavikula
  - Verkürzung M. pectoralis
  - Dysfunktion Schultergelenk
  - Adhäsion Septum intermusculare brachii mediale
  - Dysfunktion Ellenbogengelenk
  - Verkürzung Fingerbeugemuskulatur
  - Adhäsion Karpaltunnel, Palmaraponeurose
- **tiefe frontale Armlinie:**
  - Dysfunktion Rippe 3–5
  - Adhäsion Fascia clavipectoralis, Verkürzung M. pectoralis minor
  - Dysfunktion Schulterblattgleitlager
  - Verkürzung M. biceps brachii
  - Dysfunktion Ellenbogengelenk
  - Adhäsion Lig. collaterale carpi radiale
  - Dysfunktion Os scaphoideum, Os trapezium, Metakarpale 1

Trainingsbelastung und Technikschulung

Leitfragen zur Belastung:

- Wie sind der derzeitige Trainingsumfang und die Trainingsintensität?
- Wann wurde um wie viel gesteigert?
- Welche traumatischen Verletzungen gab es in letzter Zeit?

7.4 Feldhockey

Feldhockey ist eine Mannschaftssportart, bei der 2 Mannschaften, bestehend aus 11 Spielern, das Ziel verfolgen, den Spielball in das gegnerische Tor zu spielen. Die Tore befinden sich an den schmalen Seiten des Spielfelds. Der Ball darf nur mit der flachen Seite des Hockeyschlägers gespielt werden. Der Torwart darf den Ball im eigenen Schusskreis seines Tores mit dem ganzen Körper abwehren.

7.4.1 Typische Merkmale der Sportart

Das motorische Anforderungsprofil für den Hockeyspieler ist sehr komplex und umfasst alle Bereiche der motorischen Hauptbeanspruchungsformen: Ausdauer, Kraft, Schnelligkeit, Koordination und Beweglichkeit.

7.4.2 Typische Überlastungssyndrome

Schmerzregionen

Untere Extremität

- Fuß: akuter Belastungsschmerz im Insertionsbereich der Achillessehne
- Unterschenkel: Tibiakante: stechend-brennender Schmerz in der Knochenhaut
- Knie: akute Druckschmerzhaftigkeit der Patellaspitze

Wirbelsäule

- LWS: akute, schmerzhafte Bewegungseinschränkung

Obere Extremität

- Ellenbogen: akuter Schmerz am Epicondylus medialis und/oder lateralis
- Handgelenk/Hand: akute Missempfindung beim Halten des Schlägers

Achillodynien, Plantarfasziitis

Beim Hockeyspiel kommt es zu vielfältigen, wechselnden Laufbelastungen (Antreten, Sprinten, Abbremsen, Richtungswechsellauf), die u.a. die Waden- und Fußmuskulatur beanspruchen.

Beschwerden in der Achillessehne, auch kombiniert mit Schmerzen in der Fußsohle, treten schleichend nach einer Überlastung auf: Zunächst kommt es zu Schmerzen am Ende der Belastungsphase, später können Dauerschmerzen entstehen.

Funktionell-anatomisch sind die Strukturen der Plantarfaszie und der Achillessehne eng miteinander verwachsen, daher treten beide Schmerzsyndrome häufig kombiniert auf.

Überlastung ist oft eine Folge der muskulären Dysbalance zwischen den verschiedenen myofaszialen Wirkungsketten. Neben der oberflächlichen Plantarfaszie kann auch das tiefer liegende Lig. plantare beteiligt sein (▶ Abb. 11.5, ▶ S. 142):

- Die fast 2-teilige Plantarfaszie wird medial durch den M. abductor hallucis und lateral durch den M. abductor digiti minimi gesteuert. Somit sind diese 2 kleinen Fußmuskeln im Fußwurzelbereich an der Steuerung der oberflächlichen Rückenlinie beteiligt.
- Das Lig. plantare wird dagegen durch den M. flexor hallucis brevis (medial) und M. flexor digiti minimi brevis (lateral) gesteuert. Diese beiden mehr im Mittelfuß angeordneten Muskeln steuern somit eher die tiefe Frontallinie.
- Die oberflächliche Rückenlinie und tiefe Frontallinie ziehen weiter in die Achillessehne, aber auf verschiedenen Ebenen. Während die oberflächliche Rückenlinie weiter über den M. gastrocnemius bis zum Hinterhaupt verläuft, zieht die tiefe Frontallinie mehr über den M. soleus zum M. popliteus und weiter über den Beckenboden zum Kranium.

Shin-splint-/Tibialis-anterior-Syndrom

Dieses überlastungsbedingte Schmerzsyndrom tritt an der Tibiakante auf. Die Ursachen sind vielfältig. Distorsionen und Blockaden der Sprunggelenke, aber auch die Hypertonie des M. peroneus können in einigen Fällen zu einem Shin-splint-Syndrom führen und das Periost reizen.

Bei Shin-splint-Beschwerden muss unterschieden werden zwischen dem Überlastungssyndrom der Mm. peronei longus und brevis (aktive Überpronation) und einer Übermüdung der Strukturen.

Femoropatellares Schmerzsyndrom

Beim Hockeysport befinden sich die Kniegelenke durch die intensive Laufarbeit und durch Bewegungsabläufe beim Abschlagen/Zuspiel häufig in einer Beugestellung. Das führt zu starken Traktionskräften auf die Tuberositas tibiae. Die Folge können Insertionstendopathien des Lig. patellae sein. Muskuläre Dysbalancen können die Beinachsenstellung und Kniebewegungen negativ beeinflussen.

Ursächlich muss an die korrespondierenden Strukturen gedacht werden, dazu gehören die Fuß-, Hüftstellung und die Wirbelsäule.

In der klinischen Funktionsdiagnostik findet sich nicht selten eine überlastete laterale Linie, gepaart mit einem abgeschwächten oder verkürzten M. vastus medialis.

M.-piriformis-Syndrom

Hierunter versteht man die Reizung des N. ischiadicus durch Hypertonie des M. piriformis, wobei zumeist nur seine Abzweigung, der N. gluteus inferior, betroffen ist. In den meisten Fällen kommt es zu sensiblen Störungen. Gelegentlich liegt eine leichte Schwäche des M. gluteus maximus, der durch den Nerv innerviert wird, vor. Dies äußert sich v.a. in koordinativen Schwierigkeiten. Die Schmerzen ziehen in das Gesäß, nicht selten aber auch dorsal in den Oberschenkel oder auch in die

Hüftgelenksregion. Die Dehnung (Endorotation, Adduktion) und Anspannung (v.a. Exorotation) des M. piriformis verstärkt die Symptomatik.

P Praxistipp

Typischerweise klagt der Patient über Schwierigkeiten bei längerem Treppen steigen. Im Muskeltest ist ein häufiges, direkt hintereinander erfolgendes aktives Anspannen und Entspannen des Muskels ggf. problematisch. Ist der Muskeltonus im M. gluteus maximus reduziert, kann die quere Glutealfalte zum Oberschenkel etwas nach kaudal verlagert sein. Hier ist differenzialdiagnostisch eine anatomische oder funktionelle Beinlängendifferenz auszuschließen.

Zu beachten ist, dass der M. piriformis selbst auch durch den N. ischiadicus innerviert wird. Eine Reizung des N. ischiadicus kann somit zur Irritation bzw. zum erhöhten Muskeltonus des M. piriformis führen, der wiederum den Nerv einengt und reizt. Es entsteht ein Teufelskreis. Neben der Dehnung des Muskels sollte die Haltung sehr genau kontrolliert werden. Daneben liegt häufig eine Rotationsfehlstellung mit zugehörender Beckenverwringung vor.

Lumbago/Lumbalgie/Lumboischialgie

Im Hockeysport wird besonders der lumbale Bereich der Wirbelsäule belastet. In der Abwehrsituation ist der Hockeyspieler vermehrt in einer nach vorne gebeugten Position (kyphotische Haltung). Ein reaktiver Hartspann der Rückenstreckermuskulatur kann zu Bewegungseinschränkungen führen. Die dorsale Rückenlinie wird überlastet und kann Dysfunktionen im ISG nach sich ziehen.

Rotationsbewegungen in der LWS beim Abschlag können durch die verkrampften Muskelstrukturen zu akuten Blockaden der Facettengelenke in der tiefen LWS führen. Ein verkürzter M. psoas major kann die Gefahr einer Lumbalgie forcieren, weil durch diese muskuläre Dysbalance die tiefe Frontallinie beeinflusst wird.

Karpaltunnelsyndrom, Missempfindungen in der Hand

Das Karpaltunnelsyndrom kann als Teil des Thoracic-outlet-Syndroms gesehen werden. Das Thoracic-outlet-Syndrom zeichnet sich durch Engpassstellen im zervikothorakalen Übergang aus, die die nervale Versorgung des Armes irritieren können.

Darüber hinaus gibt es im Handgelenksbereich Dysfunktionen, die ebenfalls Missempfindungen und Schmerzsyndrome in der Hand auslösen können. Häufig sind die gelenkigen Verbindungen zu den benachbarten Handwurzelknochen um das Os lunatum in Mitleidenschaft gezogen und können den N. medianus irritieren.

In einigen Fällen kann es auch durch eine fehlerhafte Schlägerhaltung zu einer Subluxation des Discus triangularis kommen. Hier ist dann das mit dem Diskus verwachsene Lig. collaterale ulnare betroffen, kleine Rupturen sind möglich. Sowohl das Lig. collaterale ulnare wie folglich auch der Diskus sind ein Teil der tiefen rückwärtigen Armlinie. Dadurch können unphysiologische myofasziale Züge bis in die Skapula und den zervikothorakalen Übergang auftreten.

P Praxistipp

Wenn keine Verletzung vorliegt und die Ursache in einem falschen Griff und somit einer falschen Technik zu finden ist, sollte neben dem Umstellen der Grifftechnik die tiefe rückwärtige Armlinie behandelt werden. Sind die Muskeln für die Flexionsbewegung der Finger beeinträchtigt, ist v.a. die tiefe frontale Armlinie betroffen, die bei Schulterbeschwerden (z.B. beim Thoracic-outlet-Syndrom) oft unter Spannung steht. Aus therapeutischer Sicht ist neben der Behandlung der tiefen frontalen Armlinie auch eine Behandlung des Ellenbogengelenks in allen Gelenkbereichen notwendig.

7.4.3 Beteiligung myofaszialer Wirkungsketten

Betrachtet man die beteiligten myofaszialen Ketten, können folgende Kraftwirkungslinien, wenn sie gestört sind, eine Rolle spielen:

- Hüft-Bein-Bewegung: oberflächliche Frontallinie, oberflächliche Rückenlinie
- Körperstabilität: laterale Linien, tiefe frontale Linie
- Rumpf-Arm-Bewegung: Spirallinie, funktionelle Linien, alle Armlinien

Betrachtet man eine bestimmte Sequenz im Bewegungsablauf, so ist die Abschlagbewegung interessant (▶ Abb. 7.4).

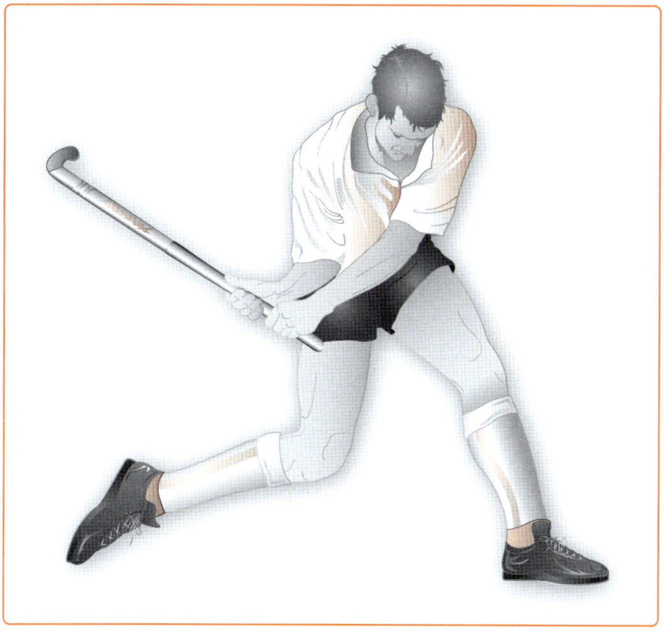

▶ **Abb. 7.4** Hockeyspieler beim Abspiel.

Myofasziale Wirkungsketten, die in dieser Bewegungsphase beteiligt sind:

- tiefe rückwärtige Armlinie (▶ S. 13)
- oberflächliche frontale Armlinie (▶ S. 12)
- oberflächliche Rückenlinie (▶ S. 7)

Folgende einschränkende Faktoren für die Wirksamkeit der myofaszialen Wirkungsketten können auftreten:

- **tiefe rückwärtige Armlinie:**
  - Dysfunktion C1–C4, C7–Th3
  - Verkürzung M. levator scapulae, Mm. rhomboidei
  - Dysfunktion Schulterblattgleitlager
  - Verkürzung M. supraspinatus, Rotatorenmanschette
  - Dysfunktion Schultergelenk
  - Verkürzung M. triceps brachii
  - Dysfunktion Ellenbogengelenk
  - Adhäsion Membrana interossea/Periost
  - Dysfunktion Handgelenk/Handwurzelknochen
- **oberflächliche frontale Armlinie:**
  - Dysfunktion Klavikula
  - Verkürzung M. pectoralis
  - Dysfunktion Schultergelenk
  - Adhäsion Septum intermusculare brachii mediale
  - Dysfunktion Ellenbogengelenk
  - Verkürzung Fingerbeugemuskulatur
  - Adhäsion Karpaltunnel, Palmaraponeurose
- **oberflächliche Rückenlinie:**
  - verkürzte M. abductor hallucis, M. abductor digiti minimi
  - Adhäsion Fascia plantaris
  - Dysfunktion Os calcaneus
  - verkürzter M. gastrocnemius
  - Dysfunktion Knie
  - verkürzte ischiokrurale Muskulatur
  - Dysfunktion ISG
  - Verkürzung M. erector spinae
  - Adhäsion Fascia sacrolumbale
  - Dysfunktion Okziput

Trainingsbelastung und Technikschulung

Leitfragen zur Belastung:

- Wie sind der derzeitige Trainingsumfang und die Trainingsintensität?
- Wann wurde um wie viel gesteigert?
- Welche traumatischen Verletzungen gab es in letzter Zeit?

Leitfragen Sportgerät – Hockeyschläger:

- Gab es Veränderungen am Schläger?
- Welchen Griffumfang hat der Schläger?
- Wurde die Grifftechnik modifiziert?

8 Spielsportarten ohne gegnerischen Körperkontakt

Die Spielsportarten gehören zu den gemischtmotorischen Sportarten. Das bedeutet, es werden die klassischen motorischen Hauptbeanspruchungsformen Ausdauer, Kraft, Schnelligkeit, Koordination und Beweglichkeit in diesen Sportarten integriert.

Der Bereich der Koordination ist bei den Spielsportarten bedeutend, insbesondere die Verbindung zum Spielpartner bzw. Gegenspieler. Das Anforderungsprofil an den Sportler ist komplex, es geht im Detail um Orientierungsfähigkeit (z. B. genaues Zuspiel), Kopplungsfähigkeit (z. B. Sprung und Zuspiel), Differenzierungsfähigkeit (z. B. hoher oder flacher Pass), Reaktionsfähigkeit (auf plötzliche gegnerische Abwehr), Umstellungsfähigkeit (veränderte Spielsituation und damit veränderte Spieltechnik, z. B. statt Angriffschlag ein Überspielen der gegnerischen Abwehr).

8.1

Badminton

Das Badmintonspiel ist eine Rückschlagspielart, bei der 2 Einzelspieler (oder im Doppel 2 × 2 Spieler) mit einem bestimmten Schläger (Racket) den Federball (Shuttle) über ein Netz spielen. Ziel des Spiels ist es, den Shuttle immer wieder in das gegnerische Feld zu bringen, bis der Gegenspieler einen Fehler macht und der Shuttle nicht regelgerecht zurückgespielt werden kann.

Das Badmintonspiel fordert den Spieler in allen motorischen Hauptbeanspruchungsformen, insbesondere in Schnelligkeit, Schnellkraft, Beweglichkeit und Koordination (besonders Reaktionsvermögen).

Die Ausdauerbelastung entspricht der intensiven Intervallausdauer, bei der maximale Herzfrequenzen erreicht werden und die Energiebereitstellung vorwiegend anaerob erfolgt.

8.1.1 Typische Merkmale der Sportart

Es gibt folgende Schlagarten:

- Aufschlag: Eine typische Variante ist der Vorhandaufschlag über Kopf.
- Clear: Dieser Schlag reicht bis zur Grundlinie, er wird hoch und weit gespielt.
- Drive: ein knapp über das Netz geschlagener Ball, schnell und flach
- Smash: ein geradliniger Schmetterschlag, hart und steil nach unten geschlagen
- Drop: ein kurz hinter das Netz gespielter Ball (Stoppball)

Die Laufintensität ist beim Badminton sehr hoch, weil das gesamte Spielfeld kontrolliert werden muss. Zur Lauftechnik gehören Schrittformen, wie der Ausfallschritt, Stemmschritt und Sprung (beidbeinig).

8.1.2 Typische Überlastungssyndrome

Schmerzregionen

Untere Extremität

- Unterschenkel: brennende Schmerzen am Schienbein, ziehende Schmerzen um den Knöchel oder an der Achillessehne
- Knie: Druckschmerz hinter der Kniescheibe

Obere Extremität

- Schultergürtel: Bewegungsschmerz im Schultergelenk
- Ellenbogen: Stechen im Ellenbogengelenk

Achillodynie

Beim Badminton entstehen während des Spiels starke Laufbelastungen durch Abstoppen, Richtungswechsel, Antreten und Sprungbewegungen. Das fordert die gesamte Beinmuskulatur, insbesondere die Wadenmuskulatur. Muskuläre Dysbalancen können die Waden- und Fußmuskulatur irritieren und bei starken Beanspruchungen überlasten.

Sehr oft entstehen Beschwerden an der Achillessehne schleichend nach einer Überlastung, später kann es zu Dauerschmerzen kommen.

Überlastung ist oft eine Folge der muskulären Dysbalance zwischen den verschiedenen myofaszialen Wirkungsketten. Neben der oberflächlichen Plantarfaszie kann auch das tiefer liegende Lig. plantare beteiligt sein (▶ Abb. 11.5, ▶ S. 142):

- Die fast 2-teilige Plantarfaszie wird medial durch den M. abductor hallucis und lateral durch den M. abductor digiti minimi gesteuert. Somit sind diese 2 kleinen Fußmuskeln im Fußwurzelbereich an der Steuerung der oberflächlichen Rückenlinie beteiligt.
- Das Lig. plantare wird dagegen durch den M. flexor hallucis brevis (medial) und M. flexor digiti minimi brevis (lateral) gesteuert. Diese beiden mehr im Mittelfuß angeordneten Muskeln steuern somit eher die tiefe Frontallinie.
- Die oberflächliche Rückenlinie und tiefe Frontallinie ziehen weiter in die Achillessehne, aber auf verschiedenen Ebenen. Während die oberflächliche Rückenlinie weiter über den M. gastrocnemius bis zum Hinterhaupt verläuft, zieht die tiefe Frontallinie mehr über den M. soleus zum M. popliteus und weiter über den Beckenboden zum Os parietale.

Shin-splint-, Tibialis-anterior-Syndrom

Überlastung, Überreizung oder Mikrorisse innerhalb der Membrana interossea mit Reizung des N. peroneus profundus werden als Hauptursache angegeben. Die Mm. peroneus longus und brevis sind ebenfalls beteiligt durch eine unphysiologische Belastung an der Insertion.

Eine Laufbelastung mit schnellen Richtungswechseln scheint zu einer Überpronation in der Fußbewegung zu führen und damit eine der Hauptursachen dieser Verletzung zu sein.

Pathomechanismus der Übersupination. Bei der Übersupination wird der Unterschenkel biomechanisch in eine Exorotation gezwungen. Dies betrifft sowohl die Tibia als auch die Fibula, da eine Gegenrotation der beiden Knochen stattfindet, bei der sich die Fibula minimal nach distal gegenüber der Tibia verschiebt. Die Membrana interossea wird gedehnt, kommt unter Spannung. Der N. peroneus profundus kann jetzt leicht unter Druck geraten und reizt dann die Extensoren. Die Mm. peronei werden gedehnt und können auf Dauer verkleben. Dasselbe gilt in weniger ausgeprägter Form auch für die Extensoren.

Die Reizung der Membrana interossea und der versorgenden Strukturen führt zu einem tiefen Schmerz, der über die faszialen Verbindungen bei weiterer Belastung auch ventral im Oberschenkel verspürt wird. Der Schmerz wird oft als brennend, krampfartig angegeben.

> **P Praxistipp**
> Therapeutisch sind Fußfehlstellungen und Blockaden in den Sprunggelenken zu behandeln. Die Behandlung der Muskulatur und die Mobilisation der Verbindung zwischen Tibia und Fibula darf nicht fehlen, ebensowenig wie die der myofaszialen Verbindungen innerhalb der tiefen Frontallinie.

Pathomechanismus der aktiven Überpronation. Bei der aktiven Überpronation muss v. a. an die Mm. peronei gedacht werden, die einen engen Bezug zu den myofaszialen Spiral- und Laterallinien haben. Der Schmerz wird zumeist als krampfartig angegeben und zieht im Oberschenkel mehr nach lateral oben.

> **P Praxistipp**
> Therapeutisch müssen primär die betroffenen Ketten behandelt werden, mit den Verspannungen, Fixationen etc.

Dysfunktionen Sprunggelenk

Die anspruchsvolle Koordination von Lauf- und Schlagbewegung beim Badminton kann zur Überbelastung des Sprunggelenks führen.

Die Distorsion verursacht sehr oft eine leichte Verzögerung der Reizgeschwindigkeitsleitung im N. peroneus. Das Abrollen des Fußes wird gestört. Der Stemmschritt vor dem eigentlichen Smash-Schlag kann in seiner Feinkoordination gehemmt sein. Das kostet mehr Bewegungskraft und bei Wiederholung der Bewegung tritt eine schnellere Ermüdung auf (Fehlerquelle für weitere Koordinationsstörungen).

Nicht nur rezidivierende Distorsionen können die Folge sein, sondern mögliche Schonhaltungen und kompensatorische Haltungsmuster, die die gesamte Körperstatik betreffen, können z. B. Schulterbeschwerden hervorrufen. Der Schultergürtel ist extrem wichtig für das körperliche Gleichgewicht während der gesamten Bewegung (besonders bei der Schlagbewegung).

Eine Wechselwirkung zwischen Fuß- und Schulterbeschwerden ist durch die gestörten Zugkräfte über die myofaszialen Wirkungsketten nicht selten.

Femoropatellares Schmerzsyndrom, Patellaspitzensyndrom (jumper's knee)

Die entzündliche Reizung der Patellasehne am unteren Pol der Kniescheibe geht häufig mit einer Periostreizung einher. Der M. rectus femoris wird nicht nur beim Absprung stark gefordert, v.a. die Landung ist eine extreme Belastung für die Sehne. Er muss eine enorme konzentrische (Absprung) und anschließend noch höhere exzentrische (Landung) Zugkraft bewältigen. Das muss koordinativ genau mit dem restlichen Körper abgestimmt sein, sonst kommt es zur lokalen Überbelastung. Aber auch Fehlbelastungen durch Fehlhaltungen in Hüfte, Knie, Sprung- oder Fußgelenken sind möglich.

Besonders bei dieser intensiven Sprungbelastung kann es in der Pubertät möglicherweise zum Morbus Schlatter kommen. Nach Abheilen dieser Stoffwechselstörung an der Tuberositas tibiae kann im Röntgenbild häufig eine knöcherne Verdickung festgestellt werden. Es entsteht eine andere Zugrichtung am Lig. patellae und somit auch an der Patella und ihrer Steuerungsmuskulatur. Bei Belastung kann das zu einem jumper's knee mit starken Schmerzen an der Kniescheibenspitze führen.

Rotatorenmanschettensyndrom

Dieses Syndrom kommt durch die vielfältigen Schlagbewegungen im Badminton nicht selten vor und steht für verschiedene Pathologien. Wesentliche Fragen sind:

- Welcher Muskel ist betroffen?
- Handelt es sich um eine primäre oder sekundäre Dysfunktion?
- Liegt ein (Sport)Unfall vor?

Zur Rotatorenmanschette gehören der M. teres minor, der M. subscapularis, die Mm. infraspinatus und supraspinatus. Die Sehnen dieser Muskeln sind in der Region des eigentlichen Schultergelenks miteinander und mit der Gelenkkapsel verbunden.

Das Lig. coracohumerale umschließt die Sehne des M. supraspinatus und verläuft weiter im M. infraspinatus. Sehnenfasern des M. supraspinatus verlaufen durch den Sulcus bicipitalis zum M. subscapularis, dessen Sehnenfasern zum Teil wiederum unten durch den Sulkus verlaufen und den Boden des Sulkus bilden.

Der M. infraspinatus und M. subscapularis sorgen dafür, dass der Gelenkkopf in der Pfanne zentriert wird. Der M. supraspinatus und M. deltoideus fixieren den Gelenkkopf nach kranial in der Pfanne.

Alle diese Muskeln gehören zu verschiedenen myofaszialen Wirkungsketten und können somit durch verschiedene periphere Dysfunktionen gestört werden. Gemeinsam sorgen alle Muskeln der Rotatorenmanschette für die zentrale Stabilisation des Humeruskopfes in der Gelenkpfanne. Eine Dysbalance der Muskulatur führt also zu einer Verlagerung des Humeruskopfes und somit einer Dysfunktion des Schultergelenks. Dadurch entsteht in den Muskelansätzen eine Dauerbelastung.

Die M. deltoideus, M. teres major, M. latissimus dorsi und M. pectoralis major gehören nicht direkt zur Rotatorenmanschette, stehen aber funktionell in enger Beziehung mit dieser.

Die M. trapezius, M. levator scapulae, Mm. rhomboidei major und minor sowie M. serratus anterior und pectoralis minor fixieren die Skapula am Körper. Liegt hier eine funktionelle Störung vor, wird sich auch die Funktion der Rotatorenmanschette ändern und bei der weit ausholenden Schlagarmbewegung Beschwerden verursachen.

Epikondylitis, Tennisarm, Golferarm

Die Schlagarmbewegung ist nicht nur das Ergebnis einer koordinierten Bewegung zwischen Oberkörper und Becken/Beinen, sondern auch die Armbewegung selbst muss optimal koordiniert werden.

Der Arm wird in der Ausholbewegung fast maximal gestreckt und holt die Kraft zum Schlag aus der Schulter und der gebündelten Körperspannung. Die kleinste Instabilität im Schultergürtel bedeutet eine unphysiologische Belastung für den Arm (▸ **Abb. 11.4 a**, ▸ **S. 140**). Das Anspannen der Muskulatur führt zu einer Streckung des Ellbogen- und Handgelenks, wobei die Hand den Schläger halten muss. Es ist also eine sehr intensive und fein abgestimmte Zusammenarbeit zwischen der dorsalen und ventralen Armmuskelkette notwendig.

Das ist auch der Grund, warum beim Badminton neben einer Epicondylitis lateralis/medialis zusätzlich Probleme im zervikothorakalen Übergang und/oder der Schulterregion und im Handgelenk auftreten können. Die Therapie besteht daher aus Behandlungstechniken für den gesamten Arm, die HWS und BWS.

Betrachtet man die myofaszialen Wirkungsketten, so sind die Extensoren Teil der oberflächlichen rückwärtigen Armlinie (▸ S. 14). Da diese Linie der Gegenspieler der oberflächlichen frontalen Armlinie ist, liegt hier ein sehr sensibles, v. a. durch die Stabilität der Schulter gesteuertes Gleichgewicht vor.

Exkurs

Badmintonschläger

Der Badmintonschläger muss zum Leistungsstand des Spielers passen. Ist der Spieler in seiner Spieltechnik noch nicht sehr routiniert, verzeiht ein harter Rahmen des Schlägers keinen Fehler. Das bedeutet, der Spieler kann zwar eine deutlichere Härte in den Schlag bringen, spielt er ihn aber ungenau, landet der Ball im Aus. Bei einem ungenauen Schlag verursacht genau das eine starke unphysiologische Kraftübertragung auf den Arm bzw. das Ellenbogengelenk. Dies kann die Entwicklung eines Tennisarmes begünstigen.

1. **Rahmen:**
   Vor allem die Rahmenhärte ist für die Präzision und Ballkontrolle entscheidend. Kann der Spieler mit hoher Präzision spielen, dann sollte der Schläger einen harten Rahmen besitzen. Ein weicherer Rahmen verliert zwar etwas in der Genauigkeit, dafür wird ein technisch nicht perfekter Schlag nicht durch Misslingen bestraft.
2. **Bespannung:**
   Das Spielgefühl für den Ball wird über den Saitendurchmesser und die Besaitungshärte bestimmt. Es stellt sich die gleiche Frage wie beim Schlägerrahmen: Soll mehr auf Kontrolle oder mehr in Richtung Geschwindigkeit und Kraft gespielt werden? Hier muss der Spieler abwägen und einen Kompromiss finden, denn beide Eigenschaften lassen sich nicht gleichzeitig maximal umsetzen.

Anfänger sollten daher mit einem weicheren Schläger und weicherer Bespannung zu spielen beginnen, um Verletzungsgefahren zu verringern und um schnell in ein effektives Spiel zu gelangen. Erfahrene Spieler mit einer guten Schlagtechnik können auf härtere Schläger und festere Bespannung umsteigen, was die Genauigkeit des Schlags erhöht.

Der Sportler sollte sich beim Umstieg auf einen neuen Schläger unbedingt mit seinem Trainer beraten, um Verletzungsgefahren zu minimieren und das Techniktraining darauf abzustimmen.

8.1.3 Beteiligung myofaszialer Wirkungsketten

Betrachtet man die beteiligten myofaszialen Ketten, können folgende Kraftwirkungslinien, wenn sie gestört sind, eine Rolle spielen:

- Hüft-Bein-Bewegung: oberflächliche Frontallinie, oberflächliche Rückenlinie
- Körperstabilität: laterale Linien, tiefe frontale Linie
- Rumpf-Arm-Bewegung: Spirallinie, funktionelle Linien, alle Armlinien

Betrachtet man eine bestimmte Sequenz im Bewegungsablauf, so ist die Ausfallschrittbewegung beim tiefen Spielball interessant (▸ Abb. 8.1).

Myofasziale Wirkungsketten, die in dieser Bewegungsphase beteiligt sind:

- funktionelle Rückenlinie (▸ S. 15)
- Spirallinien (▸ S. 10)
- oberflächliche Frontallinie (▸ S. 8)
- oberflächliche Rückenlinie (▸ S. 7)
- tiefe Frontallinie (▸ S. 16)

Folgende einschränkende Faktoren für die Wirksamkeit der myofaszialen Wirkungsketten können auftreten:

- **funktionelle Rückenlinie:**
  - Dysfunktion Schultergelenk
  - Adhäsion Fascia thoracolumbalis
  - Dysfunktion Os sacrum
  - Adhäsion M. vastus lateralis
  - Dysfunktion Knie
  - Adhäsion anteriores Kompartment Unterschenkel
  - Dysfunktion Os cuneiforme mediale

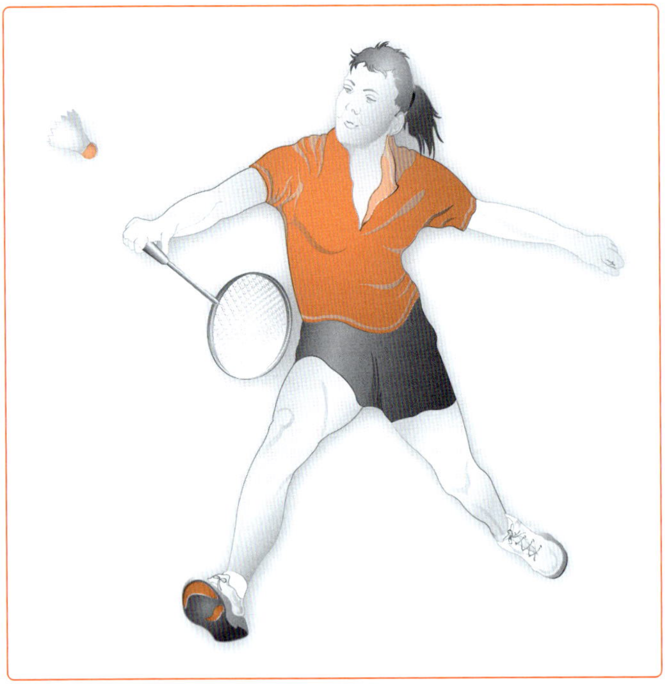

▸ **Abb. 8.1** Badmintonspieler mit Ausfallschrittbewegung.

- **Spirallinien:**
  - Dysfunktion Os occiput
  - Verkürzung M. splenius
  - Dysfunktion C6–Th5
  - Verkürzung M. rhomboideus
  - Adhäsion Schulterblattgleitlager
  - Dysfunktion Os ilium
  - Adhäsion Tractus iliotibialis
  - Dysfunktion Knie
- **oberflächliche Frontallinie:**
  - Verkürzung Zehenstreckermuskeln, M. tibialis anterior
  - Dysfunktion Knie
  - Verkürzung M. quadriceps
  - Dysfunktion Os ilium/Os pubis
  - Adhäsion M. rectus abdominis, M. pyramidalis
  - Dysfunktion Rippe 5
  - Verkürzung M. sternocleidomastoideus
  - Dysfunktion Os temporale
- **oberflächliche Rückenlinie:**
  - verkürzte M. abductor hallucis, M. abductor digiti minimi
  - Adhäsion Fascia plantaris
  - Dysfunktion Os calcaneus
  - verkürzter M. gastrocnemius
  - Dysfunktion Knie
  - verkürzte ischiokrurale Muskulatur
  - Dysfunktion ISG
  - Verkürzung M. erector spinae
  - Adhäsion Fascia sacrolumbale
  - Dysfunktion Okziput
- **tiefe Frontallinie:**
  - Dysfunktion Zehengrundgelenke, unteres Sprunggelenk
  - Verkürzung M. tibialis posterior
  - Adhäsion Band-Kapsel-Apparat Knie
  - Verkürzung Adduktorenmuskelgruppe
  - Dysfunktion Os ilium/Os pubis
  - Adhäsion Diaphragma urogenitale/M. psoas major
  - Dysfunktion Os coccygis
  - Dysfunktion LWS
  - Adhäsion Diaphragma abdominale
  - myofasziale Dysfunktion Mediastinum/Fascia endothoracica, Lamina praetrachealis
  - Dysfunktion Os hyoideum/Mandibula
  - Verkürzung Mm. scaleni, M. masseter
  - Dysfunktion C2–C7
  - Dysfunktion SSB

Trainingsbelastung und Technikschulung

Leitfragen zur Belastung:

- Wie sind der derzeitige Trainingsumfang und die Trainingsintensität?
- Wann wurde um wie viel gesteigert?
- Welche traumatischen Verletzungen gab es in letzter Zeit?

Leitfragen Sportgerät – Badmintonschläger:

- Gab es eine Veränderung der Grifftechnik?
- Wurde die Griffgröße verändert?
- Hat sich die Bespannung verändert?
- Wurde das Schlägermaterial verändert (Elastizität, Härte)?

8.2 Tennis

Das Tennisspiel ist eine Rückschlagspielart, bei der 2 Einzelspieler (oder im Doppel 2×2 Spieler) mit einem speziellen Tennisschläger den Tennisball über ein Netz spielen. Ziel des Spiels ist es, den Tennisball immer wieder in das gegnerische Feld zu bringen, bis der Gegenspieler einen Fehler macht und der Ball nicht regelgerecht zurückgespielt werden kann.

Das Tennisspiel fordert den Spieler in allen motorischen Hauptbeanspruchungsformen, insbesondere in Schnelligkeit, Schnellkraft, Beweglichkeit und Koordination (besonders Reaktionsvermögen).

Die Ausdauerbelastung entspricht der intensiven Intervallausdauer, bei der maximale Herzfrequenzen erreicht werden und die Energiebereitstellung vorwiegend anaerob erfolgt.

8.2.1 Typische Merkmale der Sportart

Es gibt folgende Schlagarten:

- Vorhand: Der Ball wird mit der zur Handfläche zeigenden Schlägerseite getroffen.
- Rückhand: Der Ball wird mit der zum Handrücken zeigenden Schlägerseite getroffen.
- Aufschlag: Der hochgeworfene Ball wird über dem Kopf (teils aus dem Sprung) mit der Vorhand schnell und kräftig in das gegenüberliegende Feld geschlagen.
- Schmetterschlag: Dies ist ein kräftiger Angriffsschlag, der über dem Kopf gespielt wird.
- Passierschlag: seitliches Vorbeispielen des am Netz stehenden Gegenspielers
- Lob: Dies ist ein hoch und weit gespielter Ball, um den Gegner zu überspielen.
- Stoppball: Der Ball wird knapp hinter die Netzkante gespielt.

8.2.2 Typische Überlastungssyndrome

Schmerzregionen

Obere Extremität

- Schulter: akuter Schmerz beim Anheben des Armes zwischen 60° und 100°
- Ellenbogen: akuter Insertionsschmerz am medialen/lateralen Epikondylus bei der Schlagbewegung
- Hand: akuter Sehnenscheidenschmerz an der ulnaren Seite

Wirbelsäule

- LWS: akuter, stechender Belastungsschmerz in der unteren LWS

Untere Extremität

- Knie: akuter, ziehender medialer Knieschmerz

Meniskopathien

Die Laufbelastung beim Tennisspiel ist durch Stopps, Sprints und schnelle Laufrichtungswechsel gekennzeichnet. Hier treten hohe Belastungsspitzen auf, die insbesondere den Mechanismus der Meniskusbewegung beeinträchtigen können.

Der laterale Meniskus hat neben seinen 2 Befestigungspunkten (ventral und dorsal auf dem Tibiaplateau) eine myofasziale Verbindung zum M. popliteus. Der M. popliteus zieht während der Knieflexion den Meniskus nach dorsal, damit er nicht eingeklemmt wird. Bei der Extension muss der M. popliteus wieder entspannen, damit der laterale Meniskus zurückgleiten und eine Pufferung der Extension sicherstellen kann.

Oft stellt man einen Hypertonus des M. popliteus fest (man beachte insbesondere die myofasziale Verbindung zum M. soleus). Dieser Hypertonus stört nicht nur die Extension im Knie, sondern auch die Beweglichkeit des lateralen Meniskus. Der Meniskus subluxiert nach dorsal, was zur Reibung und zu stärkerem Verschleiß des Meniskus führt. In einigen Fällen bildet sich sogar eine Art Ganglion, das oft mit einer Baker-Zyste verwechselt wird. Die Reizung führt manchmal auch zu einem Anschwellen in der Kniekehle.

P Praxistipp
Bei der Behandlung ist hier differenziert vorzugehen: lokale Detonisierung des Muskels, Drainagetechniken zur Kapselentstauung des Kniegelenks.

Der mediale Meniskus hat 2 wesentliche Befestigungspunkte auf dem Tibiaplateau und eine enge Verbindung mit dem Lig. collaterale mediale. Dadurch ist er weniger beweglich als der laterale Meniskus. Weniger Mobilität bedeutet mehr Verletzungsgefahr. Der mediale Ansatz wird muskulär durch den M. semimembranosus (Pes anserinus profundus) gesteuert. Bei Flexion des Knies wird der mediale Meniskus somit nach mediodorsal aus der Gefahrenzone gezogen, muss aber bei der Extension wieder die Möglichkeit bekommen zurückzugleiten. Bei Verspannung des M. semimembranosus kann der mediale Meniskus nach medial subluxieren. Dies kann ebenfalls zur Verletzung des Meniskus führen.

Unphysiologische myofasziale Zugkräfte über den M. semimembranosus (enger Bezug auch zur tiefen Frontallinie und oberflächlichen Rückenlinie) können die Laufbewegung stören, weil das Puffersystem im Kniegelenk gestört wird.

P Praxistipp
Nach einer periartikulären Vorbehandlung lässt sich der Meniskus, wenn kein struktureller Schaden vorliegt, gut reponieren. Im Vorfeld oder in der Nachbearbeitung müssen Dysfunktionen in den myofaszialen Wirkungsketten, z. B. die oberflächliche Rückenlinie, behandelt werden.

Bandinstabilität im Kniegelenk, Bandverletzungen

Hypermobile Kreuzbänder können zur Instabilität des Kniegelenks führen, v. a. in der maximalen Extension. Eine gute muskuläre Sicherung des Kniegelenks kann diese Instabilität kompensieren.

Die Instabilität verursacht auf Dauer sekundäre Störungen, nicht selten im Schultergürtel, da hier über unphysiologische Züge der myofaszialen Wirkungsketten die Dysbalance ausgeglichen werden muss (veränderte Beckenstellung, osteopathische Dysfunktionen im thorakolumbalen Übergang, muskuläre Dysbalance des M. latissimus).

Die funktionellen Zugrichtungen des M. sartorius und M. gracilis können sich verändern, da sich durch Dysfunktionen im Kniegelenk die ankommenden Zugkräfte im Pes anserinus anders verteilen. Das kann zu einem Pes-anserinus-Syndrom führen.

Eine Verletzung der Ligg. collaterale mediale und laterale verursacht eine Instabilität im Stehen. Oft ist eine fasziale Verbindung zu den umliegenden Strukturen verklebt, was zur Änderung der Zugrichtung und zu Bewegungseinschränkungen führt. Vor allem die Verbindung des lateralen Lig. collaterale fibulare zum Tractus iliotibialis ist häufig verfestigt. Damit ist eine Region der Lateral- und Spirallinien gestört.

Das Lig. collaterale tibiale hat eine Verbindung zum medialen Meniskus, aber auch zum M. semimembranosus. Das Lig. collaterale tibiale gehört damit zu der oberflächlichen Rückenlinie.

P Praxistipp
Bei der Behandlung der in Betracht kommenden myofaszialen Wirkungsketten sollte an eine mögliche Reponierung der Menisken gedacht werden.

Femoropatellares Schmerzsyndrom

Beim Tennisspiel werden die Kniegelenke durch den häufigen Richtungswechsel im Lauf, durch Stopps und Drehbewegungen stark durch exzentrische Krafteinwirkungen belastet. Das führt zu starken Traktionskräften auf die Tuberositas tibiae. Die Folge können Insertionstendopathien des Lig. patellae sein (▸ Abb. 11.4 b, ▸ S. 141). Muskuläre Dysbalancen können die Beinachsenstellung und Kniebewegungen negativ beeinflussen. Die Menisken werden stark belastet und selbst die Insertionen des M. gastrocnemius können irritiert werden.

Ursächlich muss an die korrespondierenden Strukturen gedacht werden, dazu gehören die Fuß-, Hüftstellung und die Wirbelsäule.

In der klinischen Funktionsdiagnostik findet sich nicht selten eine überlastete laterale Linie, gepaart mit einem abgeschwächten oder verkürzten M. vastus medialis.

Lumbago/Lumbalgie/Lumboischialgie

Dieses Beschwerdebild kann Folge einer lang anhaltenden Schonhaltung sein, die insbesondere die tiefe Frontallinie, die oberflächliche Rückenlinie und die Spirallinien betrifft. Aber auch primäre Dysfunktionen, wie Beckenverwringung, Meniskopathien, Achillodynien, kommen als Ursache infrage (unter Ausschluss von Diskusprotrusion/-prolaps).

Die Funktion der Fascia thoracolumbalis ist bei diesem Schmerzsyndrom nicht unerheblich (▸ **Abb. 11.3**, ▸ **S. 140**). Die LWS ist über einen festen Band-Kapsel-Apparat gesichert. Die tiefen autochthonen Rückenmuskeln stabilisieren zusammen mit dem M. erector spinae (lumbale) die Wirbelsäule. Die Fascia thoracolumbalis umhüllt diese Strukturen in verschiedenen Ebenen.

Die Fascia thoracolumbalis wird u. a. vom M. gluteus maximus, M. latissimus dorsi und den queren und schrägen Bauchmuskeln gespannt (▸ **Abb. 11.2**, ▸ **S. 139**). Die Bauchmuskeln bilden eine indirekte Querverbindung zwischen der oberflächlichen Rückenlinie und der oberflächlichen Frontallinie. Die Fascia thoracolumbalis fixiert außerdem den M. erector trunci gegen die Wirbelsäule und stabilisiert somit die Funktionseinheit Faszie, Rückenstreckermuskulatur und Wirbelsäule.

Jede Ungleichmäßigkeit der Steuerungsmuskeln der Fascia thoracolumbalis kann die Funktionalität des M. erector spinae stören, mit der Folge, dass die kleinen tiefen Rückenmuskeln ermüden und hyperton werden. Besteht die Verspannung länger, kann es zu einer erhöhten Druckbelastung der Wirbelgelenke kommen. Zusätzlich kann es zur lokalen Gewebeübersäuerung kommen, die die Gleiteigenschaften der nervalen Strukturen beeinträchtigen kann.

Thoracic-outlet-Syndrom

Beim Thoracic-outlet-Syndrom werden die neurovaskulären Strukturen, die zum Arm führen, komprimiert. Das kann an verschiedenen Stellen geschehen:

Skalenuslücke. Die A. subclavia und der Plexus brachialis verlaufen durch die hintere Skalenuslücke zwischen den Mm. scaleni medialis und anterior (▸ **Abb. 11.1**, ▸ **S. 138**). Die V. subclavia, die größeren Lymphgefäße und der N. phrenicus verlaufen durch die vordere Skalenuslücke, d. h. vor dem M. scalenus anterior und hinter dem M. sternocleidomastoideus.

Der M. sternocleidomastoideus ist sehr stressempfindlich und oft verspannt. Das führt zu einer Belastung der durchtretenden Vene und Lymphgefäße. Die Folge ist ein verminderter venolymphatischer Abfluss des Blutes und der Lymphe aus der Armregion. So kann es zur stoffwechseltechnischen Übersäuerung im Muskel- und Bindegewebe des Armes kommen, die die Zirkulation der funktionellen Gewebe des Armes beeinträchtigt. Es können Symptome, wie Tennisarm, Karpaltunnelsyndrom, Schweregefühl der Hand, Anschwellen der Hand, auftreten.

Der N. phrenicus, der das Diaphragma abdominale innerviert, gelangt bei Hypertension des Diaphragmas unter Stress und kann zu einer reaktiven Blockade von C3–C4 führen, welche wiederum einen Hypertonus der Skalenusmuskeln nach sich ziehen kann.

Kostoklavikularer Durchgang. Der kostoklavikulare Durchgang kann durch einen Hochstand der 1. Rippe verengt sein. Der Rippenhochstand ist auf der Schulter-Nacken-Linie vor dem M. trapezius palpierbar. Daneben kann der M. subclavius diesen Durchgang ebenfalls verengen. Dieser Muskel wird aus dem Bereich C3–C4 innerviert. Hier tritt auch der N. phrenicus, der sensorische Informationen aus den Oberbauchorganen zum ZNS weiterleitet, aus.

Verschiedene viszerale Störungen können eine Irritation des N. phrenicus verursachen. Reflektorisch kann es zu einer Dysfunktion von C3–C5 kommen. Der M. subclavius ist dann ebenfalls hyperton, der kostoklavikulare Durchgang verengt. Stress kann Organreizungen verursachen. Wird diese Belastung größer oder hält sie länger an, kann es möglicherweise zu einem Thoracic-outlet-Syndrom kommen. Auch eine hypertone Skalenusmuskulatur kann die Skalenuslücke (s. o.) verengen und den durchtretenden N. phrenicus irritieren.

Durch einen Sturz auf die Schulter kann eine Blockade im Art. sternoclaviculare entstehen. Das wiederum kann zu Reizungen der umliegenden Strukturen führen und Druck auf die neurovaskulären Strukturen ausüben.

Korakopektoraler Durchgang. Der korakopektorale Durchgang kann durch eine Hypertrophie oder eine Verkürzung des M. pectoralis minor verengt werden. Der M. pectoralis minor gehört zur tiefen frontalen Armlinie (▸ S. 11). Diese Linie wird v. a. aktiv, wenn der Arm im Schultergelenk über die 90°-Abduktion oder in Anteversion geführt wird.

Der M. pectoralis minor ist in eine Faszie eingebettet, die auch den M. subclavius umfasst. Diese Faszie verläuft von der Klavikula zur Achselhöhle und hat Verbindungen zum neurovaskulären Strang. Folglich kann auch die Spannung des M. subclavius diesen Durchgang beeinträchtigen.

Epikondylitis, Tennisarm, Golferarm

Verspannungen in der Hand können schnell zu einer Verkrampfung der Armmuskulatur und der Skalenusmuskeln führen (s. Thoracic-outlet-Syndrom, s. o.). Durch Überlastung kann es auch zu einer Insertionstendopathie der Extensorengruppe kommen, die sich durch Schmerzen an der Außenseite des Ellenbogens äußert (▸ Abb. 11.4 a, ▸ S. 140).

Die Rückhand beim Tennisspiel fordert besonders die Handstreckermuskulatur. Beim Auftreffen des Balles auf den Tennisschläger muss das Hand- und Ellenbogengelenk fest eingestellt sein. Bei Überbelastung kann es zu Mikrotraumen im Sehnengewebe der Extensorengruppe kommen. Die Schmerzen ziehen dann häufig vom Unterarm bis in den Handrücken.

Ist der Schultergürtel instabil, resultiert daraus eine unphysiologische Belastung für den Arm. Es ist also eine sehr intensive und fein abgestimmte Zusammenarbeit zwischen den rückwärtigen und vorderen Armlinien notwendig.

Das ist auch der Grund, warum beim Tennis neben einer Epicondylitis lateralis/medialis außerdem Probleme im zervikothorakalen Übergang und/oder der Schulterregion und im Handgelenk auftreten können. Die Therapie besteht daher aus Behandlungstechniken für den gesamten Arm, die HWS und BWS.

Betrachtet man die myofaszialen Wirkungsketten, so sind die Extensoren Teil der oberflächlichen rückwärtigen Armlinie (▸ S. 14). Da diese Linie der Gegenspieler der oberflächlichen frontalen Armlinie ist, liegt hier ein sehr sensibles, v. a. durch die Stabilität der Schulter gesteuertes Gleichgewicht vor.

Exkurs

Tennisschläger

Tennisschlägertypen sind auf bestimmte Spielerfähigkeiten ausgerichtet. Die Auswahl richtet sich nach Können, Kraft, Technik, Treffgenauigkeit, Schlägerbeschleunigung und Schwungstil.

1. **Schlagfläche:**
   Die Schlagfläche des Tennisschlägers kann kleiner und die Rahmenbreite schmaler sein, wenn der Spieler ein hohe Treffgenauigkeit hat und mit langem Schlägerschwung spielen kann. Ziel hierbei ist eher die Kontrolle, statt die Erhöhung der Beschleunigung.
2. **Gewicht und Gewichtsverteilung:**
   Weitere wesentliche Kriterien für die Auswahl eines Tennisschlägers sind das Schlägergewicht und die -balance. Balance bedeutet Kopflastigkeit, Grifflastigkeit oder eine ausgewogene Gewichtsverteilung des Schlägers. Ein kopflastiger Schläger beansprucht die Muskulatur der oberen Extremität stärker als ein grifflastiger. Die Auswahl des Schlägers hängt damit auch vom Trainingszustand ab.
3. **Schlägergriff:**
   Der Umfang des Schlägergriffs (Griffstärke) wird unterschiedlich bewertet. Tendenziell wird davon ausgegangen, den größtmöglichen Umfang zu wählen (Damen L2, Herren L3). Anscheinend ist die Übertragung der mechanischen Kräfte vom Schläger auf den Arm physiologischer und provoziert weniger Überlastungssyndrome im Schulter-Arm-Bereich.

8.2.3 Beteiligung myofaszialer Wirkungsketten

Betrachtet man die beteiligten myofaszialen Ketten, können folgende Kraftwirkungslinien, wenn sie gestört sind, eine Rolle spielen:

- Hüft-Bein-Bewegung: oberflächliche Frontallinie, oberflächliche Rückenlinie
- Körperstabilität: laterale Linien, tiefe frontale Linie
- Rumpf-Arm-Bewegung: Spirallinie, funktionelle Linien, alle Armlinien

Betrachtet man eine bestimmte Sequenz im Bewegungsablauf, so ist der Rückhandschlag interessant (▸ Abb. 8.2).

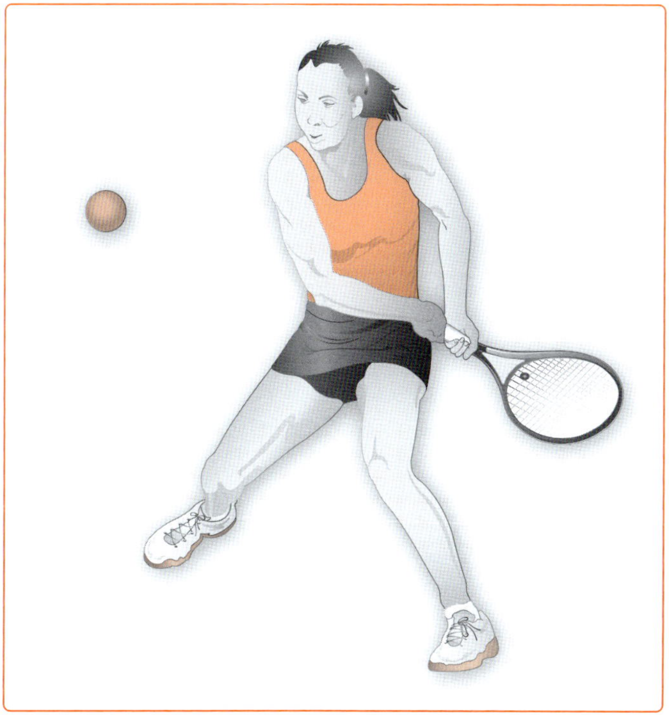

▶ **Abb. 8.2** Tennisspieler beim Rückhandschlag.

Myofasziale Wirkungsketten, die in dieser Bewegungsphase beteiligt sind:

- funktionelle Rückenlinie (▶ **S. 15**)
- tiefe Frontallinie (▶ **S. 16**)
- oberflächliche frontale Armlinie (▶ **S. 12**)
- tiefe frontale Armlinie (▶ **S. 11**)
- Spirallinien (▶ **S. 10**)

Folgende einschränkende Faktoren für die Wirksamkeit der myofaszialen Wirkungsketten können auftreten:

- **funktionelle Rückenlinie:**
  - Dysfunktion Schultergelenk
  - Adhäsion Fascia thoracolumbalis
  - Dysfunktion Os sacrum
  - Adhäsion M. vastus lateralis
  - Dysfunktion Knie
  - Adhäsion anteriores Kompartment Unterschenkel
  - Dysfunktion Os cuneiforme mediale
- **tiefe Frontallinie:**
  - Dysfunktion Zehengrundgelenke, unteres Sprunggelenk
  - Verkürzung M. tibialis posterior
  - Adhäsion Band-Kapsel-Apparat Knie
  - Verkürzung Adduktorenmuskelgruppe
  - Dysfunktion Os ilium/Os pubis
  - Adhäsion Diaphragma urogenitale/M. psoas major
  - Dysfunktion Os coccygis
  - Dysfunktion LWS
  - Adhäsion Diaphragma abdominale
  - myofasziale Dysfunktion Mediastinum/Fascia endothoracica, Lamina praetrachealis
  - Dysfunktion Os hyoideum/Mandibula
  - Verkürzung Mm. scaleni, M. masseter
  - Dysfunktion C2–C7
  - Dysfunktion SSB
- **oberflächliche frontale Armlinie:**
  - Dysfunktion Klavikula
  - Verkürzung M. pectoralis
  - Dysfunktion Schultergelenk
  - Adhäsion Septum intermusculare brachii mediale
  - Dysfunktion Ellenbogengelenk
  - Verkürzung Fingerbeugemuskulatur
  - Adhäsion Karpaltunnel, Palmaraponeurose
- **tiefe frontale Armlinie:**
  - Dysfunktion Rippe 3–5
  - Adhäsion Fascia clavipectoralis, Verkürzung M. pectoralis minor
  - Dysfunktion Schulterblattgleitlager

- Verkürzung M. biceps brachii
- Dysfunktion Ellenbogengelenk
- Adhäsion Lig. collaterale carpi radiale
- Dysfunktion Os scaphoideum, Os trapezium, Metakarpale 1

- **Spirallinien:**
  - Dysfunktion Os occiput
  - Verkürzung M. splenius
  - Dysfunktion C6–Th5
  - Verkürzung M. rhomboideus
  - Adhäsion Schulterblattgleitlager
  - Dysfunktion Os ilium
  - Adhäsion Tractus iliotibialis
  - Dysfunktion Knie

Trainingsbelastung und Technikschulung

Leitfragen zur Belastung:

- Wie sind der derzeitige Trainingsumfang und die Trainingsintensität?
- Wann wurde um wie viel gesteigert?
- Welche traumatischen Verletzungen gab es in letzter Zeit?

Leitfragen Sportgerät – Tennisschläger:

- Gab es eine Veränderung der Grifftechnik?
- Wurde die Griffgröße verändert?
- Hat sich die Bespannung verändert?
- Wurde das Schlägermaterial verändert (Elastizität, Härte)?

8.3 Volleyball

Beim Volleyball spielen 2 Mannschaften à 6 Personen gegeneinander. Ziel des Spiels ist, den Volleyball so über das in der Mitte des Spielfelds stehende Netz zu bringen, dass der Ball den Spielfeldboden der gegnerischen Mannschaft berührt.

Innerhalb der Mannschaft muss der Ball spätestens mit der 3. Ballberührung über das Netz gespielt werden.

8.3.1 Typische Merkmale der Sportart

Es gibt folgende Spieltechniken:

- Aufschlag: Hier gibt es mehrere Varianten. Die häufigste Form ist, dass der Ball hochgeworfen und aus dem Stand (oder Sprung) über Kopf mit der flachen Hand schnell und kraftvoll in das gegnerische Feld gespielt wird.
- Pritschen: Mit beidhändig gespreizten Fingern wird der Ball über Kopf gespielt (oberes Zuspiel).
- Bagger: Der Ball wird mithilfe der gestreckten, parallel gehaltenen Unterarme von unten gespielt. Diese Technik dient oft der Ballannahme (unteres Zuspiel).
- Schmetterschlag: Dabei wird der Ball einhändig über Kopf – in der Regel dicht am Netz – in das gegnerische Feld geschlagen. Der Spieler läuft mit 3 Schritten an, springt beidbeinig ab und trifft den Ball im höchsten Punkt des Sprunges. Die Abfolge der 3 Schritte (Auftakt-, Stemm-, Absprungschritt) ist nötig, um die Vorwärtsbewegung aus dem Anlauf in eine Aufwärtsbewegung umzulenken.
- Block: Dies ist ein beidbeiniger Abwehrsprung, der von maximal 3 Spielern gleichzeitig am Netz durchgeführt werden darf. Dabei werden die Hände und Arme maximal gestreckt, um den Angriffsball (Schmetterschlag) am Netz zu blocken.
- Hechtbagger: Hierbei handelt es sich um einen flachen, schnellen Sprung nach vorne, bei dem ein schlecht zu erreichender Ball im Flug ein- oder beidhändig gespielt wird.
- Japan-Rolle: Dies ist eine Abrollbewegung über die Schulter, nachdem der Ball über einen seitlichen Ausfallschritt gespielt wurde.

Hechtbagger und Japan-Rolle werden mittlerweile recht frei gestaltet, da auch das „Retten“ mit dem Fuß erlaubt ist.

8.3.2 Typische Überlastungssyndrome

Schmerzregionen

Untere Extremität

- Fuß: akute Instabilität der Sprunggelenke, akute Reizungen an der Insertion der Achillessehne
- Knie: druckempfindliche Patellaspitze, Belastungsschmerzen an der Insertion der Patellasehne im Bereich der Tuberositas tibiae, medialer Kniegelenkschmerz bei oder nach Belastung

▼

▼

Wirbelsäule
- LWS: dumpfe bis stechende Schmerzen in der tiefen Region der LWS

Obere Extremität
- Schulter: akute schmerzhafte Bewegung bei der Ausholbewegung Aufschlag/Schmetterschlag

Distorsion und Dysfunktion Fußgelenk, Achillodynie

Beim Volleyball ist das Übertreten der Feldmittellinie in der Aktion ein Fehler und wird abgepfiffen. Trotzdem kann Angriffsspielern z.B. beim Landen nach einem Schmetterschlag genau so ein Übertreten passieren, wobei es möglich ist, auf dem Fuß eines Gegners zu landen. Dies ist eine häufige Ursache für Fußgelenksdistorsionen. Leidet der Sportler unter instabilen Sprunggelenken (z.B. nach abgelaufenem Distorsionstrauma), kann es zur erneuten Verletzung kommen. Instabile Sprunggelenke bereiten nach intensiven Sprungbelastungen nicht selten Schmerzen im Muskel-Band-Kapsel-Apparat mit Schwellungen in der Knöchelregion.

Die Distorsion ist oft eine komplexe Verletzung, die sehr schnell chronifiziert. Aus diagnostischer Sicht muss grundsätzlich unterschieden werden zwischen dem oberen und unteren Sprunggelenk und deren spezifischer Bewegungsmöglichkeit/ Mobilität:

- Oberes Sprunggelenk: Das strukturelle Gelenk besteht aus dem Talus und der Malleolengabel. Darüber hinaus gehört zum funktionellen Gelenk auch die Syndesmose und das proximale Tibiofibulargelenk.
- Unteres Sprunggelenk: Das strukturelle Gelenk besteht aus Talus, Kalkaneus und Navikulare, das funktionelle Gelenk reicht über die gelenkigen Verbindungen von Kuboideum, Cuneiforme 3 bis zur Metatarsale 3 und 4.

Bei dem Distorsionsgeschehen kann man diese beiden Gelenke funktionell nicht voneinander trennen. Das bedeutet, dass bei einer Distorsion das primäre Verletzungsfeld vom Vorfuß, über die Sprunggelenke bis an das Kniegelenk reicht. Deshalb muss die Behandlung auch hierauf ausgerichtet sein, sowohl periartikulär als auch artikulär.

Risikofaktoren, die zum Distorsionsgeschehen in der Bewegung führen können, sind z.B. Defizite in der Propriozeption (▶ S. 45), intermuskuläre Störungen der Koordination durch übermäßiges Training (Übertraining), Schwäche der Mm. peronei longus und brevis durch eine Dysbalance der myofaszialen lateralen Linie sowie eine Hypermobilität im Sprunggelenksbereich.

Durch eine osteopathische Dysfunktion des Kalkaneus können Schmerzen im Bereich der Achillessehne (Achillodynie) entstehen. Die veränderten Zugkräfte, die dann auf die Insertion der Achillessehne einwirken, können eine Insertionstendopathie provozieren (▶ Abb. 11.4 b, ▶ S. 141). Eine verkürzte Wadenmuskulatur begünstigt das Beschwerdebild.

Meniskopathien und Bandinstabilitäten im Kniegelenk

Die volleyballspezifischen Beanspruchungen für das Kniegelenk sind Sprung- und Kniebeugebelastungen. Das fordert das Puffersystem des Kniegelenks.

Menisken

Der laterale Meniskus hat neben seinen 2 Befestigungspunkten (ventral und dorsal auf dem Tibiaplateau) eine myofasziale Verbindung zum M. popliteus. Der M. popliteus zieht während der Knieflexion den Meniskus nach dorsal, damit er nicht eingeklemmt wird. Bei der Extension muss der M. popliteus wieder entspannen, damit der laterale Meniskus zurückgleiten und eine Pufferung der Extension sicherstellen kann.

Oft stellt man einen Hypertonus des M. popliteus fest (man beachte insbesondere die myofasziale Verbindung zum M. soleus). Dieser Hypertonus stört nicht nur die Extension im Knie, sondern auch die Beweglichkeit des lateralen Meniskus. Der Meniskus subluxiert nach dorsal, was zur Reibung und zu stärkerem Verschleiß des Meniskus führt. In einigen Fällen bildet sich sogar eine Art Ganglion. Die Reizung führt manchmal auch zu einem Anschwellen in der Kniekehle.

Liegt eine Baker-Zyste vor, ist manchmal eine extreme Verspannung im M. popliteus feststellbar.

P Praxistipp
Bei der Behandlung ist hier differenziert vorzugehen: lokale Detonisierung des Muskels, Drainagetechniken zur Kapselentstauung des Kniegelenks.

Der mediale Meniskus hat 2 wesentliche Befestigungspunkte auf dem Tibiaplateau und eine enge Verbindung mit dem Lig. collaterale mediale. Dadurch ist er weniger beweglich als der laterale Meniskus. Weniger Mobilität bedeutet mehr Verletzungsgefahr. Der mediale Ansatz wird muskulär durch den M. semimembranosus (Pes anserinus profundus) gesteuert. Bei Flexion des Knies wird der mediale Meniskus somit nach mediodorsal aus der Gefahrenzone gezogen, muss aber bei der Extension wieder die Möglichkeit bekommen zurückzugleiten. Bei Verspannung des M. semimembranosus subluxiert der mediale Meniskus nach medial. Dies kann ebenfalls zur Verletzung des Meniskus führen.

Unphysiologische myofasziale Zugkräfte über den M. semimembranosus (enger Bezug auch zur tiefen Frontallinie und oberflächlichen Rückenlinie) können die Sprung- und Laufbewegung stören, weil das Puffersystem im Kniegelenk gestört wird.

P Praxistipp
Nach einer periartikulären Vorbehandlung lässt sich der Meniskus, wenn kein struktureller Schaden vorliegt, gut reponieren. Im Vorfeld oder in der Nachbearbeitung müssen Dysfunktionen in den myofaszialen Wirkungsketten, z. B. die oberflächliche Rückenlinie, behandelt werden.

Kreuzbänder

Hypermobile Kreuzbänder können zur Instabilität des Kniegelenks führen, v. a. in der maximalen Extension. Eine gute muskuläre Sicherung des Kniegelenks kann diese Instabilität kompensieren.

Die Instabilität verursacht auf Dauer sekundäre Störungen, nicht selten im Schultergürtel, da hier über unphysiologische Züge der myofaszialen Wirkungsketten die Dysbalance ausgeglichen werden muss (veränderte Beckenstellung, osteopathische Dysfunktionen im thorakolumbalen Übergang, muskuläre Dysbalance M. latissimus).

Die Funktion des M. sartorius und M. gracilis kann sich ändern, da sich die Zugrichtung in den Pes anserinus ändert. Das kann zu einem Pes-anserinus-Syndrom führen.

Eine Verletzung der Ligg. collaterale mediale und laterale verursacht eine Instabilität im Stehen. Die Bänder sind in der Kniebewegung von der Flexion zur Extension mit zunehmender Extension stärker gespannt. Daher sollte während der Untersuchung auch immer der komplette Bewegungsbogen untersucht werden.

Oft ist eine fasziale Verbindung zu den umliegenden Strukturen verklebt, was zur Änderung der Zugrichtung und zu Bewegungseinschränkungen führt. Vor allem die Verbindung des lateralen Lig. collaterale fibulare zum Tractus iliotibialis ist häufig verfestigt (▸ Abb. 11.4 b, ▸ S. 141). Damit ist eine Region der Lateral- und Spirallinien gestört.

Das Lig. collaterale tibiale hat eine Verbindung zum medialen Meniskus, aber auch zum M. semimembranosus. Das Lig. collaterale tibiale gehört zur oberflächlichen Rückenlinie.

P Praxistipp
Bei der Behandlung der in Betracht kommenden myofaszialen Wirkungsketten sollte an eine mögliche Reponierung der Menisken gedacht werden.

Femoropatellares Schmerzsyndrom

Meistens treten die Schmerzen retropatellar im Kniegelenk nach intensivem Spiel auf. Ursache kann ein Genu valgum mit einer Endorotationsstellung, die eine laterale Verlagerung der Patella verursacht, sein. Anlagebedingte Fehlstellung der Patella oder der Beinachsen begünstigen dieses Beschwerdebild. Begleiterscheinungen können sein: Synoviitis, Entzündungen der Hoffer'schen Fettkörper und Gelenkerguss.

Ursächlich muss an die korrespondierenden Strukturen gedacht werden, dazu gehören die Fuß-, Hüftstellung und die Wirbelsäule.

Bei der klinischen Funktionsdiagnostik findet man dann häufig eine überlastete laterale Linie und einen hypotonen oder hypertonen M. vastus medialis. Die isolierte Kräftigung des M. vastus medialis ist wenig Erfolg versprechend, solange nicht an den Ursachen der Störung gearbeitet wird. Auch Muskeldysbalancen durch eine falsche Haltung sind nicht selten.

Lumbago/Lumbalgie/Lumboischialgie, Facettensyndrom

Dieses Beschwerdebild kann Folge einer lang anhaltenden Schonhaltung sein (muskuläre Dysbalancen), die insbesondere die tiefe Frontallinie, die oberflächliche Rückenlinie und die Spirallinien betrifft. Aber auch primäre Dysfunktionen, wie Beckenverwringung, Meniskopathien, Achillodynien, kommen als Ursache infrage (unter Ausschluss von Diskusprotrusion/-prolaps).

Beim Volleyballspiel kann ein Facettensyndrom durch die extreme Bogenspannung beim Angriffsschlag provoziert werden. Begünstigende Faktoren für dieses Beschwerdebild sind u.a. ein Hypertonus des M. erector spinae, myofasziale Adhäsionen in der Fascia thoracolumbalis und ein verkürzter M. iliopsoas. Diese Strukturen sind an der tiefen Frontallinie und der rückwärtigen Linie beteiligt. Fernwirkungen müssen in der Therapie beachtet werden.

P Praxistipp

Bei Überlastung sollte nur ein leichtes Entspannungstraining durchgeführt werden. Bei Chronifizierung muss an eine Diskopathie bzw. Diskusprotrusion/-prolaps gedacht werden (ärztliche Abklärung).

Rotatorenmanschettensyndrom

Dieses Syndrom kommt durch die vielfältigen Schlagbewegungen im Volleyball nicht selten vor und steht für verschiedene Pathologien.

Zur Rotatorenmanschette gehören der M. teres minor, der M. subscapularis, die Mm. infraspinatus und supraspinatus. Die Sehnen dieser Muskeln sind in der Region des eigentlichen Schultergelenks miteinander und mit der Gelenkkapsel verbunden.

Das Lig. coracohumerale umschließt die Sehne des M. supraspinatus und verläuft weiter im M. infraspinatus. Sehnenfasern des M. supraspinatus verlaufen durch den Sulcus bicipitalis zum M. subscapularis, dessen Sehnenfasern zum Teil wiederum unten durch den Sulkus verlaufen und den Boden des Sulkus bilden.

Der M. infraspinatus und M. subscapularis sorgen dafür, dass der Gelenkkopf in der Pfanne zentriert wird. Der M. supraspinatus und M. deltoideus fixieren den Gelenkkopf nach kranial in der Pfanne.

Alle diese Muskeln gehören zu verschiedenen myofaszialen Wirkungsketten und können somit durch verschiedene periphere Dysfunktionen gestört werden. Gemeinsam sorgen alle Muskeln der Rotatorenmanschette für die zentrale Stabilisation des Humeruskopfes in der Gelenkpfanne. Eine Dysbalance der Muskulatur führt also zu einer Verlagerung des Humeruskopfes und somit einer Dysfunktion des Schultergelenks. Dadurch entsteht in den Muskelansätzen eine Dauerbelastung.

Die M. deltoideus, M. teres major, M. latissimus dorsi und M. pectoralis major gehören nicht direkt zur Rotatorenmanschette, stehen aber funktionell in enger Beziehung mit dieser.

Die M. trapezius, M. levator scapulae, Mm. rhomboidei major und minor sowie M. serratus anterior und pectoralis minor fixieren die Skapula am Körper. Liegt hier eine funktionelle Störung vor, wird sich auch die Funktion der Rotatorenmanschette ändern und bei der weit ausholenden Schlagarmbewegung Beschwerden verursachen.

8.3.3 Beteiligung myofaszialer Wirkungsketten

Betrachtet man die beteiligten myofaszialen Ketten, können folgende Kraftwirkungslinien, wenn sie gestört sind, eine Rolle spielen:

- Hüft-Bein-Bewegung: oberflächliche Frontallinie, oberflächliche Rückenlinie
- Körperstabilität: laterale Linien, tiefe frontale Linie
- Rumpf-Arm-Bewegung: Spirallinie, funktionelle Linien, alle Armlinien

Betrachtet man eine bestimmte Sequenz im Bewegungsablauf, so ist die Stemmschrittbewegung beim Schmetterschlag interessant (▸ **Abb. 8.3**).

Myofasziale Wirkungsketten, die in dieser Bewegungsphase beteiligt sind:

- Spirallinien (▸ **S. 10**)
- oberflächliche Frontallinie (▸ **S. 8**)
- funktionelle Frontallinie (▸ **S. 15**)

Folgende einschränkende Faktoren für die Wirksamkeit der myofaszialen Wirkungsketten können auftreten:

- **Spirallinien:**
  - Dysfunktion Os occiput
  - Verkürzung M. splenius

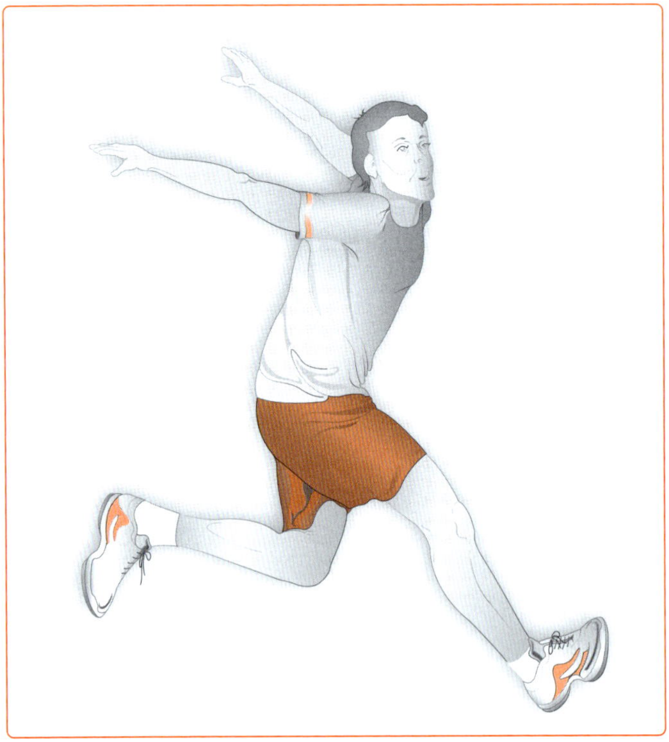

▶ **Abb. 8.3** Volleyballspieler beim Stemmschritt/Schmetterschlag.

- Dysfunktion C6–Th5
- Verkürzung M. rhomboideus
- Adhäsion Schulterblattgleitlager
- Dysfunktion Os ilium
- Adhäsion Tractus iliotibialis
- Dysfunktion Knie
- Verkürzung M. tibialis anterior
- Dysfunktion Metatarsale 1
- Verkürzung M. fibularis longus
- Dysfunktion Caput fibulae
- Verkürzung M. biceps femoris
- Dysfunktion ISG
- Adhäsion Fascia sacrolumbale
- verkürzter M. erector spinae

- **oberflächliche Frontallinie:**
  - Verkürzung Zehenstreckermuskeln, M. tibialis anterior
  - Dysfunktion Knie
  - Verkürzung M. quadriceps
  - Dysfunktion Os ilium/Os pubis
  - Adhäsion M. rectus abdominis, M. pyramidalis
  - Dysfunktion Rippe 5
  - Verkürzung M. sternocleidomastoideus
  - Dysfunktion Os temporale
- **funktionelle Frontallinie:**
  - Dysfunktion Schultergelenk
  - Verkürzung M. pectoralis major
  - Dysfunktion Rippe 5 und 6
  - Adhäsion lateraler Rand Aponeurosis abdominalis
  - Dysfunktion Symphysis pubica
  - Verkürzung M. adductor longus

Trainingsbelastung und Technikschulung

Leitfragen zur Belastung:

- Wie sind der derzeitige Trainingsumfang und die Trainingsintensität?
- Wann wurde um wie viel gesteigert?
- Welche traumatischen Verletzungen gab es in letzter Zeit?

9 Sonstige Sportarten

Der Golfsport und das Segeln sind Individualsportarten, die sich nicht eindeutig den oben genannten Sportarten zuordnen lassen.

Im Golfsport überwiegt neben der koordinativen und konditionellen Beanspruchung die extrem starke Konzentration auf den Bewegungsablauf, obwohl der Ausgang ungewiss bleibt. Es ist eine Ziel-Schuss-Sportart, wie z. B. das Bogenschießen.

Das Segeln ist gekennzeichnet durch hohe statische Belastungen mit kurzen Krafteinsätzen. Neben der Bootsbeherrschung spielt im Segelsport sowohl das strategische Geschick eine wesentliche Rolle als auch die Antizipation an die äußeren Bedingungen (Windstärke, Wellengang etc.).

9.1 Golfsport

Beim Golfsport spielt der Sportler den Golfball auf vorgegebenen Rasenbahnen. Gespielt wird mit speziellen Golfschlägern.

Ziel ist es, die Spielbahnen mit möglichst wenigen Schlägen zu passieren und am Ende den Ball in das Golfloch zu spielen.

9.1.1 Typische Merkmale der Sportart

Das Golfspiel ist ein altersunabhängiger Sport, der auch in Deutschland immer mehr von Jugendlichen ausgeübt wird. Golfspielen erfordert eine Dauerbelastung im unteren Leistungsbereich der allgemeinen aeroben Ausdauer. Die Golfschlagbewegung ist eine koordinativ hoch anspruchsvolle Bewegungsform.

Es gibt verschiedene Schlagarten, die unterschiedliche Golfschlägertypen erfordern:

- Abschlag (Drive): Schlagart von einem Tee (kleiner Stift, um den Ball etwas höher zu legen), um beim 1. Schlag eine möglichst große Weite mit dem Golfball zu erreichen
- Fairway-Schlag: Schlagart vom Boden, um auf dem Weg zum Ziel (Loch) eine möglichst große Weite mit dem Golfball zu erreichen
- Pitch: Annäherungsschlag für Weiten von 20–100 m
- Chip: wie ein Pitch, nur flacher ausgeführt, ggf. als kürzerer Annäherungschlag
- Lob: kurzer Schlag mit steiler Flugkurve des Balles, bei dem der Ball nach der Landung nicht weiterrollt
- Putt: Schlag über eine kurze Distanz, um den Ball über das Grün rollend in das Golfloch zu bringen

Die Schläge über weite Distanzen erfordern dynamische Körperbewegungen, die einen hohen Anteil an Schwung- und Rotationselementen haben.

Um eine maximale Länge des Ballfluges zu erreichen, muss der Schlägerkopf maximal beschleunigt werden. Die Schlägerkopfgeschwindigkeit ist abhängig von der Ganzkörperdrehung, dem Armradius (Hebelkraft), dem Schwingen der Arme um den Körper und der Streckung von Arm- und Handgelenken kurz vor dem Kontakt von Schlägerkopf und Ball.

Letztendlich ist das Koppeln dieser Schwungfaktoren entscheidend, um die Schwungenergie optimal auf den Ball zu übertragen und damit den Ball über große Distanzen zu spielen.

9.1.2 Typische Überlastungssyndrome

Schmerzregionen

Untere Extremität

- Fuß: Stechen im Vorfuß
- Knie: Stechen innen, unter dem Knie
- Oberschenkel: Brennen in der Außenseite der Oberschenkel

Obere Extremität

- Schultergürtel: Bewegungsschmerz an der Schulter
- Ellenbogen: Stechen an der Innenseite des Ellenbogens
- Hand: stechender Druckschmerz im Handgelenk

Überlastungssyndrome entstehen häufig bei der sehr dynamischen Abschlagbewegung, im Folgenden am Beispiel eines rechtshändigen Spielers aufgezeigt (d.h. die linke Schulter zeigt beim Abschlag nach vorne).

Fußverletzungen

Ein häufiger Fehler in der Abschlagbewegung ist die Beinbewegung: Das rechte (hintere) Bein wird beim Aufschwung zu stark in eine Varus-Stellung (auf der Außenseite) gebracht. Das führt zu einer Instabilität im Abschwung mit einer übermäßigen Endorotation/Pronation im Fußgelenk. Folge: Die Großzehe wird zu stark belastet.

Der Schläger schwingt unkontrolliert nach vorne mit Hook, Slice oder der Schlägerkopf landet im Boden. Fußverletzungen können die Folge sein. Der Knöchel wird überlastet. Erfolgt die Korrektur der Bewegung über die eigentliche Schlagbewegung, führt diese unphysiologische Belastung zur Überlastung von Wirbelsäule, ISG und Schultergürtel.

Pes-anserinus-Syndrom

Die falsche Schlagbewegung führt zu einer Dehnung der Pes-anserinus-Muskeln (M. sartorius, M. gracilis, M. semimembranosus). Diese Muskeln dienen dazu, die Hüfte und das Bein zu stabilisieren. Der unphysiologische Zug kann zu einer Insertionstendopathie im Pes-anserinus-Bereich führen. In Abhängigkeit von der Bewegungsrichtung ist einer der 3 Muskeln mehr oder weniger betroffen.

Tractus-iliotibialis-Syndrom, Bursitis trochanterica

Beim Golfen kann es zur Hypertension des Tractus iliotibialis kommen (▸ Abb. 11.4 b, ▸ S. 141). Der Becken-Shift beim Abschlag oder Fairway-Schlag erfordern eine Stabilisation der Lateralbewegung. Die Lateral- und v.a. die Spirallinien werden hierbei stark in Anspruch genommen.

Eine Verspannung des Tractus iliotibialis mit erhöhtem Druck auf die darunter liegende Bursa trochanterica zeigt sich häufiger bei Golfern, die nicht ausreichend im Grätschstand stehen. Das führt zu einer kontinuierlichen Belastung des Tractus iliotibialis.

Rotatorenmanschettensyndrom

Bei der Abschlagbewegung muss nicht nur der Arm gehalten, sondern auch der gesamte Schultergürtel am Körper fixiert werden. Durch die typische, oft zu weit nach vorne gebeugte Haltung (s. Exkurs, s. u.) wird eine große Spannung der thorakalen Muskeln aufgebaut. Auch die Mm. rhomboidei und der M. serratus anterior werden beansprucht.

In dieser Haltung wird die Körperflexion fast ausschließlich von der Fascia thoracolumbalis (▸ Abb. 11.3, ▸ S. 140) gehalten, was wiederum zur Instabilität und Überlastung des Rückens, v.a. der LWS, führt (▸ S. 111).

Ist das Schulterblattgleitlager nicht frei beweglich, ist das Gleiten der Skapula auf den Rippen eingeschränkt. Es kommt zu weiteren Beeinträchtigungen der Schwungbewegung und zu Reizungen an der Skapula. Das kann zu Bewegungseinschränkungen in der BWS führen. Gleichzeitig versucht der Golfer oft, die eingeschränkte Schulterbewegung durch ein Überdrehen der (Brust) Wirbelsäule zu kompensieren. Zusammen mit der Instabilität der Wirbelsäule durch den zu großen Flexionsstand führt dies zu einer extremen Belastung der LWS.

Der rechte M. pectoralis wird jetzt die Schlagbewegung aus der Schulter einleiten und gegen eine Fixierung der Skapula arbeiten. Dadurch wird der Ansatz des M. pectoralis major am Oberarm gereizt.

Wird die funktionelle Kette gestört, ist ebenfalls der M. latissimus dorsi verspannt. Zwischen diesem und dem M. pectoralis major liegt die Sehne des M. biceps brachii longus (im Sulcus intertubercularis). Diese gelangt nun beidseitig (M. pectoralis major, M. latissimus dorsi) unter Zug/Druck. Alle myofaszialen Armlinien können gestört werden. Das Becken kann in Mitleidenschaft gezogen werden, wenn der myofasziale Zug über den M. latissimus dorsi und über die Dysfunktion der Fascia thoracolumbalis unphysiologisch wird.

Epikondylitis, Golferarm

Der Golferarm führt zu Schmerzen im Bereich der Beugemuskulatur für die Hand und die Finger an der Ulnarseite des Ellenbogens. Ursache kann eine unphysiologische Griffhaltung sein, entweder in der Abschwungphase oder in dem Moment, wenn der Schlägerkopf auf den Ball trifft.

Der schwingende Schläger muss beim Golfen unter Kontrolle gehalten werden. Nicht selten wird der Arm gebeugt oder der Ellenbogen überstreckt, weil der Sportler die Bewegung zu spät abgebremst hat. Die Muskelansätze der Hand-, Fingerflexoren sind am häufigsten betroffen (auf das Beispiel bezogen am rechten, hinteren Arm). Statt mit Ganzkörperschwung wird aus dem Handgelenk geschlagen. Das führt zu Verspannungen der Armflexoren sowie im Bereich der tiefen und oberflächlichen Armlinie. Der linke Arm wird durch die verminderte abgebremste Bewegung überdehnt.

Um den Schlag zu kontrollieren, wird außerdem die Schulter stärker belastet. Dabei wird die Rotatorenmanschette unphysiologisch beansprucht, und es kann zu einer Insertionstendopathie (▶ Abb. 11.4 a, ▶ S. 140) oder einem Impingement-Syndrom kommen.

Dysfunktion Discus triangularis, Tendovaginitis

Eine Instabilität des Armes kann häufig zu einem falschen Griff und auch zum Abknicken im Handgelenk führen. Der Diskus zwischen Ulna und Handwurzel gerät unter Druck, die Daumenballenmuskulatur verspannt sich, weil der Griff immer fester wird. Eine Diskopathie lateral oder eine Sehnenscheidenentzündung medial sind die Folge.

Die betreffenden Wirkungsketten, medial die tiefe frontale Armlinie und lateral die tiefe rückwärtige Armlinie, können deutlich betroffen sein. Es kann reaktiv zu Störungen im zervikothorakalen Übergang kommen.

Exkurs

Golfschläger

Der Golfschläger muss passend zu der Körpergröße des Spieler ausgewählt werden: Ist der Golfschläger zu kurz (oder zu lang), steht der Spieler automatisch falsch am Ball. Der Golfschläger muss zum Spieler passen. Angepasst werden können die Schlägerlänge, die Griffgröße und die Flexibilität des Schafts (Schaftflex).

1. **Schlägerlänge:**
   Bei einem zu kurzen Schläger beugt sich der Golfer zu weit über den Ball. Diese Flexionshaltung verursacht verschiedene Probleme: Der M. rectus abdominis wird passiv verkürzt. Das Zusammenspiel zwischen M. rectus abdominis, M. transversus abdominis und Mm. obliquus internus/externus abdominis wird gestört. Das beeinträchtigt die Stabilisierung der Fascia thoracolumbalis, da die Funktionseinheit der Bauchmuskeln funktionell die Faszie spannt (▶ S. 111). Ist die Fascia thoracolumbalis instabil, liegt eine verminderte Stützfunktion in dieser Körperregion vor. Gerade die Haltung in Flexion erfordert viel Haltekraft im Rumpf. Liegt hier ein Missverhältnis von Körperspannung (Faszienspannung) und Belastung vor, kann das die Bandscheibensegmente in der LWS überlasten.
2. **Schafthärte:**
   Je nach Material und Verarbeitung kann der Schaft unterschiedliche Härtegrade haben. Mit einem härteren Schaft sind höhere Ballgeschwindigkeiten möglich.
   Der weichere Schaft ist eher geeignet für Sportler mit einem weniger weiten Schwung und geringerer Schlägergeschwindigkeit. Ist der Schläger nicht auf den Sportler abgestimmt, ergeben sich überwiegend in den oberen Extremitäten und der Wirbelsäule Überlastungssyndrome.
3. **Schlägerkopf:**
   Ist der Schlägerkopf zu schmal oder zu breit, können ebenfalls Probleme beim Schlag auftreten. Auch diese Faktoren müssen bei der Wahl eines Schlägersatzes mit berücksichtigt werden.
4. **Griffdicke:**
   Die Griffgröße muss der Sportlerhand angepasst sein.

9.1.3 Beteiligung myofaszialer Wirkungsketten

Betrachtet man die beteiligten myofaszialen Ketten, können folgende Kraftwirkungslinien, wenn sie gestört sind, eine Rolle spielen:

Typische Bewegungsmerkmale des Abschlags:

- Rumpfrotation mit anschließender Extension: Spirallinien, oberflächliche Rückenlinie
- seitliche Stabilität: Laterallinien
- weite Aushol- und Schwungbewegung im Schulter-Arm-Bereich: oberflächliche und tiefe Armlinien
- Körperstabilität/Gleichgewicht: tiefe Frontallinie

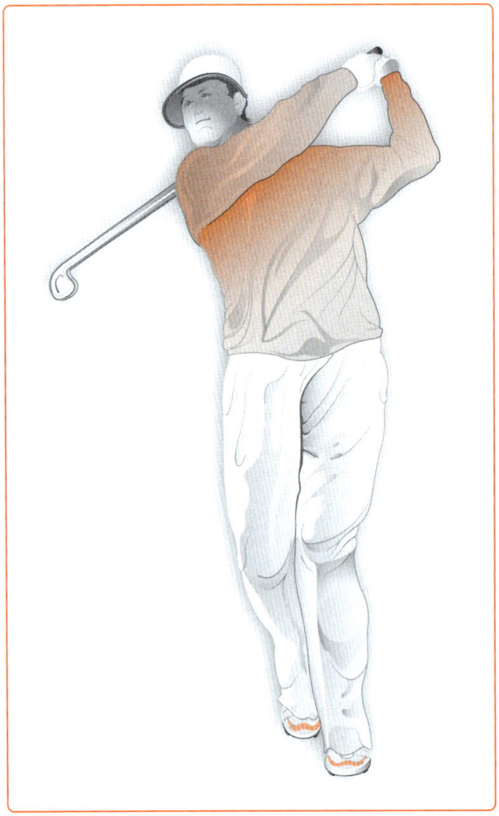

▸ **Abb. 9.1** Golfspieler beim Abschlag.

Betrachtet man eine bestimmte Sequenz im Bewegungsablauf, so ist die Abschlagbewegung interessant (▸ Abb. 9.1).

Myofasziale Wirkungsketten, die in dieser Bewegungsphase beteiligt sind:

- funktionelle Rückenlinie (▸ S. 15)
- funktionelle Frontallinie (▸ S. 15)
- Spirallinien (▸ S. 10)

Folgende einschränkende Faktoren für die Wirksamkeit der myofaszialen Wirkungsketten können auftreten:

- **funktionelle Rückenlinie:**
  - Dysfunktion Schultergelenk
  - Adhäsion Fascia thoracolumbalis
  - Dysfunktion Os sacrum
  - Adhäsion M. vastus lateralis
  - Dysfunktion Knie
  - Adhäsion anteriores Kompartment Unterschenkel
  - Dysfunktion Os cuneiforme mediale
- **funktionelle Frontallinie:**
  - Dysfunktion Schultergelenk
  - Verkürzung M. pectoralis major
  - Dysfunktion Rippe 5 und 6
  - Adhäsion lateraler Rand Aponeurosis abdominalis
  - Dysfunktion Symphysis pubica
  - Verkürzung M. adductor longus
- **Spirallinien:**
  - Dysfunktion Os occiput
  - Verkürzung M. splenius
  - Dysfunktion C6–Th5
  - Verkürzung M. rhomboideus
  - Adhäsion Schulterblattgleitlager
  - Dysfunktion Os ilium
  - Adhäsion Tractus iliotibialis
  - Dysfunktion Knie
  - Verkürzung M. tibialis anterior
  - Dysfunktion Metatarsale 1
  - Verkürzung M. fibularis longus
  - Dysfunktion Caput fibulae
  - Verkürzung M. biceps femoris
  - Dysfunktion ISG
  - Adhäsion Fascia sacrolumbale
  - verkürzter M. erector spinae

Trainingsbelastung und Technikschulung

Leitfragen zur Belastung:

- Wie sind der derzeitige Trainingsumfang und die Trainingsintensität?
- Wann wurde um wie viel gesteigert?
- Welche traumatischen Verletzungen gab es in letzter Zeit?

Leitfragen zum Sportgerät – Golfschläger, Golfschuhe:

- Wie sieht der Griffumfang aus? Gab es eine Veränderung?
- Wie ist die Elastizität des Schlägers?
- Mit welcher Schlägerlänge wird gespielt?
- Aus welchem Material ist der Schläger?
- Wie ist die Beschaffenheit der Schuhsohle (Struktur) und ihr Halt (Grip)?
- Welche Elastizität/Festigkeit hat der Schuh? Wurde der Schuh gewechselt?

9.2

Segelsport

Im Segelsport gibt es eine Vielzahl von Bootsklassen und -typen mit unterschiedlichen Anforderungsprofilen. In diesem Kapitel wird das Laser-Segeln vorgestellt. Es gehört zur Segeldisziplin der Einhand-Jolle. Das Laser-Segeln spiegelt die typischen Belastungen beim Wettkampf im Segelsport wider.

Die Einhand-Jolle Laser ist ein ca. 4,20 m langes Boot, das nur mit 1 Segel bestückt ist. Durch die Bootsform und die Relation der Segelfläche zum Bootsgewicht kann mit diesem Boot schon bei niedrigen Windgeschwindigkeiten sehr sportlich gesegelt werden.

9.2.1 Typische Merkmale der Sportart

Bei den Wendemanövern muss der Segler schnell und geschickt die Bootsseite wechseln und gleichzeitig den Wind beobachten (Segelstellung und Winddruck), die Bootsposition kontrollieren und das Boot im Gleichgewicht halten.

Körperlich besonders belastend ist das sog. Ausreiten während der Fahrt. Dabei wird das Körpergewicht des Seglers so eingesetzt, dass trotz zunehmender Windkraft das Boot möglichst optimal gehalten werden kann und ein Kentern vermieden wird. Je größer die Windkraft auf das Segel ist, umso mehr muss der Körperschwerpunkt von der Mittschiffslinie entfernt werden.

Das Ausreiten ist besonders bei den Jollen (Bootstyp) nötig, weil diese Boote keinen Ballastkiel besitzen. Beim Ausreiten im Laser werden die Füße unter den in der Bootsmitte befindlichen Ausreitgurt gesetzt. Die Knie und das untere Drittel der Oberschenkelrückseiten liegen auf dem Bootsrand, Gesäß und Oberkörper werden über den Bootsrand hinaus über die Wasseroberfläche gebracht. Das Ausreiten beansprucht in Form von statischer Haltekraft die Fußextensoren-, die Oberschenkelstrecker- und die Bauchmuskulatur.

Grundsätzlich erfordert das Laser-Segeln neben der statischen/dynamischen Haltekraft alle Facetten der Koordination.

9.2.2 Typische Überlastungssyndrome

Schmerzregionen

Untere Extremität

- Knie: akuter, stechender Schmerz in der Position des Ausreitens

Wirbelsäule

- BWS: akuter Muskelverspannungsschmerz in der BWS
- LWS: akuter einschießender Schmerz in die tiefe Lendenregion

Obere Extremität

- Ellenbogen: akuter Belastungsschmerz beim aktiven Ziehen oder Halten der Schot

Durch die statische Haltekraft beim Ausreiten sind die Kniegelenke und die Wirbelsäule mechanisch stark beansprucht. Durch die Haltung sind besonders die LWS und BWS belastet.

Shin-splint-/Tibialis-anterior-Syndrom, femoropatellares Schmerzsyndrom

Die Dauerbelastung beim Ausreiten während des Segelns führt zu einer starken statischen Beanspruchung der Schienbeinmuskulatur. Blockaden in den Sprunggelenken, aber auch die Hypertonie des M. peroneus und des M. tibialis anterior führen in einigen Fällen zu einem Shin-splint-Syndrom.

Weil es sich hier nicht um eine Laufbelastung handelt, ist die Frage nach der Überpronation unerheblich. Um die mechanische Belastung beim Ausreiten zu reduzieren, ist es wichtig, dass die Sitzposition so gewählt wird, dass die Knie und die Fußgelenke entlastet werden (das Knie und das untere Drittel der Oberschenkelrückseiten liegen auf dem Bootsrand).

Klassische Überlastungsbeschwerden sind daneben das femoropatellare Schmerzsyndrom, durch den starken Zug über den M. rectus femoris.

Die Ausreithaltung beansprucht insbesondere die oberflächliche Frontallinie, die Lateral- und die Spirallinien.

Lumbago/Lumbalgie/Lumboischialgie, Facettensyndrom

Durch die vorwärts gebeugte Sitzposition im Boot, oft mit einem runden „Buckelrücken“, kann eine Blockade im lumbalen Bereich hervorgerufen werden. Dieses Beschwerdebild kann Folge einer fehlerhaften Haltung im Boot sein, die insbesondere beim Segeln die tiefe Frontallinie, die oberflächliche Rückenlinie und die Spirallinien betrifft. Aber auch primäre Dysfunktionen, wie Beckenverwringung, können beim Segler Ursache für akute Lumbalgien sein (unter Ausschluss von Diskusprotrusion/-prolaps).

Äußere Bedingungen beim Ausüben der Sportart können ebenfalls einen Einfluss haben. Gerade der Segelsport bei kaltem und nassem Wetter kann akute Muskelverspannungen im lumbalen Bereich provozieren (Nierengurt!). Eine Zerrung der autochthonen Rückenmuskulatur ist möglich.

Thoracic-outlet-Syndrom

Beim Segeln kann durch mechanische Überbelastung die obere Extremität stark beansprucht werden. Durch intensive Halte- und Zugarbeit mit der Schot kommt es zum Anspannen sämtlicher myofaszialer Armlinien. Der zervikothorakale Übergang wird überlastet, und es kann ein Thoracic-outlet-Syndrom entstehen.

Beim Thoracic-outlet-Syndrom werden die neurovaskulären Strukturen, die zum Arm führen, komprimiert. Das kann an verschiedenen Stellen geschehen:

Skalenuslücke. Die A. subclavia und der Plexus brachialis verlaufen durch die hintere Skalenuslücke zwischen den Mm. scaleni medialis und anterior (▸ Abb. 11.1, ▸ S. 138). Die V. subclavia, die größeren Lymphgefäße und der N. phrenicus verlaufen durch die vordere Skalenuslücke, d.h. vor dem M. scalenus anterior und hinter dem M. sternocleidomastoideus.

Der M. sternocleidomastoideus ist sehr stressempfindlich und oft verspannt. Das führt zu einer Belastung der durchtretenden Vene und Lymphgefäße. Die Folge ist ein verminderter venolymphatischer Abfluss des Blutes und der Lymphe aus der Armregion. So kann es zur stoffwechseltechnischen Übersäuerung im Muskel- und Bindegewebe des Armes kommen, die die Zirkulation der funktionellen Gewebe des Armes beeinträchtigt. Es können Symptome, wie Tennisarm, Karpaltunnelsyndrom, Schweregefühl der Hand, Anschwellen der Hand, auftreten.

Der N. phrenicus, der das Diaphragma abdominale innerviert, gelangt bei Hypertension des Diaphragmas unter Stress und kann zu einer reaktiven Blockade von C3–C4 führen, welche wiederum einen Hypertonus der Skalenusmuskeln nach sich ziehen kann.

Kostoklavikularer Durchgang. Der kostoklavikulare Durchgang kann durch einen Hochstand der 1. Rippe verengt sein. Der Rippenhochstand ist auf der Schulter-Nacken-Linie vor dem M. trapezius palpierbar. Daneben kann der M. subclavius diesen Durchgang ebenfalls verengen. Dieser Muskel wird aus dem Bereich C3–C4 innerviert. Hier tritt auch der N. phrenicus, der sensorische Informationen aus den Oberbauchorganen zum ZNS weiterleitet, aus.

Verschiedene viszerale Störungen können eine Irritation des N. phrenicus verursachen. Reflektorisch kann es zu einer Dysfunktion von C3–C5 kommen. Der M. subclavius ist dann ebenfalls hyperton, der kostoklavikulare Durchgang verengt. Stress kann Organreizungen verursachen. Wird diese Belastung größer oder hält sie länger an, kann es möglicherweise zu einem Thoracic-outlet-Syndrom kommen. Auch eine hypertone Skalenusmuskulatur kann die Skalenuslücke (s.o.) verengen und den durchtretenden N. phrenicus irritieren.

Durch einen Stoß auf die Schulter kann eine Blockade im Art. sternoclaviculare entstehen. Das wiederum kann zu Reizungen der umliegenden Strukturen führen und Druck auf die neurovaskulären Strukturen ausüben.

Korakopektoraler Durchgang. Der korakopektorale Durchgang kann durch eine Hypertrophie oder eine Verkürzung des M. pectoralis minor verengt werden. Der M. pectoralis minor gehört zur tiefen frontalen Armlinie (▸ S. 11). Diese Linie wird v.a. aktiv, wenn der Arm im Schultergelenk über die 90°-Abduktion oder in Anteversion geführt wird.

Der M. pectoralis minor ist in eine Faszie eingebettet, die auch den M. subclavius umfasst. Diese Faszie verläuft von der Klavikula zur Achselhöhle und hat Verbindungen zum neurovaskulären Strang. Folglich kann auch die Spannung des M. subclavius diesen Durchgang beeinträchtigen.

Epikondylitis, Tennisarm

Verspannungen in der Handmuskulatur können schnell zu einer Verkrampfung der Armmuskulatur und der Skalenusmuskeln führen (s. Thoracic-outlet-Syndom, s. o.). Durch Überlastung kann es auch zu einer Insertionstendopathie der Extensorengruppe kommen, die an der Außenseite des Ellenbogens Schmerzen verursacht (▶ Abb. 11.4 a, ▶ S. 140).

9.2.3 Beteiligung myofaszialer Wirkungsketten

Betrachtet man die beteiligten myofaszialen Ketten, können folgende Kraftwirkungslinien, wenn sie gestört sind, eine Rolle spielen – typische Bewegungs- und Haltefunktionsmerkmale des Ausreitens:

- Haltefunktion über untere Extremität: oberflächliche Frontallinie
- Halte- und Streckbewegung Hüftbeuge, Rumpfstabilität: tiefe Frontallinie, Laterallinie
- Zug-/Druckbewegung der Arme zum Führen der Ruderpinne/Schot: alle Armlinien

Betrachtet man eine bestimmte Sequenz im Bewegungsablauf, so ist die Ausreithaltung interessant (▶ Abb. 9.2).

Myofasziale Wirkungsketten, die in dieser Bewegungsphase beteiligt sind:

- tiefe Frontallinie (▶ S. 16)
- oberflächliche Frontallinie (▶ S. 8)
- funktionelle Frontallinie (▶ S. 15)

Folgende einschränkende Faktoren für die Wirksamkeit der myofaszialen Wirkungsketten können auftreten:

- **tiefe Frontallinie:**
  - Dysfunktion Zehengrundgelenke, unteres Sprunggelenk
  - Verkürzung M. tibialis posterior
  - Adhäsion Band-Kapsel-Apparat Knie
  - Verkürzung Adduktorenmuskelgruppe
  - Dysfunktion Os ilium/Os pubis
  - Adhäsion Diaphragma urogenitale/M. psoas major
  - Dysfunktion Os coccygis
  - Dysfunktion LWS
  - Adhäsion Diaphragma abdominale
  - myofasziale Dysfunktion Mediastinum/Fascia endothoracica, Lamina praetrachealis
  - Dysfunktion Os hyoideum/Mandibula
  - Verkürzung Mm. scaleni, M. masseter
  - Dysfunktion C2–C7
  - Dysfunktion SSB
- **oberflächliche Frontallinie:**
  - Verkürzung Zehenstreckermuskeln, M. tibialis anterior
  - Dysfunktion Knie
  - Verkürzung M. quadriceps

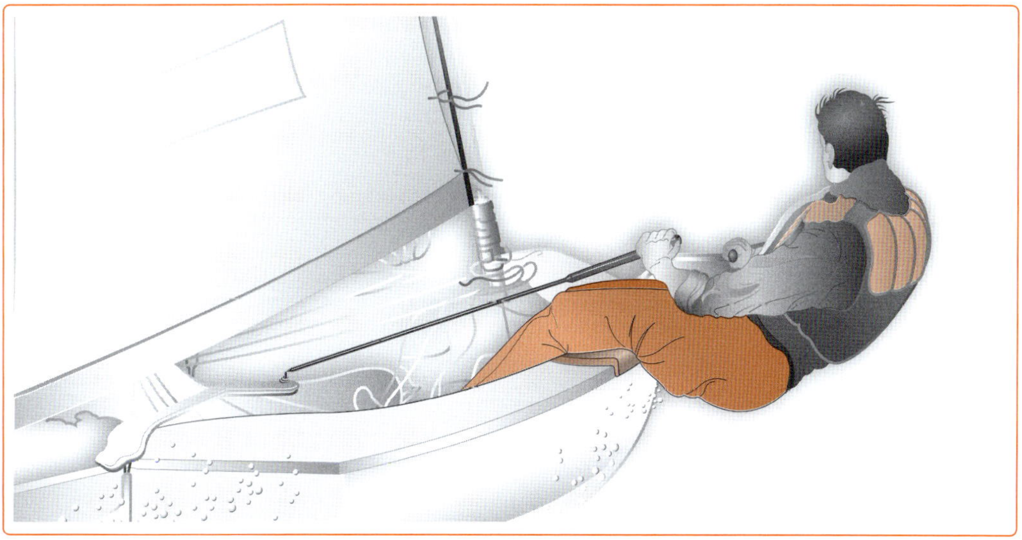

▶ **Abb. 9.2** Segler in Ausreitposition.

   - Dysfunktion Os ilium/Os pubis
   - Adhäsion M. rectus abdominis, M. pyramidalis
   - Dysfunktion Rippe 5
   - Verkürzung M. sternocleidomastoideus
   - Dysfunktion Os temporale
- **funktionelle Frontallinie:**
   - Dysfunktion Schultergelenk
   - Verkürzung M. pectoralis major
   - Dysfunktion Rippe 5 und 6
   - Adhäsion lateraler Rand Aponeurosis abdominalis
   - Dysfunktion Symphysis pubica
   - Verkürzung M. adductor longus

Trainingsbelastung und Technikschulung

Leitfragen zur Belastung:

- Wie sind der derzeitige Trainingsumfang und die Trainingsintensität?
- Wann wurde um wie viel gesteigert?
- Welche traumatischen Verletzungen gab es in letzter Zeit?

Leitfragen zum Sportgerät – Boot, Sitz, Ausreitgurt, Ruderpinne:

- Wurde Sitzposition verändert?
- Wie ist die Position und Spannung des Ausreitgurts?
- Ist die Länge der Ruderpinne ausreichend?

10 Funktionelle Mobilisationsübungen für die Hauptbelastungsformen

Sportliches Training dient der Verbesserung von Bewegungsabläufen. Sind Bewegungsabläufe durch Dysfunktionen und Mobilitätseinschränkungen gestört, muss das im Training berücksichtigt werden. In Anlehnung an die in Teil 1 aufgeführten Bewegungstests, die Hinweise auf eine eingeschränkte Beweglichkeit geben, folgt hier eine Auswahl an funktionellen Mobilisationsübungen.

Grundsätzlich ist zu beachten, dass Beweglichkeit nur verbessert werden kann, wenn der Dehnungsreiz eine hohe Intensität hat. Das bedeutet, es darf ein intensives Dehnungsgefühl spürbar sein, aber die Grenze zum Schmerz nicht überschritten werden.

Dehnungsübungen müssen präzise und in korrekter Position ausgeführt werden. Die Atmung muss gleichmäßig sein. Es darf keine Pressatmung oder ein Anhalten der Atmung erfolgen.

10.1 Kopf- und Halsbereich

Der Kopf- und Halsbereich ist in viele myofasziale Wirkungsketten eingebunden. Durch die hohe Beweglichkeit der HWS sind Anfälligkeiten für Dysfunktionen nicht selten. Auch ist dies die letzte Instanz, um Fehlhaltungen aus der Körperstatik zu kompensieren und einen horizontalen Blickwinkel zu ermöglichen.

10.1.1 Traktionszug Nacken

Übung für die Mobilisation einer myofaszialen Wirkungskette, an der beteiligt sind: Armlinien (▶ S. 11 ff.), Laterallinie (▶ S. 9), tiefe Frontallinie (▶ S. 16); Schwerpunkt: seitliche und hintere Schulter- und Nackenmuskulatur

Ausgangsposition. aufrechter Stand

Ausführung:
Variante 1: Die Haltung wird durch die Grundkörperspannung (Anspannung Beckenboden und Bauchmuskulatur) stabilisiert. Die Füße haben mit der Fußsohle einen sicheren Bodenkontakt. Die rechte Schulter wird mithilfe des rechten Armes nach kaudal gezogen. Arm leicht außenrotiert. Dann neigt sich der Kopf langsam zur linken Seite, bis eine mäßige Dehnung in der rechten Halsseite zu spüren ist (▶ Abb. 10.1).

Die Position 1 min halten, dabei gleichmäßig ein- und ausatmen. Beim Ausatmen, wenn möglich, verstärkt in die Mobilisationsbewegung hineingehen, d. h., die Schulter mehr nach kaudal führen. Beim Einatmen die Position halten.

Übungswiederholung: 3 × pro Körperseite

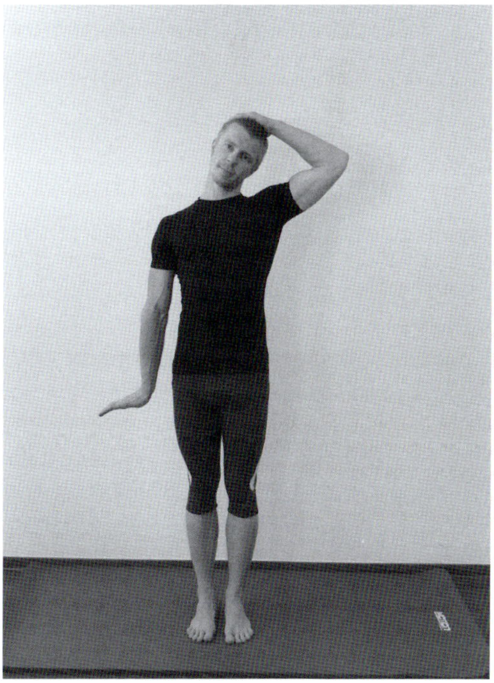

▶ **Abb. 10.1** Traktionszug Nacken.

Variante 2: Wie oben, aber die Kopfseitneige wird durch Handgewicht unterstützt. Dazu wird die linke Hand auf die rechte Schädeldachhälfte gelegt.

! Beachte: Mit der Hand wird kein aktiver Zug oder Druck auf die Schädeldachhälfte gebracht.

Variante 3: Die Übung wird im Sitzen durchgeführt, aber um eine leichte Rumpfseitneige nach links verstärkt. Dann die Übung im Stand wiederholen.

10.2

Obere Extremität und Schultergürtel

Einschränkungen der Beweglichkeit und Stabilität der oberen Extremität und des Schultergürtels können u. a. zu einer Instabilität des Beckens führen.

Neben den longitudinalen Körperachsen ist auch an eine Störung der funktionellen Armlinien zu denken, die die Beweglichkeit des Schultergürtels einschränkt.

10.2.1 Horizontaler Armgriff/Armstütz

Übung für die Mobilisation einer myofaszialen Wirkungskette, an der beteiligt sind: Armlinien (▶ S. 11 ff.); Schwerpunkt: Schulter-, Arm- und Brustmuskulatur.

Ausgangsposition. Stand, die linke Körperseite zeigt zur Wand

Ausführung:
Variante 1: Beim **horizontalen Armgriff** führt die linke Hand den rechten gestreckten Arm horizontal zur linken Schulter. Die rechte Handfläche wird mit den Fingerspitzen nach oben gegen die Wand gedrückt und das Handgelenk maximal in Extension gebracht (▶ Abb. 10.2). Der Dehnungsreiz ist im Bereich des Schulterblattgleitlagers sowie der Arminnen- und Armaußenseite zu spüren.

Die Position 1 min halten und dabei gleichmäßig ein- und ausatmen. Beim Ausatmen, wenn möglich, verstärkt in die Mobilisationsbewegung hineingehen. Beim Einatmen die Position halten.

Die Handhaltung kann variiert werden: Hierzu wird das rechte Handgelenk maximal gebeugt und mit dem Handrücken leicht gegen die Wand gedrückt.

! Beachte: Die zentrale Stabilisation der Körperspannung erfolgt über den M. transversus abdominis. Die Füße haben mit der Fußsohle einen sicheren Bodenkontakt.

Dann die Übung für die andere Körperseite durchführen.

Übungswiederholung: mindestens 3 × pro Seite

Variante 2: Eine Variante zum horizontalen Armgriff ist der **horizontale Armstütz**. Der linke Arm wird gestreckt in 90°-Abduktion gebracht. Dann wird die Hand flächig auf die Wand gesetzt, die Finger zeigen nach oben (möglichst 90°-Extension im Handgelenk). Nachfolgend wird die Körperposition über den Fußstand so geändert, dass jetzt der Rücken zur Wand zeigt. Die Hand bleibt unverändert an der Wand fixiert.

! Beachte: Die Schulter wird während der Übung aktiv nach kaudal gebracht.

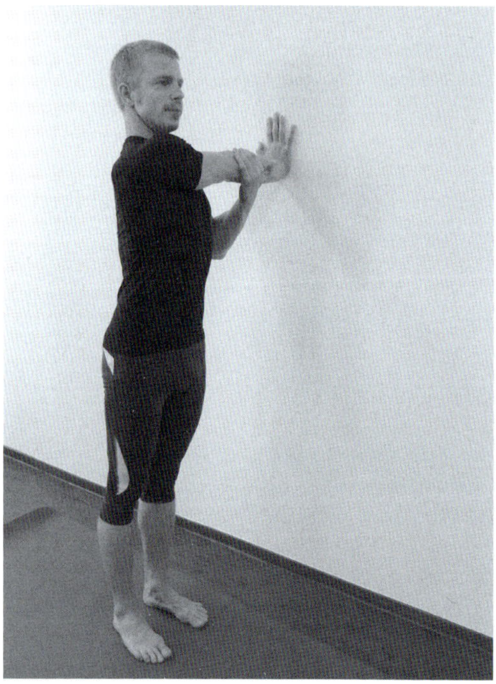

▶ **Abb. 10.2** Horizontaler Armgriff.

Die Dehnung ist im Brust- und Schulterbereich spürbar. Je nach Handposition auch in der Arminnen- bzw. -außenseite.

Die Position 1 min halten, dabei gleichmäßig ein- und ausatmen. Beim Ausatmen, wenn möglich, verstärkt in die Mobilisationsbewegung hineingehen. Beim Einatmen die Position halten.

Dann die Übung für die andere Körperseite durchführen.

Übungswiederholung: mindestens 3 × pro Seite

Variante 3: Anstelle der Handfläche wird der Handrücken an die Wand gesetzt.

Variante 4: Aus der Endposition der Variante 2 wird langsam zurückgedreht, und zwar so weit, bis der Brustkorb Kontakt mit dem linken gestreckten Arm hat. Die rechte Hand fasst den Ellenbogen und unterstützt die Armstreckung und Traktion im Schulterblattgleitlager links.

10.2.2 Spirale

Übung für die Mobilisation einer myofaszialen Wirkungskette, an der beteiligt sind: Armlinien (▶ S. 11 ff.), funktionelle Linien (▶ S. 15), Spirallinie (▶ S. 10); Schwerpunkt: Rumpfrotatoren

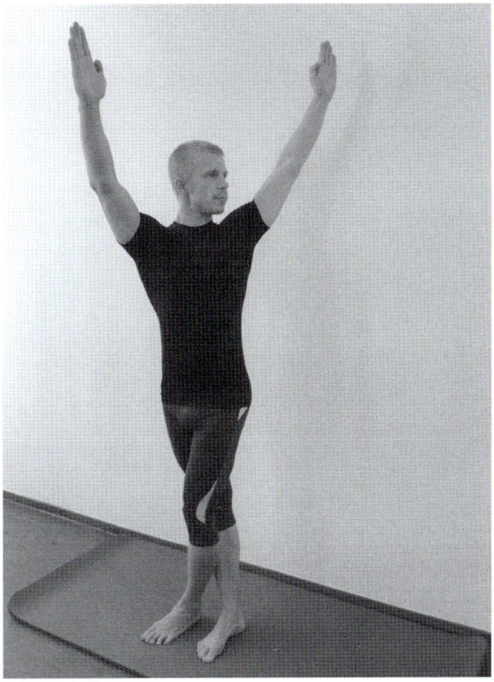

▶ **Abb. 10.3** Spirale.

Ausgangsposition. Stand

Ausführung:

Variante 1: Das linke Bein vor dem rechten Bein kreuzen, sodass die linke Fußaußenkante an die Außenseite des rechten Fußes gestellt wird. Die Arme werden nach oben gestreckt, die Handflächen zeigen nach innen. Der Kopf befindet sich in gerader Verlängerung der Wirbelsäule zwischen den Armen. Maximale Rotation von Becken, Rumpf, Schultergürtel und Kopf nach links (▶ **Abb. 10.3**).

Die Position 1 min halten, dabei gleichmäßig ein- und ausatmen. Beim Ausatmen, wenn möglich, verstärkt in die Mobilisationsbewegung hineingehen. Beim Einatmen die Position halten.

Dann die Übung für die andere Körperseite durchführen (rechtes Bein vor dem linken Bein kreuzen).

Übungswiederholung: mindestens 3 × pro Seite

Variante 2: Die Endposition nur 15 s halten und dynamisch fließend die Bewegung zur anderen Körperseite direkt anschließen, 3–5 × wiederholen.

! Beachte: Die zentrale Stabilisation der Körperspannung erfolgt über den M. transversus abdominis.

10.2.3 Bogenspanner

Übung für die Mobilisation einer myofaszialen Wirkungskette, an der beteiligt sind: Armlinien (▶ S. 11 ff.), oberflächliche Frontallinie (▶ S. 8), funktionelle Linien (▶ S. 15), tiefe Frontallinie (▶ S. 16); Schwerpunkt: ventrale Rumpfmuskulatur, Muskulatur Oberschenkelvorderseite

Ausgangsposition. Kniestand

Ausführung:

Variante 1: Hände nach außen rotieren und auf die Fersen stützen. Dann nach und nach das Becken nach vorne schieben.

! Beachte: Die Körperspannung wird über den Beckenboden und das Abdomen aufgebaut. Die zentrale Stabilisation der Körperspannung erfolgt über den M. transversus abdominis.

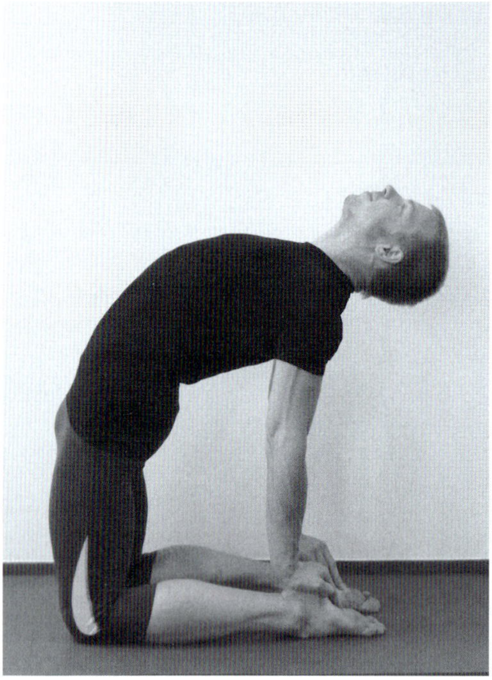

▶ **Abb. 10.4** Bogenspanner.

Dabei die Hüftgelenke sowie den Rumpf langsam von kaudal nach kranial in die Extension bringen, Schultergürtel vermehrt in Außenrotation und den Kopf in Verlängerung der Wirbelsäule stabilisieren (▶ Abb. 10.4).

Die Position 1 min halten, dabei gleichmäßig ein- und ausatmen. Beim Ausatmen, wenn möglich, verstärkt in die Mobilisationsbewegung hineingehen. Beim Einatmen die Position halten.

Variante 2: Die Endposition nur 15 s halten und dynamisch fließend die Bewegung in die maximale Rumpfflexion bringen. Dazu das Becken so weit absenken, bis ein Fersensitz möglich ist und der Rumpf über die gebeugten Beine nach vorne gebeugt werden kann. Dann sofort wieder in die Bogenspannung gehen, 3–5 × wiederholen.

10.3

Thorax

Der Thorax übernimmt eine besondere Funktion im Zusammenwirken der myofaszialen Wirkungsketten. Zum einen ist er nicht übermäßig beweglich, aber seine Grundstabilität und die Rotationsfähigkeit machen ihn zu einem wichtigen Partner, um Bewegungsenergie in den myofaszialen Wirkungsketten weiterzuleiten. Zum anderen ist er ein wichtiger Bestandteil der zentralen Körperstabilität.

10.3.1 Thoraxschraube

Übung für die Mobilisation einer myofaszialen Wirkungskette, an der beteiligt sind: funktionelle Linien (▶ S. 15), Spirallinie (▶ S. 10), tiefe Frontallinie (▶ S. 16), oberflächliche Frontallinie (▶ S. 8); Schwerpunkt: vordere Thoraxmuskulatur, Bauch- und untere Rückenmuskulatur

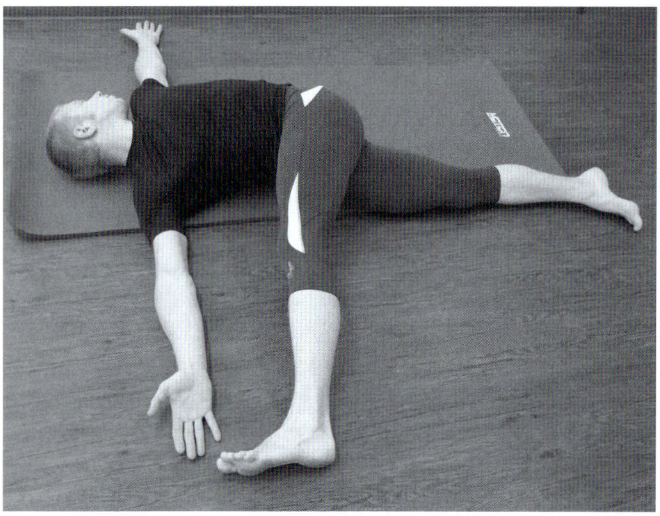

▶ **Abb. 10.5** Thoraxschraube.

Ausgangsposition. Rückenlage, linkes Bein aufgestellt

Ausführung:
Variante 1: Der linke Arm wird in Verlängerung des Schultergürtels auf dem Boden abgelegt (Schulter in 90°-Abduktion). Dann fasst die rechte Hand das linke Knie und zieht das gebeugte Bein langsam zur rechten Körperseite, so weit, dass die/der linke Schulter/linke Arm gerade noch Bodenkontakt halten können. Das rechte Bein bleibt gestreckt, die Fußspitze ist in Richtung Schienbein gezogen. Dann wird der Kopf zur linken Seite rotiert (Blick zur linken Hand). Jetzt langsam das linke Bein in Streckung bringen und die Fußspitze zum Schienbein ziehen (▶ **Abb. 10.5**).

Die Position 1 min halten, dabei gleichmäßig ein- und ausatmen. Beim Ausatmen, wenn möglich, verstärkt in die Mobilisationsbewegung hineingehen. Beim Einatmen die Position halten.

Dann die Übung für die andere Körperseite durchführen.

Übungswiederholung: mindestens 3 × pro Seite
Variante 2: Die Endposition nur 15 s halten und dynamisch fließend die Bewegung zur anderen Körperseite direkt anschließen, 3–5 × wiederholen.

! Beachte: Die LWS muss in neutraler Position stabilisiert werden. Eine Hyperlordose führt zur Fehlbelastung.

10.3.2 Diagonalzug

Übung für die Mobilisation einer myofaszialen Wirkungskette, an der beteiligt sind: Laterallinien (▶ **S. 9**), funktionelle Linien (▶ **S. 15**), tiefe Frontallinie (▶ **S. 16**), Armlinien (▶ **S. 11 ff.**); Schwerpunkt: laterale Rumpfmuskulatur, Schulter- und Armmuskulatur, Oberschenkelinnenseitenmuskulatur

Ausgangsposition. weiter Grätschstand

Ausführung:
Variante 1: Das rechte Bein in annähernd 90°-Kniebeugestellung bringen, den rechten Fuß mäßig außenrotiert, linkes Bein gestreckt, Fußspitze zeigt nach vorne (keine Innenrotation!). Dann wird der gestreckte Arm nach oben geführt und der Oberköper neigt sich seitlich über das gebeugte Bein nach rechts. Der rechte Arm stützt sich auf den rechten Oberschenkel. Der linke Arm und die linke Rumpfaußenseite bilden eine Linie. Der Kopf befindet sich in Verlängerung der Wirbelsäule, wahlweise den Blick nach vorne gerichtet oder Kopf zum gestreckten Arm rotiert (▶ **Abb. 10.6**).

Die Position 1 min halten, dabei gleichmäßig ein- und ausatmen. Beim Ausatmen, wenn möglich, verstärkt in die Mobilisationsbewegung hineingehen. Beim Einatmen die Position halten.

Dann die Übung für die andere Körperseite durchführen.

Übungswiederholung: mindestens 3 × pro Seite

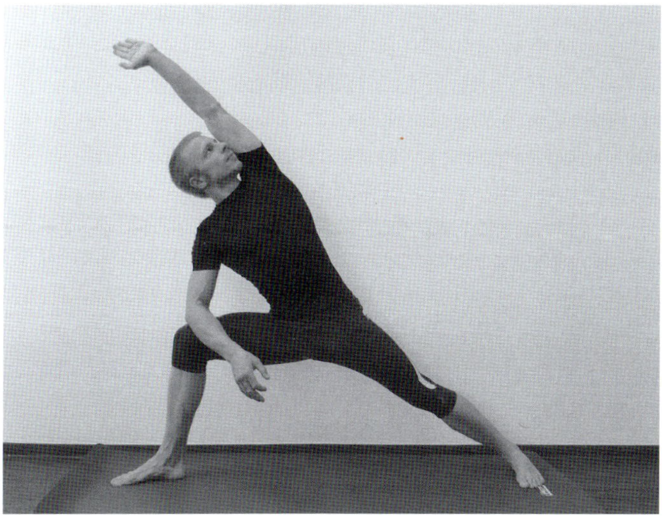

▶ **Abb. 10.6** Diagonalzug.

Variante 2: Die Endposition nur 15 s halten und eine kleine rhythmische Bewegung in der Endposition machen. Dann fließend die Bewegung zur anderen Körperseite direkt anschließen, 3–5 × wiederholen. Hierbei ist der Blick nach vorne gerichtet, der Kopf wird nicht rotiert.

! Beachte: Der Oberkörper ist nur seitgeneigt, keine Flexion in der Wirbelsäule.

10.3.3 Drehsitz

Übung für die Mobilisation einer myofaszialen Wirkungskette, an der beteiligt sind: funktionelle Linien (▸ S. 15), Laterallinien (▸ S. 9), Spirallinie (▸ S. 10); Schwerpunkt: Muskulatur des Torsos, Oberschenkelrückseitenmuskulatur

Ausgangsposition. Aufrechter Sitz mit gestreckten Beinen (Langsitz), Hände hinter dem Becken auf dem Boden abstützen

Ausführung:
Das linke Bein über das gestreckte rechte Bein führen. Die Fußspitze vom rechten Bein ist zum Schienbein gezogen (Dorsalextension). Der linke Fuß wird an der Außenseite des rechten Knies aufgestellt. Rumpfrotation nach links, so weit, dass der rechte Arm an der Außenseite des linken Knies aufgesetzt werden kann. Der linke Arm unterstützt die Rumpfrotation und wird hinter dem Becken aufgesetzt. Der Kopf wird mit dem Oberkörper nach links rotiert. Der Rumpf bleibt während der gesamten Übung aufgerichtet (▸ Abb. 10.7).

Die Position 1 min halten, dabei gleichmäßig ein- und ausatmen. Beim Ausatmen, wenn möglich, verstärkt in die Mobilisationsbewegung hineingehen. Beim Einatmen die Position halten.

Dann die Übung für die andere Körperseite durchführen.

Übungswiederholung: mindestens 3 × pro Seite

! Beachte: Der Langsitz erschwert die neutrale Position der LWS. Je ausgeprägter die LWS in Flexion ist, desto mehr wird die Rotationsfähigkeit eingeschränkt. Es besteht die Gefahr einer Fehlbelastung!

10.4 Untere Extremität und Becken

Die untere Extremität und das Becken bilden eine enge Funktionseinheit zur Weiterleitung von Bewegungsenergie und zum Aufbau der Körperstabilität. Im Becken- und Lendenbereich spielt die Fascia thoracolumbalis eine sehr zentrale Rolle (▸ S. 111; ▸ Abb. 11.3, ▸ S. 140). Das Zusammenspiel von Bauchmuskulatur, Rückenstreckermuskulatur und Fascia thoracolumbalis sind von großer Bedeutung für die Körperstabilität.

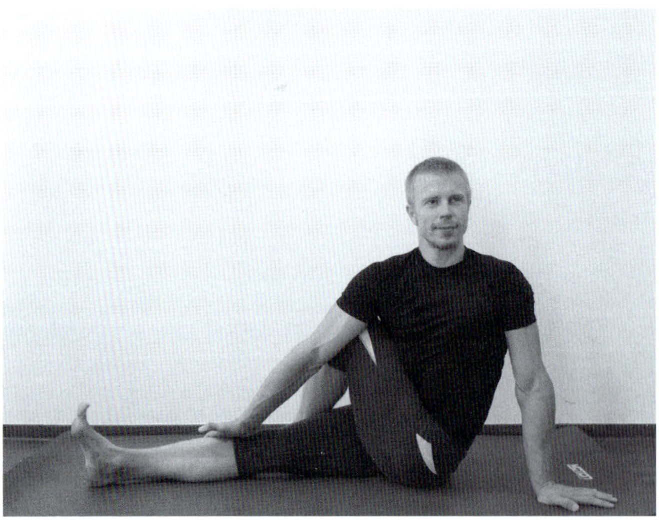

▸ **Abb. 10.7** Drehsitz.

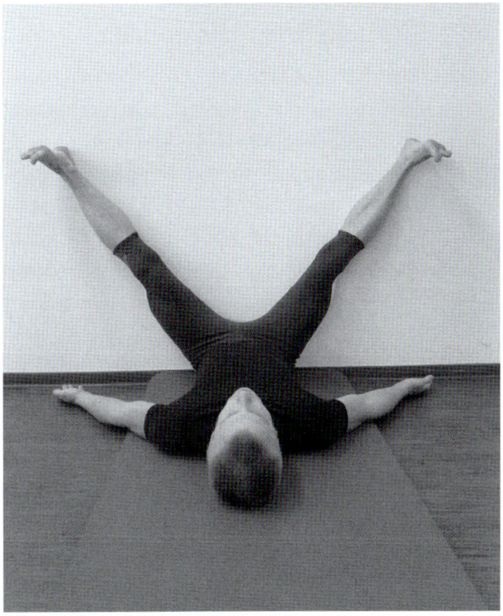

▶ **Abb. 10.8** Wand-Grätsche.

10.4.1 Wand-Grätsche

Übung für die Mobilisation einer myofaszialen Wirkungskette, an der beteiligt sind: oberflächliche Rückenlinie (▶ S. 7), tiefe Frontallinie (▶ S. 16); Schwerpunkt: Oberschenkelrückseiten- und Oberschenkelinnenseitenmuskulatur

Ausgangsposition. Rückenlage, Beine gestreckt an der Wand anlehnen, Becken so dicht wie möglich an der Wand positionieren, Kissen zur Unterstützung der Kopfposition

Ausführung:

Variante 1: Beine schließen, Füße langsam in Dorsalextension bringen, bis ein mäßiger Dehnungsreiz spürbar ist.

Die Position mindestens 1 min halten, dabei gleichmäßig und ruhig ein- und ausatmen.

Variante 2: Ausgangsposition wie oben, aber jetzt die Beine grätschen, bis ein mäßiger Dehnungsreiz in der Oberschenkelinnenseite spürbar ist, dann folgt eine Dorsalextension der Füße (▶ **Abb. 10.8**).

Die Position mindestens 1 min halten, dabei gleichmäßig und ruhig ein- und ausatmen. Beim Ausatmen, wenn möglich, verstärkt in die Mobilisationsbewegung hineingehen. Beim Einatmen die Position halten.

Variante 3: Die Endposition nur 15 s halten und eine kleine rhythmische Bewegung in der Endposition machen. Dann dynamisch fließend in die Ausgangsposition zurückkehren (Beine schließen) und sofort wieder in die Grätsche gehen, ca. 5× wiederholen.

10.4.2 Knie-Halte-Technik

Übung für die Mobilisation einer myofaszialen Wirkungskette, an der beteiligt sind: unilateral oberflächliche Rückenlinie (▶ S. 7), tiefe Frontallinie (▶ S. 16); Schwerpunkt: Waden-, Oberschenkelrückseiten- und tiefe Rückenmuskulatur

Ausgangsposition. Rückenlage, Beine gestreckt

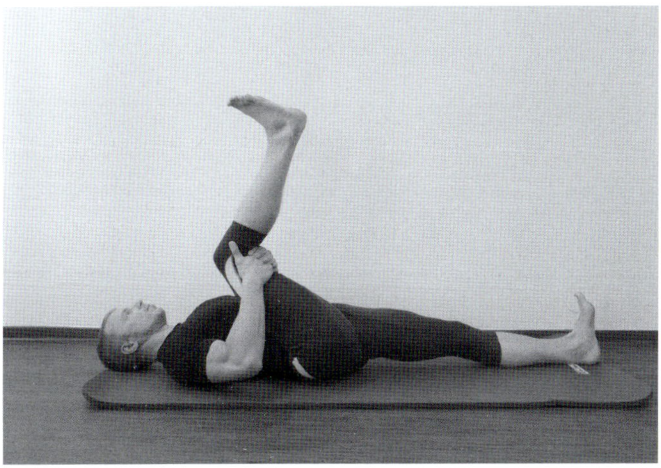

▶ **Abb. 10.9** Knie-Halte-Technik.

Ausführung:

Variante 1: Ein Bein beugen, mit beiden Händen die Kniekehle fassen und das gebeugte Knie dicht am Oberkörper halten. Die LWS durch Anspannen der Bauchmuskulatur abflachen (LWS wird auf den Boden gedrückt, LWS-Lordose wird aufgelöst). Das gestreckte Bein auf dem Boden liegenlassen und durch Anziehen der Fußspitze zum Schienbein das Bein unter Spannung bringen.

Dann den Unterschenkel des gebeugten Beines langsam in die Streckung bringen, bis ein deutlicher Dehnungsreiz in der Oberschenkelrückseite zu spüren ist. Dann den Fuß in die Dorsalextension bringen (Fußspitze zum Schienbein ziehen), bis auch in der Wade ein deutlicher Dehnungsreiz zu spüren ist (▶ **Abb. 10.9**). Der Oberschenkel hat während der gesamten Übung Kontakt mit dem Oberkörper.

Die Position 1 min halten, dabei gleichmäßig ein- und ausatmen. Beim Ausatmen, wenn möglich, verstärkt in die Mobilisationsbewegung hineingehen. Beim Einatmen die Position halten.

Dann die Übung für die andere Körperseite durchführen.

Übungswiederholung: mindestens 3 × pro Seite

Variante 2: Die Endposition nur 15 s halten und fließend die Bewegung auf der anderen Körperseite direkt anschließen, 3–5 × wiederholen.

10.4.3 Umgekehrter Hürdensitz

Übung für die Mobilisation einer myofaszialen Wirkungskette, an der beteiligt sind: unilateral oberflächliche Rückenlinie (▶ **S. 7**), Spirallinie (▶ **S. 10**), funktionelle Linien der Körperrückseite (▶ **S. 15**), tiefe Frontallinie (▶ **S. 16**), Laterallinie (▶ **S. 9**)

Ausgangsposition. Langsitz (Sitz mit gestreckten Beinen)

Ausführung:

Variante 1: Den Fuß an die Oberschenkelinnenseite des anderen Beines legen, Oberkörper aufrecht, beide Hände rechts und links vom gestreckten Bein aufsetzen und mit den Händen langsam nach vorne in Richtung Fuß gleiten, so weit es möglich ist. Dabei den Rücken gestreckt nach vorne über das Bein bringen (▶ **Abb. 10.10**).

Die Endposition 1 min halten, gleichmäßig ein- und ausatmen. Beim Ausatmen, wenn möglich, verstärkt in die Mobilisationsbewegung hineingehen. Beim Einatmen die Position halten.

Dann die Übung für die andere Körperseite durchführen.

Übungswiederholung: mindestens 3 × pro Seite

Variante 2: Die Endposition nur 15 s halten und eine kleine rhythmische Bewegung in der Endposition machen. Dann fließend die Bewegung für die andere Körperseite direkt anschließen, 3–5 × wiederholen.

Variante 3: Statt die Hände rechts und links vom

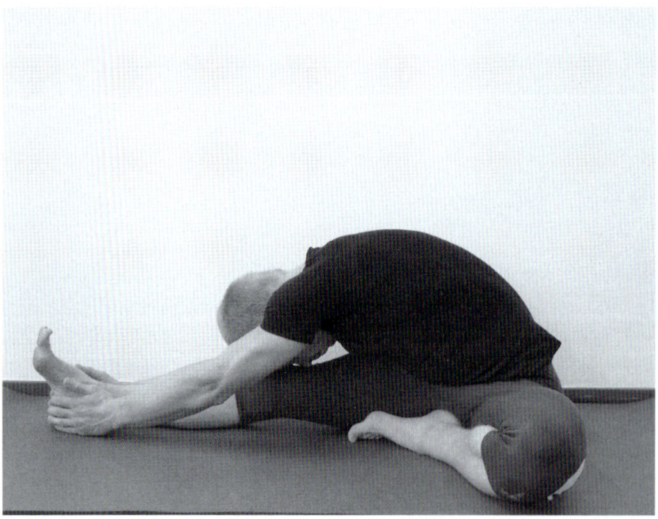

▶ **Abb. 10.10** Umgekehrter Hürdensitz.

gestreckten Bein in Richtung Fuß zu führen, den Rumpf in der aufrechten Position vom gestreckten Bein wegdrehen (rechtes Bein gestreckt, Rumpfrotation nach links), rechte Hand an die Innenseite des gestreckten Beines legen und dann den Rumpf über das gestreckte Bein maximal seitneigen. In der Endposition den Rumpf wieder flach über das gestreckte Bein bringen.

10.4.4 Dachstellung Vierfüßlerstand

Übung für die Mobilisation einer myofaszialen Wirkungskette, an der beteiligt sind: oberflächliche Rückenlinie (▸ S. 7), oberflächliche frontale Armlinie (▸ S. 12), tiefe frontale Armlinie (▸ S. 11), funktionelle Linien (▸ S. 15), tiefe Frontallinie (▸ S. 16); Schwerpunkt: Rückseitenmuskulatur der unteren Extremität, Fascia thoracolumbalis, tiefe Lendenmuskulatur, Rückenstreckermuskeln, Brustmuskulatur

Ausgangsposition. Bankstellung (Bodenkontakt mit den Knien und Händen)

Ausführung:
Die Füße auf den Boden stellen und Knie dabei strecken, Gewicht auf die Hände bringen. Dann die Hüfte so weit beugen, bis Hände und Füße mit der gesamten Fläche Bodenkontakt haben. Den Rücken dabei strecken und den Kopf in Verlängerung der Wirbelsäule zwischen den Armen halten. In der Endposition sind auch die Knie gestreckt (▸ Abb. 10.11).

! Beachte: Die gesamte Wirbelsäule muss harmonisch gestreckt sein (keine LWS-Lordose, kein BWS-Kyphose).

Die Position 1 min halten und gleichmäßig ein- und ausatmen. Beim Ausatmen, wenn möglich, verstärkt in die Mobilisationsbewegung hineingehen. Beim Einatmen die Position halten.

Übungswiederholung: mindestens 3 ×

10.4.5 Ausfallschritt

Übung für die Mobilisation einer myofaszialen Wirkungskette, an der beteiligt sind: oberflächliche (▸ S. 8) und tiefe Frontallinie (▸ S. 16); Schwerpunkt: Hüftbeugemuskulatur

Ausgangsposition. Stand, Beine in Schrittstellung

Ausführung:
Variante 1: Das vordere Bein beugen. Das hintere Bein gestreckt weiter nach hinten schieben, bis beide Hände neben dem vorderen Fuß Bodenkontakt haben. Arme und der Unterschenkel des vorderen Beines stehen senkrecht und parallel zueinander. Maximale Hüftextension in der gestreckten Hüfte, Wirbelsäule ist gestreckt, der Kopf wird in Verlängerung der Wirbelsäule gehalten (▸ Abb. 10.12).

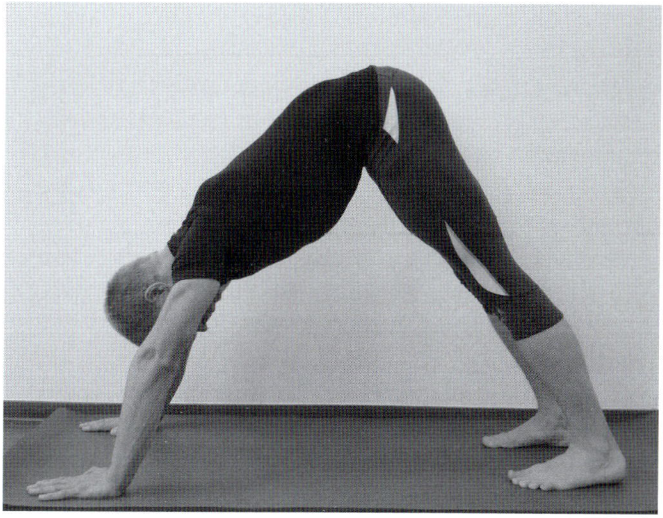

▸ **Abb. 10.11** Dachstellung Vierfüßlerstand.

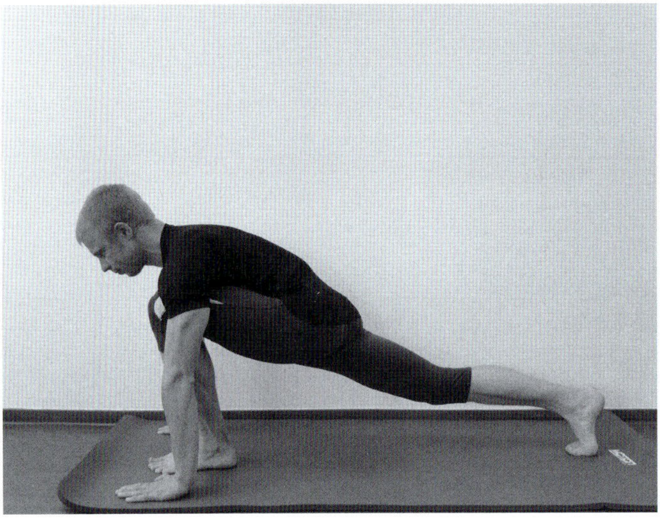

▶ **Abb. 10.12** Ausfallschritt.

Die Endposition 1 min halten, gleichmäßig ein- und ausatmen, dann Beinwechsel. Beim Ausatmen, wenn möglich, verstärkt in die Mobilisationsbewegung hineingehen. Beim Einatmen die Position halten.

Übungswiederholung: mindestens 3 × pro Seite

Variante 2: Die Endposition nur 15 s halten und eine kleine rhythmische Bewegung in der Endposition machen. Dann fließend die Bewegung für die andere Körperseite direkt anschließen, 3–5 × wiederholen.

! Beachte: Der Oberkörper liegt auf dem Oberschenkel. Dadurch ist die Leiste entspannter und die Extensionsfähigkeit in der Hüfte verbessert.

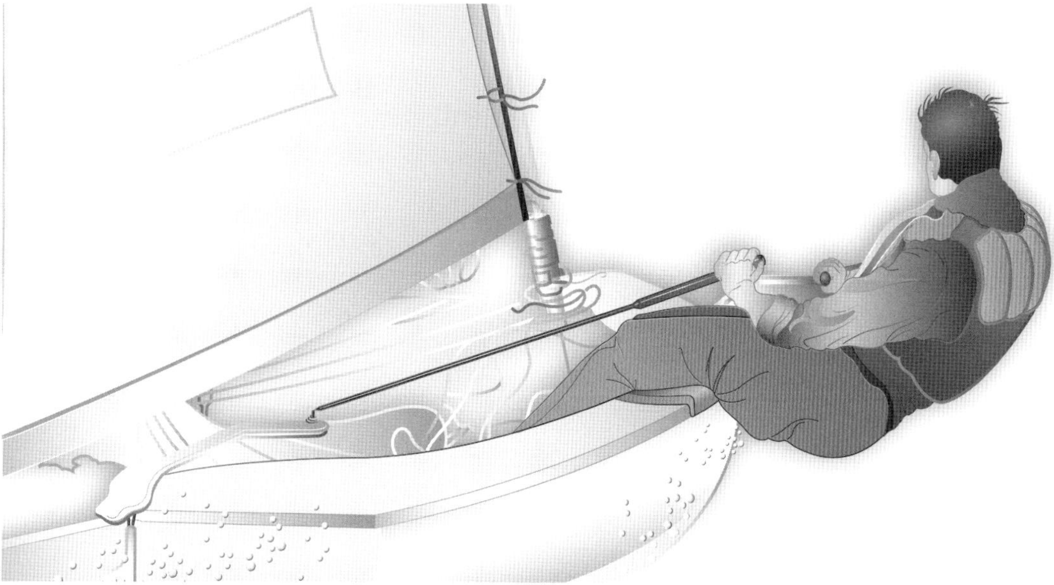

Anhang

11 Strukturen und Körperregionen mit besonderer funktioneller Bedeutung – eine Auswahl

Die folgenden Abbildungen zeigen eine Auswahl an anatomischen Strukturen, die von besonderer funktioneller Bedeutung sind.

Die ▸ **Abb. 11.1** zum Verlauf der A. subclavia und des Plexus brachialis verdeutlicht die Komplexität der seitlichen Halsregion, die bei Störungen zum Thoracic-outlet-Syndrom führen kann.

Das Zusammenspiel von Bauchwandmuskeln und Fascia thoracolumbalis stabilisiert den Körper insbesondere im abdominalen Bereich und der Lendenregion (▸ **Abb. 11.2** und ▸ **Abb. 11.3**)

Die ▸ **Abb. 11.4** gibt einen guten Überblick, in welchen Körperregionen bevorzugt Insertionstendopathien auftreten können.

Zahlreiche Schmerzsyndrome im Fuß entstehen durch eine gestörte Funktionalität der plantaren Strukturen. Eine Übersicht über die Lage der plantaren Bandstrukturen zeigt ▸ **Abb. 11.5.**

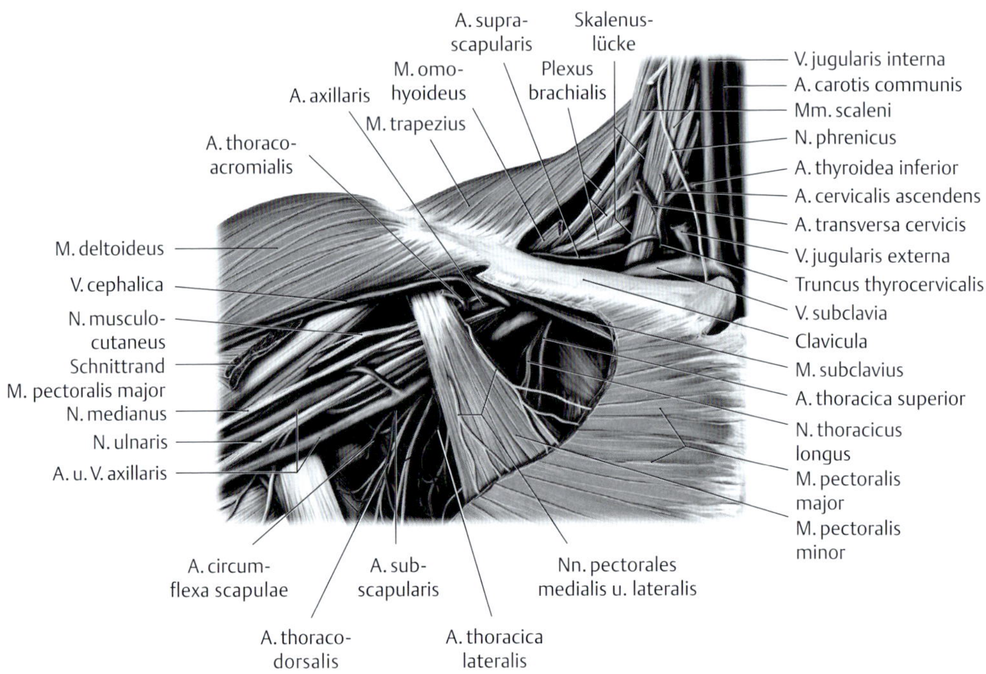

▸ **Abb. 11.1** Thoracic-Outlet-Syndrom – Verlauf A. subclavia dexter seitliche Halsregion (aus Prometheus).

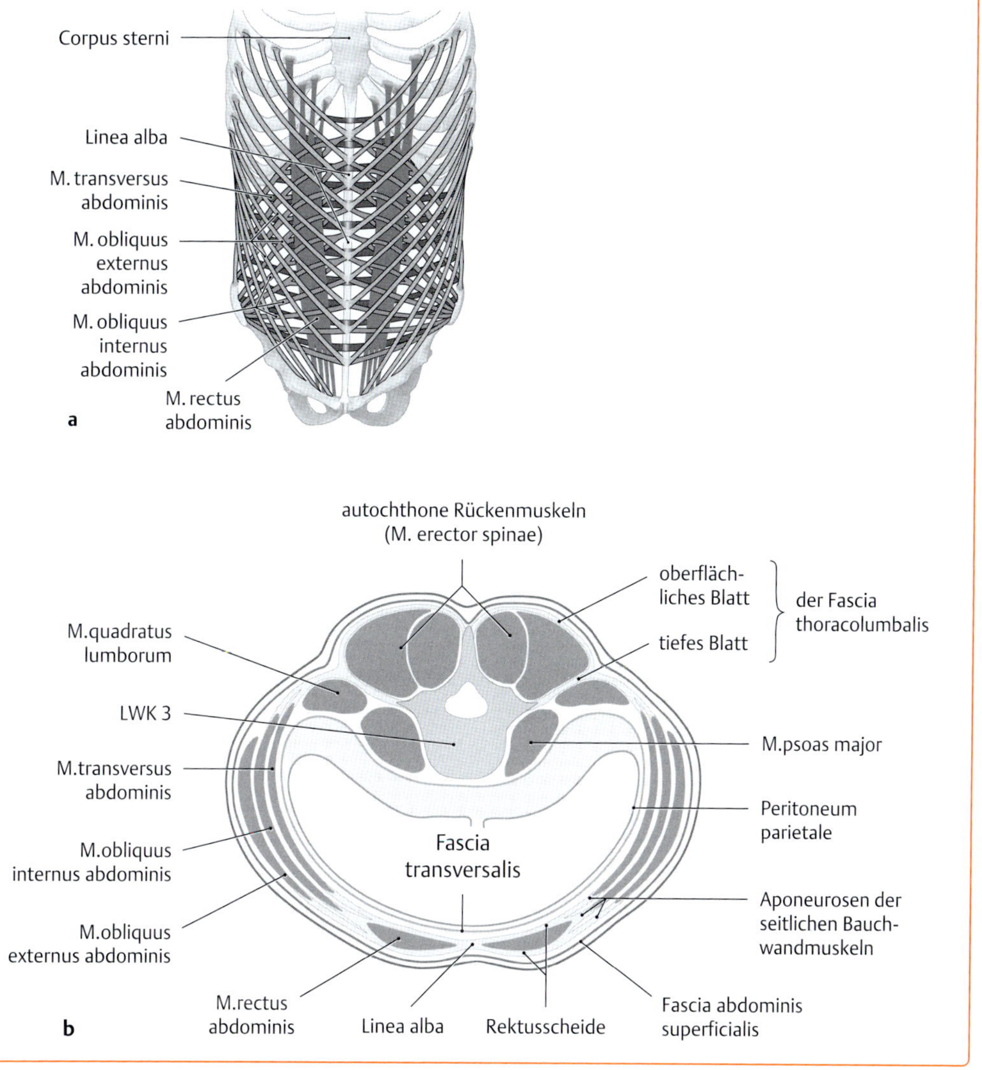

▶ **Abb. 11.2** Anordnung Bauchwandmuskeln (aus Prometheus).
a Ansicht von ventral.
b Querschnitt auf Höhe des 3. Lendenwirbelkörpers (LWK 3).

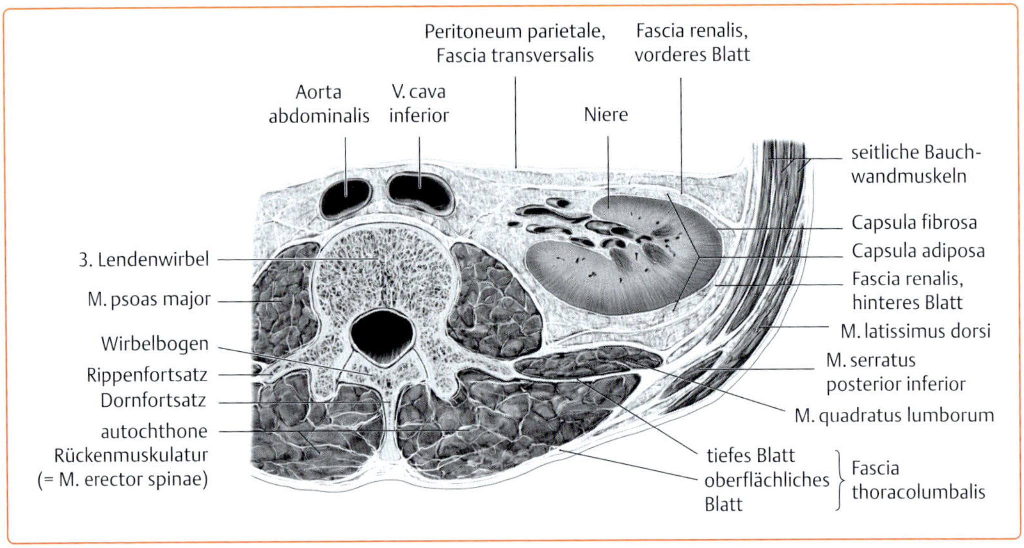

▸ **Abb. 11.3** Fascia thoracolumbalis (aus Prometheus).

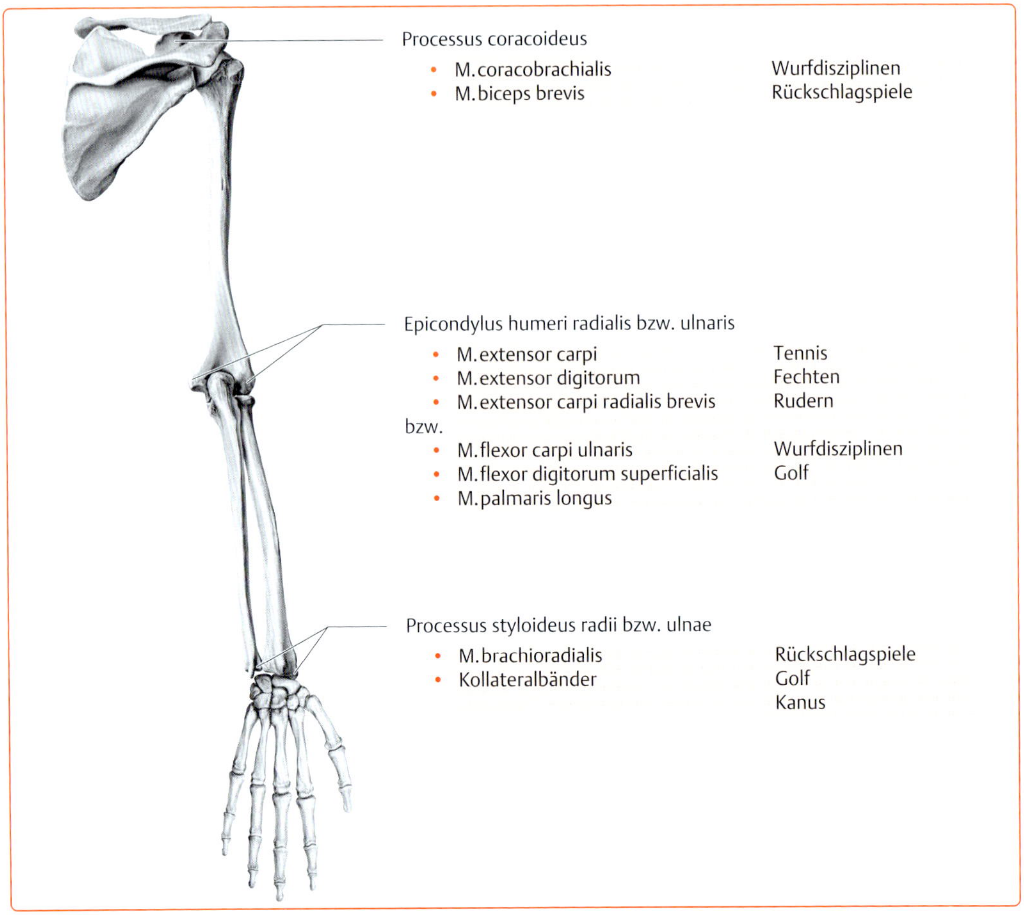

▸ **Abb. 11.4** Häufige Insertionstendinosen (aus Prometheus).
a Obere Extremität.

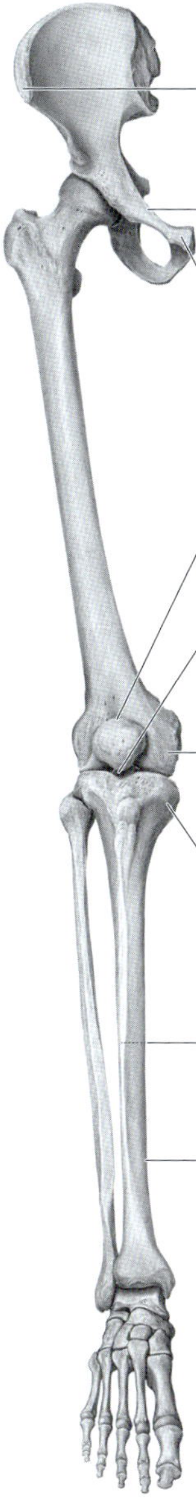

Struktur	Muskeln/Bänder	Sportarten
Spina iliaca anterior superior	• M. tensor fasciae latae • M. sartorius	Sprinten/Laufsport Radfahren
Pecten ossis	• M. adductor longus	Fußball Laufsport
Tuberculum pubicum	• M. rectus abdominis • M. adductor brevis • M. gracilis	Langlauf Ballsport
obere Patella	• M. quadriceps	Sprungdisziplinen Fechten
untere Patella	• Lig. patella	Sprungdisziplinen Volleyball
medialer Femurkondylus	• M. adductor magnus • Innenband	Fußball Segelsport
medialer Tibiakopf	• Pes anserinus • Innenband	Fußball Segelsport
laterale/dorsale Tibiakante/Fibula	• M. tibialis anterior/posterior • M. peroneus longus/brevis	Laufsport Ballsport
mediale Tibiakante	• M. flexor digitorum longus	Lauf- und Sprungsdisziplinen Ballsport

▶ **Abb. 11.4** (Fortsetzung).
b Untere Extremität.

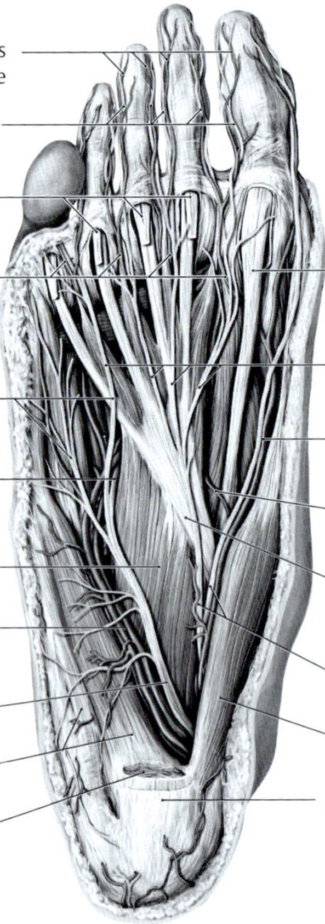

▸ **Abb. 11.5** Planta pedis mittlere Schicht (aus Prometheus).

12 Übersicht Schmerzsyndrome

Kurzdefinitionen Schmerzsyndrome

Schmerzsyndrom	Definition
Achillodynie	akute Schmerzen im Bereich der Achillessehne
Adduktorenansatzreizung	Insertionstendopathie der Adduktoren im Schambeinbereich
Baker-Zyste	in der Kniekehlenregion lokalisierte sackartige, mit Flüssigkeit gefüllte Ausstülpung der Kniegelenkkapsel
Bursitis	Schleimbeutelentzündung
Epicondylitis medialis, lateralis	akute Insertionstendopathie am medialen oder lateralen Epikondylus des distalen Humerus
Ermüdungsbruch	Stressfraktur durch Überlastung
Facettensyndrom	vorübergehende mechanische/neurophysiologische Bewegungsstörung in einem oder mehreren Wirbelsäulensegmenten
Fechterellenbogen	Synonym für Epicondylitis lateralis (s. o.)
femoropatellares Schmerzsyndrom	Bewegungsschmerz im Bereich der Kniescheibe
Fersensporn	knöcherne Ausziehung am Os calcaneus (plantar)
Golferarm	Synonym für Epicondylitis medialis (s. o.)
HWS-Syndrom	Oberbegriff für Schmerzen und Beschwerden im Bereich der Halswirbelsäule
Impingement-Syndrom	Oberbegriff für Schmerzsyndrome im Bereich der Schulter durch einen verengten subakromialen Raum
ISG-Blockade	vorübergehende neurophysiologische Bewegungseinschränkung im Iliosakralgelenk
Jogger-Knie	Schmerzen an der Außenseite des lateralen Femurknorrens durch erhöhte Reibung des Tractus iliotibialis
Judoellenbogen	Chondromatose im Ellenbogengelenk
Karpaltunnelsyndrom	Kompression des N. medianus im Bereich der palmaren Seite des Handgelenks
Kompartmentsyndrom, funktionelles	Schmerzen in einer faszialen Loge durch erhöhten Muskellogeninnendruck
M.-piriformis-Syndrom	durch akuten Hartspann des M. piriformis verursachte Kompression des N. ischiadicus
Meniskopathie	ein in seinen Bewegungsmöglichkeiten eingeschränkter Meniskus
Morton'sche Neuralgie	Schmerzen im Vor- bzw. Mittelfuß durch mechanische Komprimierung der Nn. digitales dorsales
Patellaspitzensyndrom	entzündliche Reizung der Patellasehne am unteren Pol der Kniescheibe
Peroneus-brevis-Syndrom	Kompression des N. peroneus superficialis durch Hypertension der Mm. peronei
Pes-anserinus-Syndrom	Insertionstendopathie im Ansatzbereich des M. semitendinosus, M. gracilis, M. sartorius
Plantarfasziitis	akute schmerzhafte Reizung der Weichteilstrukturen in der Plantaraponeurose

Schmerzsyndrom	Definition
Plica-Syndrom	Reizung und ggf. Verdickung der Gelenkkapselinnenhaut
Rotatorenmanschettensyndrom	Reizung der an der Rotatorenmanschette beteiligten Strukturen
Shin-splint-Syndrom	Schmerzsyndrom an der Schienbeinkante
Sprunggelenksdysfunktion	vorübergehende mechanische/neurophysiologische Bewegungseinschränkung im oberen Sprunggelenk
Tennisarm	Synonym für Epicondylitis lateralis (s. o.)
Thoracic-outlet-Syndrom	neurovaskuläres Kompressionssyndrom im zervikothorakalen Übergang
Tractus-iliotibialis-Syndrom	Schmerzen an der Außenseite des lateralen Femurknorrens durch erhöhte Reibung des Tractus iliotibialis

13 Abbildungsnachweis

Abb. 2.1–2.11 mod. nach Myers TW. Anatomy Trains. 2. Aufl. München: Urban & Fischer/Elsevier; 2010 (gezeichnet A. Schnitzler, Innsbruck/Österreich)

Abb. 3.1 nach Weineck J. Optimales Training: Leistungsphysiologische Trainingslehre unter besonderer Berücksichtigung des Kinder- und Jugendtrainings. 16. Aufl. Balingen: Spitta; 2009 (gezeichnet A. Schnitzler, Innsbruck/Österreich)

Abb. 3.2 mod. nach Bös K. Handbuch Motorische Tests. Göttingen: Hogrefe; 1987 (gezeichnet A. Schnitzler, Innsbruck/Österreich)

Abb. 3.3 nach Weineck A, Weineck J, Watzinger K. Leistungskurs Sport, Bd. III. 7. Aufl. Waldkirchen: Südost; 2010 (gezeichnet A. Schnitzler, Innsbruck/Österreich)

Abb. 3.4–3.10 sowie Abb. 10.1–10.12 Fotos Magga Corts, Köln, und Ina ter Harmsel, Warendorf

Abb. 4.1–4.5 sowie Abb. 5.2–9.2 Zeichnungen Andrea Schnitzler, Innsbruck/Österreich

Abb. 5.1 nach Weineck A, Weineck J. Leistungskurs Sport, Bd. I. 8. Aufl. Waldkirchen: Südost; 2010 (gezeichnet A. Schnitzler, Innsbruck/Österreich)

Abb. 11.1–11.5 aus Schünke M, Schulte E, Schumacher U. Prometheus LernAtlas der Anatomie. Allgemeine Anatomie und Bewegungssystem. Illustrationen von Wesker K, Voll M. 3. Aufl. Stuttgart: Thieme; 2011 (Beschriftung in Abb. 11.4 A. Schnitzler, Innsbruck/Österreich)

14 Literaturverzeichnis

Albrecht K, Meyer S: Stretching und Beweglichkeit. 2. Aufl. Stuttgart: Haug; 2010

Banzer W, Pfeifer K, Vogt L: Funktionsdiagnostik des Bewegungssystems in der Sportmedizin. Berlin, Heidelberg, New York: Springer; 2004

Bastide J-M, Perraux E: Ostéopathie et sport: Corps, mouvements et santé. Vannes: Sully; 2007

Bauersfeld KH, Schröter G: Grundlagen der Leichtathletik. 4. Aufl. Berlin: Sportverlag; 1998

Bircher S, Keller S, Donckels E: Medizinisches Fitnesstraining: Indikationsbezogene Übungen. 2. Aufl. Stuttgart: Haug; 2011

Bös K: Handbuch Motorische Tests. Göttingen: Hogrefe; 1987

Bös K: Motorische Leistungsfähigkeit von Kindern und Jugendlichen. In: Schmidt W, Hartmann-Tews I, Brettschneider W-D, Hrsg. Erster Deutscher Kinder- und Jugendlichensportbericht. Schorndorf: Karl Hoffmann; 2003: 85–108; Im Internet: http://www.msv-berliner-baer.de/Motorische_Leistungsfaehigkeit_von_Kindern_und_Jugendlichen.pdf; Stand: 04.10.2012

Boyle M: Functional Training: Bewegungsabläufe perfektionieren – Muskelgruppen stärken – individuelle Schwächen beheben. München: Riva; 2010

Boyle M: Fortschritte im Functional Training. München: Riva; 2011

Calais-Germain B: Anatomy of Movement. Seattle: Eastland Press; 1993

Chantepie A, Pérot J-F: Ostéopathie du sport. Paris: Maloine; 2009

Cook G: Der perfekte Athlet. 2. Aufl. München: Riva; 2011

Corts M: Diagnoseleitfaden Osteopathie. Stuttgart: Haug; 2012

de Marées H: Sportphysiologie. Köln: Sportverlag Strauß; 2006

Engelhardt, Hrsg: Sportverletzungen: Diagnose, Management und Begleitmaßnahmen. 2. Aufl. München: Urban & Fischer/Elsevier; 2009

Froböse I, Hrsg: Training in der Therapie – Grundlagen und Praxis. 3. Aufl. München: Urban & Fischer/Elsevier; 2009

Graf C: Lehrbuch Sportmedizin: Basiswissen, präventive, therapeutische und besondere Aspekte. 2. Aufl. Köln: Deutscher Ärzte-Verlag; 2012

Haaker R: Sportverletzungen – was tun? – Prophylaxe und sportphysiotherapeutische Behandlung. 2. Aufl. Berlin, Heidelberg, New York: Springer; 1998

Hollmann W, Hettinger T: Sportmedizin: Grundlagen für Arbeit, Training und Präventivmedizin. 4. Aufl. Stuttgart: Schattauer; 2000

Hollmann W, Strüder HK, Tagarakis CV: Spiroergometrie: Kardiopulmonale Leistungsdiagnostik des Gesunden und Kranken. Stuttgart: Schattauer; 2006

Hüter-Becker A, Dölken M, Klein D, Laube W: Biomechanik, Bewegungslehre, Leistungsphysiologie, Trainingslehre. 2. Aufl. Stuttgart, New York: Thieme; 2011

Jeschke D, Lorenz R, Hrsg: Sportmedizinische Trainingssteuerung: Sport – Prävention – Therapie. Köln: Sportverlag Strauß; 2004

Jonath U, Krempel R, Haag E, Müller H: Leichtathletik (Teil 1–3). Hamburg: Rowohlt; 2001

Kleinrensink GJ: Influence of Posture and Motion on peripheral Nerve Tension [Thesis]. Rotterdam: Erasmus-Universität Rotterdam; 1997

Maibaum S, Braun M, Jagomast B, Kucera K: Therapielexikon der Sportmedizin, Behandlung von Verletzungen des Bewegungsapparates. Berlin, Heidelberg, New York: Springer; 2001

McKone WL: Osteopathic Athletic: Health Care, Principles and practise. London: Chapman & Hall; 1997

Menke W: Spezielle Sportorthopädie und Sporttraumatologie. München: Limpert; 2000

Müller V: Alternative Therapiekonzepte in der Sportmedizin: Bewährte Behandlungsmethoden aus 40 Jahren Praxis für Freizeit- und Leistungssportler. Augsburg: Foitzick; 2008

Myers T: Anatomy Trains: Myofasziale Leitbahnen (für Manual- und Bewegungstherapeuten). 2. Aufl. München: Urban & Fischer/Elsevier; 2010

Neumaier A: Koordinatives Anforderungsprofil und Koordinationstraining: Grundlagen, Analyse, Methodik. 3. Aufl. Köln: Sportverlag Strauß; 2004

Neumaier A, Mechling H, Strauss R: Koordinative Anforderungsprofile ausgewählter Sportarten: Analyse, Variationsprinzipien, Trainingsbeispiele zu Leichtathletik, Fußball, Judo, Alpiner Skilauf, Rudern. Köln: Sportverlag Strauß; 2009

Peterson L, Renström P: Verletzungen im Sport. 3. Aufl. Köln: Deutscher Ärzte-Verlag; 2002

Plesch C, Sieven R, Trzolek D: Handbuch Sportverletzungen. 2. Aufl. Aachen: Meyer & Meyer; 2011

Rohen JW: Funktionelle Neuroanatomie – Lehrbuch und Atlas. 6. Aufl. Stuttgart: Schattauer; 2001

Rühl J, Laubach V: Funktionelles Zirkeltraining: Das moderne Sensomotoriktraining für alle. 2. Aufl. Aachen: Meyer & Meyer; 2012

Schnabel G, Harre H-D, Krug J: Trainingslehre – Trainingswissenschaft: Leistung – Training – Wettkampf. 2. Aufl. Aachen: Meyer & Meyer Sport; 2011

Schönle C, Hrsg: Rehabilitation. Stuttgart, New York: Thieme; 2003

Steinmann H-J, Allwang D: Verletzungen im Sport: vermeiden – behandeln – therapieren. München: Urban & Fischer/Elsevier; 2008

Tomasits J, Haber P: Leistungsphysiologie: Grundlagen für Trainer, Physiotherapeuten und Masseure. 4. Aufl. Wien: Springer Vienna; 2011

Weineck J: Optimales Training: Leistungsphysiologische Trainingslehre unter besonderer Berücksichtigung des Kinder- und Jugendtrainings. 16. Aufl. Balingen: Spitta; 2009

Weineck J: Sportbiologie. 10. Aufl. Balingen: Spitta; 2010

Weineck A, Weineck J: Leistungskurs Sport, Bd. I: Sportbiologische und trainingswissenschaftliche Grundlagen. 8. Aufl. Waldkirchen: Südost; 2010 a

Weineck A, Weineck J: Leistungskurs Sport, Bd. II: Sportbiologische und trainingswissenschaftliche Grundlagen. 7. Aufl. Waldkirchen: Südost; 2010 b

Weineck A, Weineck J, Watzinger K: Leistungskurs Sport, Bd. III: Bewegungswissenschaftliche und gesellschaftspolitische Grundlagen. 7. Aufl. Waldkirchen: Südost; 2010 c

Wick D: Biomechanik im Sport – Lehrbuch der biomechanischen Grundlagen sportlicher Bewegung. 2. Aufl. Balingen: Spitta; 2009

15 Sachverzeichnis